天一医考 供全国高等学校基础、临床、预防、口腔医学类专业使用

医学影像学
精讲精练

主　编　强　军　齐鹏飞　张艳辉
副主编　从国彬　刘耀飞　李玉舟　程　敏　郑吟诗
编　委　（以姓氏笔画为序）
　　　　马瑞雪　从国彬　孔瑞华　刘耀飞　齐鹏飞
　　　　李玉舟　杨树利　张艳辉　郑吟诗　程　敏
　　　　强　军

世界图书出版公司
西安　北京　广州　上海

图书在版编目(CIP)数据

医学影像学精讲精练/强军,齐鹏飞,张艳辉主编.—西安:世界图书出版西安有限公司,2019.6
ISBN 978-7-5192-5890-0

Ⅰ.①医… Ⅱ.①强…②齐…③张… Ⅲ.①医学摄影—医学院校—教学参考资料 Ⅳ.①R445

中国版本图书馆 CIP 数据核字(2019)第 070889 号

书　　名	医学影像学精讲精练
	Yixue Yingxiangxue Jingjiang Jinglian
主　　编	强　军　齐鹏飞　张艳辉
责任编辑	吴彦莉
装帧设计	天　一
出版发行	世界图书出版西安有限公司
地　　址	西安市高新区锦业路1号
邮　　编	710065
电　　话	029-87214941　029-87233647(市场营销部)
	029-87234767(总编室)
网　　址	http://www.wpcxa.com
邮　　箱	xast@wpcxa.com
经　　销	新华书店
印　　刷	新乡市天润印务有限公司
开　　本	787mm×1092mm　1/16
印　　张	14
字　　数	395千字
版　　次	2019年6月第1版
印　　次	2019年6月第1次印刷
国际书号	ISBN 978-7-5192-5890-0
定　　价	48.00元

(版权所有　翻印必究)
(如有印装错误,请与出版社联系)

出版说明

为适应医学教育发展、培养现代化医师的新要求,根据中华人民共和国教育部和原卫生部颁布的《中国本科医学教育标准》,同时结合多本国家级规划教材等较权威的教科书,我们邀请了国内有丰富教学经验和深厚学术造诣的专家,编写了本套丛书。

与其他配套辅助教材相比,本丛书具有以下特点:

1. 内容设置科学　紧扣教学大纲,明确学习要点,帮助读者掌握重点、难点,使读者深入了解其内在联系及如何在考试和今后的临床科研工作中正确地应用。具体体现在:

(1) 系统性:全书逻辑缜密,环环相扣,系统编排,方便读者的使用,加深其对教材的理解和认识。

(2) 广泛性:严格依据《中国本科医学教育标准》,提炼出学习要点,力求全面满足读者自学和考试复习的需要。

(3) 新颖性:同步章节精选习题、模拟试卷、重点院校硕士研究生入学考试试题 3 个模块紧凑组合,便于读者进一步学习。

2. 题型编排合理　以研究生入学考试、本科生专业考试的题型为标准,设计了选择题(包括 A 型题、B 型题、X 型题)、填空题、名词解释、简答题、论述题、病例分析题等,使读者在解题的过程中了解各学科的特点和命题规律,加深对知识点的理解,提高解题的准确性,强化应试能力和技巧。

3. 强化实用性　为便于读者自学,对部分题目给出了"解析",分析做题过程中的常见问题,帮助读者了解如何选、怎样选、考哪些概念、解题的小技巧等,培养其分析能力,建立正确的思维方法,提高解决实际问题的能力。

4. 重视信息性　为了开拓读者的视野,我们认真遴选了近些年国内一些重点院校的硕士研究生入学考试试题,希望对广大读者有所帮助。未来的应试更重视能力的考核,所以没有给出所谓的"标准答案",目的是不想束缚读者的思路,而是让读者开动脑筋查阅文献,跟踪前沿发展态势,提升自身的竞争优势。

本丛书不仅适用于本科在校生和复习参加硕士研究生入学考试的应届毕业生或往届毕业生,也适用于具同等学力人员复习参加硕士研究生入学考试。由于时间仓促,不足之处在所难免,请各位专家批评指正。

目 录

第1篇 影像诊断学

第1章 影像诊断学总论 …………… 003
　　学习要点/003
　　应试考题/003
　　参考答案/010

第2章 中枢神经系统 …………… 015
　　学习要点/015
　　应试考题/015
　　参考答案/021

第3章 头颈部 ………………… 026
　　学习要点/026
　　应试考题/026
　　参考答案/033

第4章 呼吸系统 ……………… 038
　　学习要点/038
　　应试考题/038
　　参考答案/044

第5章 循环系统 ……………… 049
　　学习要点/049
　　应试考题/049
　　参考答案/057

第6章 乳腺 …………………… 061
　　学习要点/061
　　应试考题/061
　　参考答案/064

第7章 消化系统与腹膜腔 ……… 066
　　学习要点/066
　　应试考题/066
　　参考答案/091

第8章 泌尿生殖系统与腹膜后间隙
　　………………………………… 106
　　学习要点/106
　　应试考题/106
　　参考答案/119

第 9 章　骨骼与肌肉系统 ………… 126
　　学习要点/126
　　应试考题/126
　　参考答案/139

第 10 章　儿科影像诊断学 ……… 148
　　学习要点/148
　　应试考题/148
　　参考答案/150

第 11 章　传染性疾病 …………… 152
　　学习要点/152
　　应试考题/152
　　参考答案/157

第 2 篇　介入放射学

第 12 章　介入放射学总论 ……… 163
　　学习要点/163
　　应试考题/163
　　参考答案/167

第 13 章　血管疾病的介入治疗 … 170
　　学习要点/170
　　应试考题/170
　　参考答案/176

第 14 章　非血管疾病的介入治疗
　　……………………………… 181
　　学习要点/181
　　应试考题/181
　　参考答案/187

第 15 章　良、恶性肿瘤的介入治疗
　　……………………………… 192
　　学习要点/192
　　应试考题/192
　　参考答案/195

附录

全真模拟试题（一）／199
全真模拟试题（二）／205
往年部分高校硕士研究生入学考试试题选登／211

第 1 篇　影像诊断学

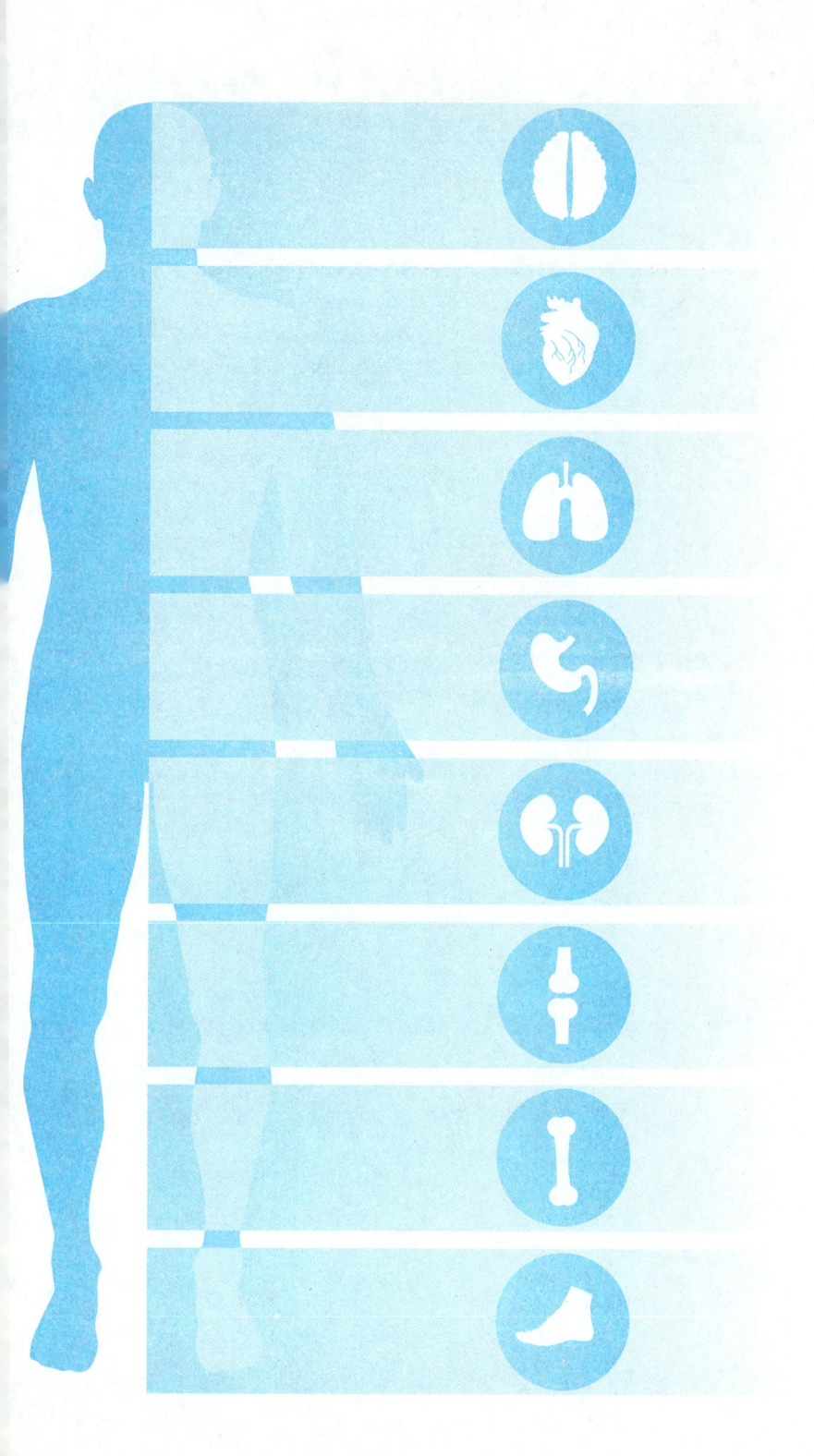

第1章 影像诊断学总论

【学/习/要/点】

一、掌握

X线、CT、MRI图像的诊断特点及图像的分析与诊断思维。

二、熟悉

X线、CT、MRI的成像原理、机器基本装置及临床应用。

【应/试/考/题】

一、选择题

【A 型 题】

1. 影像诊断的主要依据和信息来源是（　　）
   A. 病史　　　　　B. 体征
   C. 图像　　　　　D. 病理结果
   E. 检验结果

2. 根据对比剂对X线吸收程度的不同,可将其分为（　　）
   A. 离子型和非离子型
   B. 碘制剂和非碘制剂
   C. 细胞内对比剂和细胞外对比剂
   D. 血管内对比剂和细胞外对比剂
   E. 阴性对比剂和阳性对比剂

3. X线影像上不属于低密度的组织结构是（　　）
   A. 脂肪组织　　　B. 呼吸道腔
   C. 胃肠道气体　　D. 乳突气房
   E. 肝脏实质

4. 下列关于对比剂的描述,错误的是（　　）
   A. 分高密度对比剂和低密度对比剂两类
   B. 钡剂为常用造影剂
   C. 碘剂为常用造影剂
   D. 水溶性碘对比剂只有离子型
   E. 低密度对比剂多为气体,如二氧化碳

5. CR摄影和传统X线摄影相比（　　）
   A. 密度分辨力和空间分辨力均好
   B. 密度分辨力好,空间分辨力不足
   C. 空间分辨力好,密度分辨力不足
   D. 密度分辨力和空间分辨力均不好
   E. 以上都不是

6. CR摄影和DR摄影相比（　　）
   A. 时间分辨力和空间分辨力均好
   B. 时间分辨力好,空间分辨力不足
   C. 空间分辨力好,时间分辨力不足
   D. 时间分辨力和空间分辨力均不好
   E. 以上都不是

7. X线透视主要利用X线特性的（　　）
   A. 穿透性与电离作用
   B. 穿透性与荧光作用
   C. 穿透性与胶片感光作用
   D. 荧光作用和电离作用
   E. 穿透性与生物效应

8. 下列关于X线的特性,错误的是( )
   A. X线是电磁波
   B. 在电磁辐射中,X线居于射线与紫外线之间,比可见光的波长短
   C. X线还具有穿透性、荧光效应、感光效应、电离效应
   D. X线的穿透性是X线的成像基础
   E. X线的感光效应、电离效应均是X线摄影的基础

9. 下列关于X线成像基本原理的描述,错误的是 ( )
   A. 基于X线的穿透性、荧光效应和感光效应
   B. 基于人体组织结构之间有密度和厚度的差别
   C. X线图像的形成,有3个基本条件不可缺少,即X线的穿透力、人体的密度和厚度的差异使吸收的量不相同及穿过人体的剩余X线,产生层次差异的X线图像
   D. 组织结构以及器官的密度和厚度的差别是产生影像对比的基础
   E. 密度高的组织在X线片中呈黑影,密度低的组织在X线片呈白影

10. 下列关于X线图像特点的描述,错误的是 ( )
    A. X线图像是灰阶图像
    B. 人体组织结构的密度与X线图像上影像的密度是两个不同的概念
    C. 物质的密度与其本身的比重成正比
    D. 图像上的黑影与白影,除与厚度有关外,主要是反映物质密度的高低
    E. X线图像不是X线束穿透某一部位的不同密度和厚度组织结构的投影总和

11. 下列关于X线造影方法的描述,正确的是 ( )
    A. 包括直接引入和间接引入
    B. 口服钡剂是检查胃肠道的间接方法
    C. 逆行性尿路造影及子宫输卵管造影属于间接引入法
    D. 穿刺造影及经导管造影属于间接引入法
    E. 经外周静脉注入对比剂,经肾排泄而行尿路造影是直接引入法

12. 碘造影剂可引起过敏反应,不属于轻度反应的是 ( )
    A. 恶心、呕吐   B. 休克、心搏骤停
    C. 荨麻疹   D. 眩晕、头痛
    E. 喷嚏、流泪

13. 下列属于X线普通检查的是 ( )
    A. 体层摄影   B. 软线摄影
    C. 减影技术摄影 D. 造影检查
    E. 荧光透视

14. 骨、肌肉、脂肪、液体、空气在X线片上的黑白程度(由黑到白),正确的是( )
    A. 空气、脂肪、液体、肌肉、骨骼
    B. 空气、液体、脂肪、肌肉、骨骼
    C. 空气、脂肪、液体、骨骼、肌肉
    D. 脂肪、空气、液体、骨骼、肌肉
    E. 脂肪、空气、液体、肌肉、骨骼

15. 下列关于X线防护的描述,错误的是 ( )
    A. 应重视防护,控制辐射量并采取有效措施
    B. 合理使用X线检查,保护患者与工作人员
    C. 尤其重视孕妇、小儿患者的防护
    D. 屏蔽防护是使用原子序数高的物质作为屏障的措施
    E. 继发射线比原发射线能量小,对放射工作者的影响较小

16. CT的中文是 ( )
    A. 计算机体层成像
    B. 计算体层成像
    C. X线计算体层成像
    D. X线计算机体层成像
    E. X线数字化体层成像

17. 螺旋CT扫描与传统CT扫描相比最重要的优势是 ( )
    A. 扫描速度快

B. 重建速度快
C. 单层或多层连续扫描
D. 二维或三维成像效果好
E. 容积扫描

18. CT图像后处理技术不包括 （　　）
   A. 最大强度投影(MIP)
   B. 多平面重组(MPR)
   C. 容积再现(VR)
   D. 表面遮盖显示(SSD)
   E. MR血管成像(MRA)

19. 与平片相比,下列不属于CT优势的是 （　　）
   A. 密度分辨力高
   B. 解剖分辨力高
   C. 空间分辨力高
   D. 增强检查有利于病灶定性
   E. 可进行多方位重建

20. 下列关于CT图像特点的描述,错误的是 （　　）
   A. CT图像是数字化模拟灰度图像
   B. CT图像具有较高空间分辨力
   C. CT图像能够进行密度量化分析
   D. CT图像常规为断层图像
   E. CT图像能进行各种图像后处理

21. CT成像的局限性不包括 （　　）
   A. 常不能整体显示器官结构和病变
   B. 图像信息量大,不利于快速观察
   C. 受到部分容积效应的影响
   D. X线辐射剂量较传统X线检查高
   E. 组织结构影像无重叠

22. 部分容积效应是指 （　　）
   A. 在同一扫描层面内含两种以上不同密度的物质,所测CT值是它们的平均值,不能如实反映其中任何一种物质的CT值
   B. 扫描或信息处理过程中,由于某一种或几种原因而出现的人体并不存在,但图像中显示出来的各种不同类型影像
   C. 采样过程中接收到的干扰正常信号的信息

   D. 患者体内不规则的高密度结构和异物所致
   E. 低档CT在相邻两种组织密度差别大时出现

23. 下列可以减少CT图像部分容积效应的方法是 （　　）
   A. 提高扫描条件(kV值和mA值)
   B. 缩短扫描时间
   C. 减少扫描层厚
   D. 调整适当的窗宽、窗位
   E. 改变图像的重建方法

24. CT值定标为0HU的是 （　　）
   A. 空气　　　B. 脂肪
   C. 水　　　　D. 骨
   E. 脑组织

25. 透视的缺点是 （　　）
   A. 不能了解器官的动态改变
   B. 不可转动患者体位
   C. 缺乏客观记录
   D. 辐射剂量小
   E. 操作不便

26. 下列CT图像后处理技术中,不属于三维显示技术的是 （　　）
   A. 最大强度投影(MIP)
   B. 最小强度投影(minIP)
   C. 曲面重组(CPR)
   D. 表面遮盖显示
   E. 容积再现

27. 下列关于MRI成像参数的描述,错误的是 （　　）
   A. MRI检查具有多个成像参数
   B. T_1WI主要反映组织间T_1值的差别
   C. T_2WI主要反映组织间T_2值的差别
   D. 组织的T_1值越长,信号强度就越高
   E. 组织的T_2值越短,信号强度就越低

28. 脂肪组织的T_1WI、T_2WI信号为 （　　）
   A. T_1WI低信号,T_2WI高信号
   B. T_1WI高信号,T_2WI低信号
   C. T_1WI低信号,T_2WI低信号
   D. T_1WI高信号,T_2WI高信号
   E. T_1WI低信号,T_2WI等信号

29. MRI 成像的主要优势不包括 (　　)
   A. 组织分辨力高
   B. 直接进行水成像
   C. 直接进行血管成像
   D. 不使用任何射线,避免了辐射损伤
   E. 对骨骼、钙化及胃肠道系统的显示效果好

30. 下列关于 MRI 特性的描述,错误的是 (　　)
   A. 有一定的电离辐射
   B. 可行任意平面的多方位重建
   C. 软组织分辨力较好
   D. 多参数成像,对显示解剖和病变敏感
   E. 除能显示形态学的改变外,还可进行生物化学及代谢功能方面的研究

31. 目前临床最常用的 MRI 对比剂是 (　　)
   A. Gd – DTPA
   B. Gd – EOB – DTPA
   C. Mn – DPDP
   D. SPIO
   E. USPIO

32. 下列不属于磁共振功能成像的是 (　　)
   A. DWI   B. PWI
   C. MRA   D. DTI
   E. BOLD

33. MRI 检查的禁忌证不包括 (　　)
   A. 装有心脏起搏器的患者
   B. 体内有金属手术夹、金属支架等的患者
   C. 早期妊娠患者
   D. 幽闭恐惧症患者
   E. 碘对比剂过敏反应者

34. MR 水成像不包括 (　　)
   A. MRA   B. MRCP
   C. MRU   D. MRM
   E. MR 涎腺成像

35. 对于呼吸系统疾病,首选的检查方法是 (　　)
   A. X 线平片   B. CT 检查
   C. MRI 检查   D. 超声检查
   E. PET 检查

36. 临床疑为超急性期脑梗死时,最佳检查方法是 (　　)
   A. 常规 CT 检查   B. 常规 MRI 检查
   C. 超声检查   D. DWI 检查
   E. MR 水成像

37. MRI 平扫发现肝脏右叶肿块且不能定性,需要进一步检查的方法是 (　　)
   A. X 线摄影   B. 超声检查
   C. MRI 增强检查   D. MRA
   E. CTA

38. 医学影像诊断的基本原则不包括 (　　)
   A. 熟悉正常   B. 辨认异常
   C. 分析归纳   D. 综合诊断
   E. 检查全面

39. 下列关于书写影像诊断报告的描述,错误的是 (　　)
   A. 要重点叙述病灶的部位、大小、形态、密度或信号强度等
   B. 要叙述与诊断和鉴别诊断有关的阳性诊断和阴性征象
   C. 图像上有关表现正常的组织和器官无须叙述
   D. 对于多期增强检查的图像,要叙述病灶的强化程度、形式和动态变化
   E. 叙述影像学表现时,不应出现疾病名称

40. 实现分子影像需要满足的条件不包括 (　　)
   A. 高度特异性和亲和力的分子探针
   B. 探针能克服生物屏障进入靶器官和细胞内
   C. 适度扩增的方法
   D. 敏感、快速、清晰的成像技术
   E. 高端的影像设备

【B 型题】

(41~44 题共用备选答案)
   A. 荧光效应
   B. 感光效应
   C. 电离效应

D. X 线为肉眼看不见的光
E. 穿透性
41. X 线摄影的基础是 （　　）
42. X 线成像的基础是 （　　）
43. 透视检查的基础是 （　　）
44. 放射治疗的基础是 （　　）
（45～48 题共用备选答案）
　　A. 体层容积成像　　B. 软 X 线摄影
　　C. 放大摄影　　　　D. X 线减影技术
　　E. 造影检查
45. 平片难于显示重叠较多的部位，为了了解病变内部结构，宜用 （　　）
46. 乳腺检查，宜用 （　　）
47. 观察骨小梁，宜用 （　　）
48. 显示缺乏自然对比的组织，宜用 （　　）
（49～50 题共用备选答案）
　　A. CT　　　　　　　B. 平片
　　C. MRI　　　　　　D. 彩超
　　E. EBCT
49. 属于常规检查的是 （　　）
50. 属于多序列多参数成像的是 （　　）
（51～53 题共用备选答案）
　　A. X 线成像　　　　B. CT 成像
　　C. 超声成像　　　　D. MRI 成像
　　E. 核素成像
51. 历史上最早用于疾病检查的医学成像是 （　　）
52. 黑白灰度代表回声强弱的医学成像是 （　　）
53. 能够对组织和病变的 X 线吸收值进行定量分析的医学成像是 （　　）
（54～55 题共用备选答案）
　　A. DWI 检查
　　B. CTA 检查
　　C. MR 同相位及反向位检查
　　D. 消化道 X 线造影检查
　　E. 普通 X 线检查
54. 患者突发剧烈胸痛，首选的影像学检查方法是 （　　）
55. 对于消化道溃疡性病变，首选的影像学检查方法是 （　　）

（56～59 题共用备选答案）
　　A. 多平面重组
　　B. 表面遮盖显示
　　C. 最大强度投影
　　D. 容积再现
　　E. CT 仿真内镜成像（CTVE）
56. 观察胃肠道内壁、气管内壁宜选择 （　　）
57. 血管成像宜选择 （　　）
58. 观察肿块的长轴宜选择 （　　）
59. 骨关节的三维显示宜选择 （　　）
（60～62 题共用备选答案）
　　A. 自然对比　　　　B. 人工对比
　　C. 双重对比　　　　D. 弛豫时间差异
　　E. 组织密度
60. 胸部摄影的基础是基于 （　　）
61. 胃肠道检查的基础是基于 （　　）
62. MRI 图像的对比是基于 （　　）
（63～65 题共用备选答案）
　　A. 密度增高　　　　B. 高信号
　　C. 液性暗区　　　　D. 低信号
　　E. 浓聚
63. 肺部炎性病变的肺野表现为 （　　）
64. 膀胱尿液 B 超表现为 （　　）
65. 肝囊肿 T_2WI 表现为 （　　）
（66～69 题共用备选答案）
　　A. CT　　　　　　　B. MRI
　　C. DSA　　　　　　D. X 线平片
　　E. 超声
66. 肝囊肿的首选检查方法是 （　　）
67. 长管状骨骨折的首选检查方法是（　　）
68. 冠状动脉病变诊断的金标准是 （　　）
69. 显示纵隔淋巴结的最佳检查方法是 （　　）

【X 型题】

70. 现代医学影像学包括 （　　）
　　A. 普通 X 线　　　　B. USG
　　C. CT　　　　　　　D. MRI
　　E. ECG
71. X 线的特性包括 （　　）
　　A. 穿透性　　　　　B. 荧光效应

C. 感光效应　　D. 电离效应
E. 光电吸收效应

72. 下列关于 X 线图像特点的描述,正确的包括　　　　　　　　（　　）
    A. 图像上的黑白灰度反映的是组织结构的密度
    B. X 线图像是组织结构影像的叠加图像
    C. X 线图像是具有较高密度分辨率的图像
    D. X 线图像是放大而不失真的图像
    E. X 线图像具有较高的空间分辨率

73. X 线对比剂的引入方式包括（　　）
    A. 口服法　　　　B. 灌注法
    C. 穿刺注入法　　D. 静脉注入法
    E. 导入法

74. 下列关于 X 线检查临床应用的描述,正确的包括　　　　　　　　（　　）
    A. 对于乳腺疾病,首选 X 线检查
    B. X 线对检查颅内病变基本无价值
    C. X 线检查是胸部检查的首选检查方法
    D. 对于胃肠道的检查,X 线造影具有较高的价值
    E. 对于四肢长骨的检查,X 线亦具有较高的价值

75. 下列关于 CT 图像特点的描述,正确的是　　　　　　　　　　　　（　　）
    A. 密度分辨力高
    B. 可行密度量化分析
    C. 组织结构影像无重叠
    D. 可进行多种图像后处理
    E. 空间分辨力较高

76. 使用碘对比剂时,应注意（　　）
    A. 了解患者有无禁忌证
    B. 做好解释工作
    C. 行对比剂过敏试验
    D. 备好抢救药品与器械
    E. 熟悉对比剂阳性反应的临床表现

77. 下列关于 MRI 图像特点的描述,正确的是　　　　　　　　　　　　（　　）
    A. 组织分辨率高
    B. 多序列多参数成像
    C. 直接进行血管和水成像
    D. 能够分析组织和病变代谢物的生化成分
    E. 使用电离辐射作为成像源

78. 对于颅内病变,临床主要应用的检查方法是　　　　　　　　　　（　　）
    A. X 线检查　　B. CT 检查
    C. MRI 检查　　D. 超声检查
    E. DSA

79. 对于呼吸系统病变,临床主要应用的检查方法包括　　　　　　（　　）
    A. 普通 X 线检查　B. CT 检查
    C. MRI 检查　　D. 超声检查
    E. DSA

80. 医学影像诊断的基本原则是（　　）
    A. 综合诊断
    B. 熟悉正常
    C. 辨认异常
    D. 分析归纳
    E. 不可能做出"定位、定量、定性、定期"的四定诊断

81. 观察异常影像学表现时,应注意（　　）
    A. 病变的位置和分布
    B. 病变的数目
    C. 病变的边缘
    D. 邻近器官和结构
    E. 病变的形状

82. 选择成像技术和检查方法应遵循的原则是　　　　　　　　　　　（　　）
    A. 选择诊断价值高的成像技术和检查方法
    B. 选择无创或微创的成像技术和检查方法
    C. 选择易行、费用低的成像技术和检查方法
    D. 选择安全性高的成像技术和检查方法
    E. 只要有利于疾病诊断的成像技术和检查方法均可,不需考虑其他

83. X线图像的特点包括　　　　（　　）
　　A. 是由从黑到白不同灰度的影像组成的灰阶图像
　　B. 透视时,物质密度高,则影像呈黑色
　　C. 摄影时,物质密度高,则影像呈白色
　　D. 注入对比剂后,对比剂填充区密度高
　　E. 物质密度增高时,在 T_2WI 呈白色
84. X线的生物效应是　　　　　（　　）
　　A. 放射治疗的基础
　　B. 使溴化银感光的重要条件
　　C. 加强放射防护的重要原因
　　D. 禁止行 X 线检查的理由
　　E. 使荧光物质发光的条件
85. CT 图像与 X 线图像特点的不同处包括　　　　　　　　　　（　　）
　　A. CT 图像不仅以不同灰度显示其密度的高低,还可用组织对 X 线的吸收系数说明其密度高低的程度,具有一个量的标准
　　B. CT 图像能避免组织影像重叠干扰
　　C. CT 图像具有较高的密度分辨力
　　D. CT 图像能反映软组织器官的病变
　　E. CT 图像具有更高的空间分辨力
86. MRI 的图像特点包括　　　（　　）
　　A. MRI 反映组织信号强度的不同或 T_1 值与 T_2 值的差异
　　B. MRI 信号强度的变化构成组织之间图像明暗的对比
　　C. MRI 是多参数成像
　　D. T_1WI 有利于观察解剖结构,T_2WI 对显示病变组织较好
　　E. T_1WI 对显示病变组织较好,T_2WI 有利于观察解剖结构

二、名词解释

1. 自然对比
2. 人工对比
3. 像素
4. 部分容积效应
5. CT 值
6. CTA
7. MRA
8. 弛豫时间
9. PACS
10. 分子影像学

三、填空题

1. 人体组织结构依密度不同分为_____、_____和_____三类,在 X 线片上分别呈_____影、_____影和_____影。
2. X线检查应遵循辐射防护的三项基本原则是_____、_____和_____。
3. X线之所以能使人体组织在胶片上形成影像,一方面是基于 X 线的基本特性,另一方面是基于人体组织之间有_____和_____差异。
4. 数字 X 线成像设备包括_____和_____。
5. X线与 CT 的成像基础是依据组织间的_____差异,黑白灰度反映的是对_____的不同;MRI 成像基础是依据组织间的_____差异,黑白灰度反映的是_____长短的信号强度。
6. CT 图像的_____分辨率高,而普通 X 线片的_____分辨率高。
7. CT 检查分_____、_____和_____。
8. 双源 CT 设备内配置两个_____和两组_____,从而进一步提高成像的_____分辨率。
9. 水的 CT 值为_____HU,骨皮质的 CT 值约为_____HU,空气的 CT 值约为_____HU。
10. 水在 T_1WI 上呈_____信号,在 T_2WI 呈_____信号;骨皮质在 T_1WI、T_2WI 上均呈_____信号;亚急性出血和脂肪组织在 T_1WI、T_2WI

上均呈相似的_____信号,应用_____技术,脂肪组织被抑制为_____信号,而亚急性血肿依然为_____信号。

11. 功能磁共振成像(fMRI)技术包括_____、_____、_____和_____。

2. CT图像后处理技术有哪些?
3. 简述CT增强扫描的临床意义。
4. 简述MRI检查的临床应用。
5. 何为MR水成像技术?临床可用于哪些检查?
6. 简述异常影像学表现分析的主要内容。
7. 简述影像检查申请单包括的主要内容。

四、简答题
1. 简述X线成像基本原理。

五、论述题
试述X线、CT、MRI图像的特点。

【参/考/答/案】

一、选择题

【A型题】

1. C	2. E	3. E	4. D	5. B
6. D	7. B	8. E	9. E	10. E
11. A	12. B	13. E	14. A	15. E
16. D	17. E	18. E	19. C	20. B
21. E	22. A	23. C	24. C	25. C
26. C	27. D	28. E	29. E	30. A
31. A	32. C	33. E	34. A	35. A
36. D	37. C	38. E	39. C	40. E

【B型题】

41. B	42. E	43. A	44. C	45. A
46. B	47. C	48. E	49. B	50. C
51. A	52. C	53. B	54. B	55. D
56. E	57. C	58. A	59. B	60. A
61. B	62. D	63. B	64. C	65. B
66. E	67. D	68. C	69. B	

【X型题】

70. ABCD 71. ABCD 72. ABE
73. ABCD 74. ABCDE 75. ABCD
76. ABCDE 77. ABCD 78. BC
79. AB 80. ABCD 81. ABCDE
82. ABCD 83. ABC 84. AC
85. ABCD 86. ABCD

3. E【解析】人体组织按照自身密度及其对X线吸收程度的不同,分为三类:①高密度组织(X线影像呈白色)——骨或钙化;②中密度组织(X线影像呈灰白色)——软骨、肌肉、神经、实质器官、结缔组织及体液;③低密度组织(X线影像呈灰黑或深黑色)——脂肪、含气组织。

4. D【解析】水溶性碘对比剂包括离子型和非离子型,离子型对比剂的代表有复方泛影葡胺等,非离子型对比剂的代表有碘海醇注射液(欧乃派克)和碘普罗胺注射液(优维显)等。

5. B【解析】CR的优点包括提高图像的密度分辨力,缺点是时间分辨力和空间分辨力不足。

6. D【解析】DR摄影和CR摄影相比,时间分辨力和空间分辨力均进一步提高。

7. B【解析】穿透性是成像的基础。X线能激发荧光物质,使波长短的X线转换为波长的可见荧光,称为荧光作用,是透视的基础。

9. E【解析】密度高的组织在X线片中呈白影,密度低的组织在X线片中呈黑影；密度高的组织在透视中影像呈黑影，密度低的组织在透视中影像呈白影。这基于透视和摄影正负像的关系，把透视所呈影像称"正像"，摄影所呈影像称"负像"。

12. B【解析】碘造影剂可以引起休克、心搏骤停，属于严重反应，需要及时抢救。

15. E【解析】继发射线比原发射线的能量小，但易被吸收，对放射工作者的影响也大。

17. E【解析】螺旋扫描时三维容积采样，一次屏息完成全部扫描，避免了常规扫描中重复扫描和遗漏扫描的不足。容积扫描另一个优势是为二维或三维的图像后处理打下基础。

19. C【解析】CT图像像素较大，故空间分辨力不及常规X线图像。

21. E【解析】组织结构影像无重叠是CT成像的主要优势。

22. A【解析】当CT图像中同一体素内含有两种密度不同组织时，则该像素所显示的密度或测得的CT值并非代表其中任何一种组织，即部分容积效应，其影响了小病灶的显示。采用更薄的扫描和重建层厚，可克服部分容积效应的影响。

25. C【解析】荧光透视的优点：可转动患者体位，能了解器官的动态改变，操作方便，费用低。缺点：影像对比度及清晰度较差，缺乏客观记录。

27. D【解析】T_1WI图像上，T_1弛豫时间（纵向）越短，信号越高；相反，T_1弛豫时间越长，信号越低。T_2WI图像上，T_2弛豫时间（横向）越长，信号越高；相反，T_2弛豫时间越短，信号越低。

29. E【解析】MRI成像的主要优势：组织分辨力高、直接水成像、直接血管成像、分析组织和病变代谢物的生化成分、能够进行fMRI检查。但是MRI对骨骼、钙化及胃肠道系统显示欠佳。

31. A【解析】目前二乙烯三胺五乙酸钆（Gd-DTPA）是临床最常用的MRI增强对比剂。

33. E【解析】MRI增强所用的是含钆对比剂，与碘对比剂无关。

34. A【解析】MR水成像是采用长TE（回波时间）技术获取重T_2WI，合用脂肪抑制技术，使含水器官显影。目前MR水成像技术主要有MR胆胰管成像（MRCP）、MR尿路成像（MRU）、MR脊髓成像（MRM）、MR内耳迷路成像、MR涎腺成像等。

35. A【解析】具有良好自然密度对比的器官和部位所发生的病变首选普通X线摄影，如胸部、骨关节、乳腺等。

36. D【解析】DWI检查对早期CT不能发现的脑梗死具有极好的显示价值，能早期发现梗死部分及水肿范围。

38. E【解析】影像诊断原则：熟悉正常影像学表现，辨认异常影像学表现，异常影像学表现的分析和归纳，结合临床资料进行综合诊断。

45~48. ABCE【解析】体层容积成像能够获得任意深度、厚度的多层面图像，重叠较多的部位，为了解病变内部结构宜选用。软X线常由钼靶产生，能量低，穿透力弱，常用于乳腺等部位检查。放大摄影有利于细微结构及微小病灶的显示，常用于观察骨小梁。密度缺乏自然对比的组织，可引入对比剂做造影检查。

54~55. BD【解析】突发剧烈胸痛考虑急性心肌梗死、腹主动脉瘤等疾病。动脉狭窄与闭塞、动脉瘤、血管畸形等血管病变筛查，可首选CTA。消化道不具有良好自然密度对比，也不能与周围结构产生明显

·011·

密度对比,适宜引入对比剂做造影检查。

56~59. ECAB【解析】CTVE 具有检查的微创性和图像的直观性、整体性等特点,以及与纤维内窥镜显示图像的一致性,对某些空腔器官的部分疾病的诊断具有较高的价值,适用于胃肠道内壁、气管内壁检查。MIP 临床广泛应用于具有相对高密度的组织和结构,可将不在一个平面的结构显示在同一个二维平面上,提供了更好的对比度和血管结构的可视化效果,适用于血管成像。MPR 可重组冠状、矢状或任意倾斜方位的体层图像,有助于立体显示病变解剖信息,及其与毗邻结构的关系,可较好地显示组织器官内复杂解剖关系,有利于病变的准确定位,适用于观察肿块长轴。SSD 空间立体感强,解剖关系清晰,可将组织组成三维表面轮廓图像,多用于骨骼系统、空腔结构等的显示,适用于骨关节的三维显示。

66~69. EDCB【解析】超声检查经济简便,为肝囊肿的首选检查方法,可明确肝囊肿的性质、位置、大小、数目;声像图表现为肝内圆形或椭圆形液性暗区。X 线检查有高的空间分辨率,对四肢长骨的显示更直观。DSA 通过介入方法可以直接显示靶血管的情况,是冠状动脉病变诊断的金标准。纵隔区正常情况下主要是心脏大血管等器官,由于"流空效应"的存在,MRI 显示血管断面为无信号的黑影,可与淋巴结软组织形成明显的区别。

77. ABCD【解析】MRI 图像的成像源是射频脉冲而非电离辐射。

78. BC【解析】对于颅内病变 CT、MRI 检查是临床主要应用的方法,对于颅底病变 MRI 检查是临床主要应用的方法。

80. ABCD【解析】进行影像诊断时,应遵循一定的基本原则,避免主观片面,一般应掌握16字原则,即熟悉正常、辨认异常、分析归纳、综合诊断。根据影像分析的结果,密切观察临床表现和其他检查,提出影像诊断,应尽量做到"四定",即"定位""定量""定性"与"定期"。如不能确诊,应提出进一步检查的意见和其他建议。

81. ABCDE【解析】对于所有影像检查的资料首先进行分类、排序,按时间先后进行全面观察,在认识正常解剖和变异影像的基础上,发现异常影像表现。并且对于异常影像进行详细的观察与描述,要从解剖部位、形态、大小、密度、周界状态等方面细致地审视。

84. AC【解析】X 线的生物效应指在一定量的 X 线照射下,生物细胞可产生抑制、损伤,甚至坏死。因此,X 线的生物效应既是放射治疗学的基础,也是进行 X 线检查需要特别注意防护的原因。

85. ABCD【解析】CT 图像与 X 线图像比较,CT 密度分辨力高而 X 线空间分辨力高。

二、名词解释

1. 自然对比:X 线检查时,基于人体组织结构固有的密度和厚度差异所形成的灰度对比。

2. 人工对比:对于缺乏自然对比的组织或器官,人为引入密度高于或低于该组织或器官的物质,使之产生灰度对比。

3. 像素:将 CT 扫描层面的数字矩阵,依其数值的高低赋予不同的灰阶,进而转换成黑白不同灰度的方形图像单元,称之为像素。

4. 部分容积效应：当 CT 图像中同一体素内含有两种密度不同的组织时，则该像素所显示的密度或测得的 CT 值并非代表其中任何一种组织，即部分容积效应或部分容积现象。

5. CT 值：CT 图像不仅以不同灰度显示其密度的高低，还可用组织对 X 线的吸收系数说明其密度高低的程度，具有一个量的标准。实际工作中，不用吸收系数，而换算成 CT 值，用 CT 值说明密度，单位 HU。

6. CTA：即 CT 血管造影，是静脉内注入对比剂后行血管造影 CT 扫描的图像重组技术，可立体地显示血管影像，如脑血管、肺动脉、冠状动脉和肾动脉等。

7. MRA：即 MR 血管造影，是利用血液的流空效应使血管内腔成像的技术。

8. 弛豫时间：在磁共振成像过程中，RF 脉冲停止后 ^{1}H 由激发态向平衡态转变所经历的时间。

9. PACS：即图像存档与传输系统，是一种科技含量高、实际应用价值极大的复杂系统，其将数字化成像设备、高速计算机网络、海量存储设备和具备后处理功能的影像诊断工作站结合起来，完成对医学影像信息的采集、传输、储存、后处理及显示等功能，使得图像资料得以有效管理和充分利用。

10. 分子影像学：在活体状态下，应用影像学方法对人或动物体内的细胞和分子水平的生物学过程进行成像，并进行定性和定量研究的一门学科。

三、填空题

1. 高等密度组织　中等密度组织　低密度组织　白　灰　黑
2. 屏蔽防护　距离防护　时间防护
3. 密度　厚度
4. CR　DR

5. 密度　X 线吸收值　弛豫时间　弛豫时间
6. 密度　空间
7. 平扫　增强扫描　CT 造影
8. X 线管　探测器　时间
9. 0　+1000　−1000
10. 低　高　极低　高　脂肪抑制　低　高
11. 扩散加权成像（DWI）　扩散张量成像（DTI）　灌注加权成像（PWI）　脑功能定位检查

四、简答题

1. 简述 X 线成像基本原理。

   答　X 线之所以能够使人体组织结构成像，基于两方面原因的相互作用：①X 线的基本性质，即 X 线的穿透性、可吸收性、荧光效应和感光效应；②人体各部的组织结构之间存在着固有的密度和厚度差异，这种差异在荧屏或胶片上就会形成黑白灰度的对比影像。

2. CT 图像后处理技术有哪些？

   答　(1) 二维显示技术：①薄层面重建，有利于微小病灶的显示。②多平面重建（MPR），有助于确定病变位置及毗邻关系。③曲面重建（CPR），能够整体显示弯曲走形的结构。

   (2) 三维显示技术：①最大强度投影（MIP），可不同方位上整体观察高密度结构。②最小强度投影（minIP），可不同方位上整体观察低密度结构。③表面遮盖显示（SSD）及容积再现（VR），能三维显示复杂结构的全貌，立体感强。

   (3) 其他后处理技术：CT 仿真内窥镜（CTVE）、各种结构分离技术、肺结节分析技术、骨密度分析技术、心功能分析技术和冠脉分析技术等。

3. 简述 CT 增强扫描的临床意义。

   答　通过 CT 增强扫描可使器官与器官

之间的密度差以及正常组织与病变组织之间的密度差变得更加明显，有时还可帮助区别病变的性质。

4. 简述 MRI 检查的临床应用。

答 MRI 临床上主要用于检查：①中枢神经系统、头颈部、乳腺、纵隔、心脏大血管、腹盆腔、肌肉软组织及骨髓等部位的疾病，并且对 X 线、CT 和超声检查发现而未能诊断的病变，如乳腺肿块、肝脏肿块等，进行诊断和鉴别诊断。②检出 X 线、CT 和超声检查难以或不能发现的病变，例如脑内微小转移瘤、关节软骨退变和韧带损伤等。③fMRI 和 ¹H – MRS 常用于疾病的早期发现以及诊断和鉴别诊断。

5. 何为 MR 水成像技术？临床可用于哪些检查？

答 MR 水成像技术采用长 TR 和长 TE 可获得重 T_2WI。使静态或缓慢流动的液体呈高信号，背景的其他组织呈低信号而形成良好对比。经过重组可使含液体器官或间隙，如胆道或蛛网膜下腔呈高信号，获得如造影效果的图像，即 MR 水成像。可用于含液体器官或间隙的成像，包括 MR 胆胰管成像（MRCP）、MR 尿路成像（MRU）和 MR 脊髓造影（MRM）等。无须使用对比剂、安全、无创，适应证广，成功率高，并可行多方位观察。

6. 简述异常影像学表现分析的主要内容。

答 异常影像学表现分析内容：①部位；②数目；③形状和边缘；④密度、信号强度和回声；⑤邻近器官和结构。

7. 简述影像检查申请单包括的主要内容。

答 影像检查申请单主要内容：①一般资料；②临床资料；③临床初步诊断和检查目的；④检查部位、成像技术和检查方法。

五、论述题

试述 X 线、CT、MRI 图像的特点。

答 （1）X 线图像特点：①图像上的黑白灰度反映的是组织结构的密度，图像上的黑影、灰影和白影，在诊断描述时，分别称之为低密度、中等密度和高密度。②X 线图像是组织结构影像的叠加图像。

（2）CT 图像特点：①图像黑白灰度反映器官和组织对 X 线的吸收程度；②图像为断层图像，无重叠影像，解剖关系明确；③图像黑白灰度对比受窗宽技术影响；④增强检查能改变组织结构密度；⑤图像后处理技术改变常规断层的显示模式。

（3）MRI 图像特点：①图像的黑白灰度即信号强度，反映组织结构弛豫时间。②常为断层图像，组织结构影像无重叠。③图像上组织结构的信号强度与成像序列和技术相关。④图像上的黑白灰度对比受窗设置影响。⑤增强检查改变了 T_1WI 或 T_2WI 图像上组织结构的信号强度。⑥MRA、MR 水成像、¹H – MRS 和 fMRI 图像改变了常规断层的显示模式。

（强　军　齐鹏飞）

第2章　中枢神经系统

【学/习/要/点】

一、掌握

1. 颅脑的正常、异常影像学表现。
2. 常见脑肿瘤、脑外伤、脑血管病的影像学特征。
3. 脊髓正常影像学表现及基本病变表现。
4. 椎管内常见肿瘤的影像学特征。

二、熟悉

1. 颅内感染、先天性畸形、脱髓鞘疾病、椎管内血管畸形等少见病的影像学诊断。
2. 各种影像学检查的优势与劣势。
3. 常用的中枢神经系统影像学检查方法。

【应/试/考/题】

一、选择题

【A型题】

1. 颅内各种疾病首选和主要的影像学检查是　　　　　　　　　　　（　　）
   A. X线平片与造影　B. CT
   C. MRI　　　　　　D. DSA
   E. USG

2. 下列关于颅脑增强CT的描述，错误的是　　　　　　　　　　　（　　）
   A. CTA主要用于脑血管疾病检查
   B. 增强后病灶常常显示得更加清楚
   C. CT灌注检查可反映脑实质微循环和血流灌注情况
   D. 病灶强化程度和形式有助于确定病变性质
   E. 颅内病变增强后都能定性诊断

3. 功能性MR检查中DWI对下列哪种疾病诊断价值最大　　　　　　　（　　）
   A. 急性脑出血　　B. 急性脑梗死
   C. 硬膜外血肿　　D. 硬膜下血肿
   E. 动静脉畸形

4. CT检查优于MRI的脑疾病为　（　　）
   A. 急性脑出血
   B. 急性脑梗死
   C. 亚急性脑血肿
   D. 脱髓鞘疾病
   E. 小脑肿瘤

5. 下列关于MRI平扫颅脑信号的描述,错误的是 ( )
   A. T_1WI脑髓质信号稍高于皮质,T_2WI则稍低于皮质
   B. 脑脊液在T_1WI为低信号,在T_2WI为高信号
   C. 颅骨内外板在T_1WI、T_2WI均为低信号
   D. 血管内液体在T_1WI、T_2WI一定为低信号
   E. 颅骨板障在T_1WI、T_2WI均为高信号

6. 脑肿瘤的间接征象是 ( )
   A. 病灶的密度   B. 病灶的大小
   C. 病灶的形态   D. 病灶的多少
   E. 病灶周围水肿

7. 中枢神经系统最常见的肿瘤是 ( )
   A. 星形细胞瘤   B. 脑膜瘤
   C. 转移瘤   D. 松果体瘤
   E. 生殖细胞瘤

8. 星形细胞瘤分四级,属于Ⅰ级星形细胞瘤CT表现的是 ( )
   A. 常无强化   B. 团块增强
   C. 花冠状强化   D. 瘤周水肿明显
   E. 占位效应明显

9. 星形细胞瘤的MRI信号特点为 ( )
   A. T_1WI呈低或混杂信号,T_2WI呈均匀性或不均匀性高信号
   B. T_1WI呈高信号,T_2WI呈高信号
   C. T_1WI呈低信号,T_2WI呈低信号
   D. 恶性程度越高,ADC值越高
   E. 恶性程度越高,囊壁和壁结节强化越不明显

10. 脑膜瘤的好发部位不包括 ( )
    A. 矢状窦旁   B. 大脑凸面
    C. 蝶骨嵴   D. 大脑镰旁
    E. 侧脑室外侧白质区

11. 脑膜瘤的CT表现不包括 ( )
    A. CT平扫呈等或略高密度,边界清楚,内常见斑点状钙化
    B. 多以广基底与硬脑膜相连
    C. 邻近颅板受累引起局部骨质增生或破坏

    D. 肿瘤周围水肿较轻或无,静脉窦受压可出现中、重度水肿
    E. 肿瘤血管不丰富,增强强化不明显

12. 下列关于垂体瘤的描述,错误的是( )
    A. 大腺瘤可突入到鞍上池
    B. 大腺瘤不会导致脑积水
    C. 临床主要表现为视野缺损
    D. 腺瘤可以侵犯海绵窦
    E. 肿瘤直径小于1.0cm者称为垂体微腺瘤

13. 下列关于垂体大腺瘤的CT表现的描述,错误的是 ( )
    A. 蝶鞍扩大
    B. 鞍底下陷
    C. 瘤周水肿
    D. 肿瘤呈均匀、不均匀或环形强化
    E. 垂体柄移位

14. 下列关于听神经瘤的描述,错误的是 ( )
    A. 内听道口扩大
    B. 脑外肿瘤
    C. 均匀或不均匀强化
    D. 可坏死、囊变
    E. 一般不影响第四脑室

15. 颅咽管瘤较具特征性的钙化呈 ( )
    A. 块状   B. 壳状
    C. 散在钙化   D. 毛线团样
    E. 爆米花样

16. 与转移瘤常见CT表现描述不符的是 ( )
    A. 多发散在的环形等密度影
    B. 多发结节影
    C. 常见瘤周水肿
    D. 位于脑外
    E. 可引起脑积水

17. 下列关于脑挫裂伤的描述,错误的是 ( )
    A. 低密度水肿区出现斑点状高密度出血灶
    B. 明显占位效应

C. 病变局部脑池沟变小、消失

D. 可发生在白质或灰质,不能同时受累

E. 可伴有蛛网膜下腔出血

18. 硬膜外血肿的特点不包括　　（　　）

　　A. 呈梭形或半圆形

　　B. 多由脑膜血管损伤所致

　　C. 常有骨折

　　D. 可跨越颅缝

　　E. 血液聚集硬膜外间隙

19. 下列关于硬膜下血肿的描述,错误的是　　　　　　　　　（　　）

　　A. 多为单侧对冲伤

　　B. 颞底硬膜下血肿 CT 用矢状面图像有助确诊

　　C. 可跨越颅缝

　　D. 有占位效应

　　E. 新月形高密度影

20. 蛛网膜下腔出血的主要 CT 表现是（　　）

　　A. 侧脑室呈高密度影

　　B. 第三脑室呈高密度影

　　C. 外侧裂池见高密度影

　　D. 基底节区见高密度影

　　E. 枕叶见高密度影

21. 脑外伤后遗症不包括　　　（　　）

　　A. 脑软化　　　　B. 脑萎缩

　　C. 脑穿通畸形囊肿 D. 脑积水

　　E. 脑水肿

22. 高血压脑出血的最常见部位是（　　）

　　A. 小脑　　　　　B. 丘脑

　　C. 脑干　　　　　D. 脑桥

　　E. 基底节

23. 下列关于脑出血 MRI 表现的描述,错误的是　　　　　　　（　　）

　　A. 急性期血肿,T_1WI 呈等信号,T_2WI 呈稍低信号

　　B. 急性期血肿,MRI 显示不如 CT 好

　　C. 亚急性晚期血肿,T_1WI 和 T_2WI 均表现为高信号

D. 血肿囊变期,T_1WI 呈低信号,T_2WI 呈高信号,周边可见含铁血黄素沉积所致的低信号环

E. 慢性期血肿,MRI 显示不如 CT 清晰

24. 脑出血超急性期一般指　　（　　）

　　A. 4 小时以内　　B. 6 小时以内

　　C. 8 小时以内　　D. 12 小时以内

　　E. 24 小时以内

25. 脑梗死是按什么分布的　　（　　）

　　A. 脑实质　　　　B. 脑白质

　　C. 脑叶　　　　　D. 脑沟

　　E. 脑血管分布区

26. 腔隙性脑梗死的好发部位不包括（　　）

　　A. 基底节　　　　B. 丘脑

　　C. 大脑半球髓质　D. 小脑

　　E. 脑干

27. 颅内动脉瘤的好发部位为　（　　）

　　A. 脑底动脉环及附近分支

　　B. 大脑前动脉及其分支

　　C. 大脑中动脉及其分支

　　D. 大脑后动脉及其分支

　　E. 基底动脉及其分支

28. 脑血管畸形分类中,最常见的是（　　）

　　A. 动静脉畸形　　B. 静脉畸形

　　C. 毛细血管畸形　D. 大脑大静脉畸形

　　E. 海绵状血管瘤

29. 下列关于脑脓肿的描述,错误的是（　　）

　　A. 急性炎性期,呈大片低密度灶,边缘模糊,伴占位效应

　　B. 急性炎性期,增强可呈脑回样强化

　　C. 化脓坏死期,轻度不均匀强化

　　D. 脓肿形成期,平扫为低密度球形灶,可有气泡影,增强呈环形强化

　　E. 脓肿形成期,脓液呈 T_1WI 高信号、T_2WI 低信号

30. 结核性脑膜炎的好发部位为　（　　）

　　A. 纵裂池

　　B. 侧裂池

　　C. 脑底池

　　D. 大脑大静脉池

　　E. 小脑延髓池

31. 脑囊虫病的好发部位不包括 （　　）
    A. 脑实质内
    B. 脑室内
    C. 脑膜内
    D. 蛛网膜下隙
    E. 静脉窦内

32. 多发性硬化的最好发部位为 （　　）
    A. 侧脑室周围　　B. 脑干
    C. 视神经　　　　D. 脊髓
    E. 小脑

33. 下列关于胼胝发育不全的描述,错误的是 （　　）
    A. 常合并脂肪瘤
    B. 第三脑室扩大并向后下移位
    C. 两侧侧脑室体部距离增宽,并向外突出
    D. 侧脑室前角扩大、分离
    E. 侧脑室三角区和后角扩大,呈"蝙蝠翼"状

34. 椎管狭窄是指 （　　）
    A. 椎管前后径＜11.5mm,侧隐窝宽度＜3mm
    B. 椎管前后径 12mm,侧隐窝宽度＜4mm
    C. 椎管前后径＜9mm,侧隐窝宽度＜2mm
    D. 椎管前后径＜16mm,侧隐窝宽度＜5mm
    E. 椎管前后径＜12.5mm,侧隐窝宽度＜3mm

35. 下列关于椎管内肿瘤 MRI 表现的描述,错误的是 （　　）
    A. 髓内肿瘤表现为脊髓增粗,周围蛛网膜下腔对称性变窄、闭塞
    B. 髓外硬膜内肿瘤表现患侧蛛网膜下腔增宽,对侧变窄,脊髓受压向对侧移位
    C. 硬膜外肿瘤表现为蛛网膜下腔变窄和脊髓受压移位
    D. 椎管内肿瘤 T_1WI 呈等或稍低信号,T_2WI 呈等或高信号
    E. 增强检查,不同类型的肿瘤强化程度和形式基本相同

36. 下列关于脊髓损伤影像学表现的描述,错误的是 （　　）
    A. CT 平扫可发现髓内出血或硬膜内、外血肿

    B. 脊髓萎缩,表现为脊髓局限或弥漫性缩小
    C. 脊髓损伤出血 MRI,T_1WI 及 T_2WI 多呈高信号
    D. 脊髓水肿 MRI,T_1WI 呈低或等信号,T_2WI 呈高信号
    E. 脊髓软化、囊变时,MRI 呈 T_1WI 高信号和 T_2WI 低信号

37. 下列关于脊髓空洞症的描述,错误的是 （　　）
    A. 属于先天性疾病,与其他因素无关
    B. 病理上分中央管扩张积水和脊髓空洞形成两型
    C. 临床症状主要为分离性感觉异常和下运动神经元功能障碍
    D. CT 平扫价值有限
    E. MRI 图像易于确定囊腔的部位、大小及流体动力学变化

38. 患者,男,58 岁。查体:右侧肢体肌力弱。CT 显示左侧额顶叶有一 3.2cm×3.5cm 混杂密度区,无钙化,花环状强化,中线右移位。最可能诊断为 （　　）
    A. 恶性脑膜瘤　　B. 转移瘤
    C. 恶性淋巴瘤　　D. 星形细胞瘤
    E. 脑结核球

39. 患者,男,70 岁。右侧肢体运动障碍 8 天。CT 显示左侧颞叶片状低密度区,内有斑片状高密度影。最可能诊断为 （　　）
    A. 急性脑梗死　　B. 亚急性脑梗死
    C. 慢性脑梗死　　D. 出血性脑梗死
    E. 急性脑出血

40. 患儿,女,14 岁。车祸致头颅外伤 3 天。CT 显示左侧额顶部新月形高密度病灶,密度不均匀,脑组织受压内移,占位效应明显。最可能诊断为 （　　）
    A. 硬膜下血肿
    B. 硬膜外血肿
    C. 蛛网膜下腔血肿
    D. 弥漫性轴索损伤
    E. 脑挫裂伤

【B型题】

(41～43题共用备选答案)
A. MRI　　　　B. CT
C. X线平片　　D. 超声
E. DSA

41. 急性颅脑外伤最快、最准确的检查方法是（　　）
42. 急性脑出血最佳的诊断手段是（　　）
43. 亚急性脑出血最好的诊断方法是（　　）

(44～46题共用备选答案)
A. 梭形
B. 新月形
C. 弥漫性脑沟分布
D. 脑室形
E. 混杂密度斑片状

44. 硬膜下血肿呈（　　）
45. 硬膜外血肿呈（　　）
46. 蛛网膜下腔出血呈（　　）

(47～49题共用备选答案)
A. 脑膜瘤　　　B. 听神经瘤
C. 星形细胞瘤　D. 颅咽管瘤
E. 垂体瘤

47. 桥小脑角区最常见的肿瘤是（　　）
48. 中枢神经系统最常见的肿瘤是（　　）
49. 属于脑内肿瘤的是（　　）

(50～52题共用备选答案)
A. 均匀性强化　B. 非均匀性强化
C. 环形强化　　D. 棉絮状强化
E. 不强化

50. 脑脓肿典型的强化形式多为（　　）
51. 脑膜瘤典型的强化形式多为（　　）
52. 脑内囊肿增强形式多为（　　）

(53～55题共用备选答案)
A. 脊髓增粗,周围蛛网膜下腔对称性变窄、闭塞
B. 患侧蛛网膜下腔增宽,对侧变窄,脊髓受压向对侧移位
C. 患侧蛛网膜下腔变窄,脊髓受压向对侧移位较轻
D. 患侧蛛网膜下腔变窄,对侧增宽,脊髓受压向对侧移位
E. 脊髓无明显变化

53. 髓内肿瘤表现为（　　）
54. 硬膜外肿瘤表现为（　　）
55. 髓外硬膜内肿瘤表现为（　　）

【X型题】

56. 对下列颅脑疾病的检查,MRI优于CT的是（　　）
　　A. 颅内钙化病变
　　B. 后颅窝肿瘤
　　C. 亚急性脑内血肿
　　D. 腔隙性脑梗死
　　E. 颅骨骨折

57. 颅脑肿瘤中较为常见的肿瘤包括（　　）
　　A. 星形细胞瘤　B. 脑膜瘤
　　C. 垂体瘤　　　D. 转移瘤
　　E. 淋巴瘤

58. 脑膜瘤的好发部位为（　　）
　　A. 矢状窦旁　　B. 大脑凸面
　　C. 蝶骨嵴、嗅沟　D. 大脑镰或小脑幕
　　E. 脑实质

59. 能引起颅骨改变的疾病包括（　　）
　　A. 脑膜瘤　　　B. 三叉神经瘤
　　C. 垂体瘤　　　D. 听神经瘤
　　E. 星形细胞瘤

60. 垂体微腺瘤CT、MRI的间接征象包括（　　）
　　A. 垂体高度≥8mm
　　B. 垂体上缘突出
　　C. 垂体柄移位
　　D. 鞍底下陷
　　E. 束腰征

61. 下列关于脑内动静脉畸形CT特点的描述,正确的包括（　　）
　　A. 可继发脑内血肿、蛛网膜下腔出血
　　B. 平扫为混杂密度,有钙化
　　C. 增强呈斑点状或弧线形

D. 无脑水肿和占位效应
E. 平扫为低密度
62. 脑囊虫病的表现包括 （　　）
   A. 脑实质型表现为脑内散布多发性低密度小囊
   B. 脑实质型囊腔内可见致密小点代表囊虫头节
   C. 脑膜型病变多位于蛛网膜下
   D. 脑室型以第四脑室多见
   E. 脑实质型不典型者可表现为单个大囊、肉芽肿、脑炎或脑梗死
63. 脊髓外硬膜内常见肿瘤包括 （　　）
   A. 神经纤维瘤　　B. 神经鞘瘤
   C. 脊膜瘤　　　　D. 胶质细胞瘤
   E. 室管膜瘤
64. 患者,男,21岁。视力障碍2个月。CT显示鞍区囊实性占位性病变。下列影像学分析,正确的是 （　　）
   A. 囊壁贝壳状钙化应首先考虑颅咽管瘤
   B. 增强后实性成分强化,应考虑垂体瘤、颅咽管瘤等
   C. 确定病灶起源于蝶鞍内或蝶鞍上应着重观察轴位图像
   D. 如确定病灶起源于鞍上,应考虑颅咽管瘤
   E. 应矢状位、冠状位重建多方位观察
65. 患者,男,40岁。头颅CT显示左顶部4.0cm×3.0cm囊性肿块。患者否认有外伤史,否认高血压、糖尿病病史,其他实验室检查未见异常,体格检查未见阳性体征。可能的诊断包括 （　　）
   A. 皮样囊肿　　B. 胆脂瘤
   C. 蛛网膜囊肿　D. 脑囊虫病
   E. 脑膜瘤

二、名词解释
1. 脑血管造影
2. 脑膜尾征
3. 脑挫裂伤
4. 颅内迟发性血肿
5. 腔隙性脑梗死
6. 出血性脑梗死
7. Chiari 畸形

三、填空题
1. ＿＿＿＿和＿＿＿＿是中枢神经系统疾病主要的影像检查技术。
2. 脑血管疾病检查的金标准是＿＿＿＿。
3. 脑膜瘤的好发部位是＿＿＿、＿＿＿、＿＿＿,听神经瘤好发部位是＿＿＿。
4. 脑转移瘤CT典型特点是＿＿＿和＿＿＿。
5. CT增强扫描呈环形强化的脑内病变可能是＿＿＿、＿＿＿、＿＿＿等。
6. 硬膜下血肿呈＿＿＿形,居于＿＿＿和＿＿＿之间,血肿范围较＿＿＿;硬膜外血肿呈＿＿＿形,居于＿＿＿间隙,血肿范围较＿＿＿。
7. 脑动静脉畸形好发生于＿＿＿,由＿＿＿、＿＿＿和＿＿＿构成。
8. 脑梗死分为＿＿＿、＿＿＿和＿＿＿。
9. 椎管内肿瘤按部位分为＿＿＿、＿＿＿和＿＿＿。
10. 脊髓髓内肿瘤多为＿＿＿和＿＿＿,硬膜外肿瘤多为＿＿＿,髓外硬膜内肿瘤多为＿＿＿和＿＿＿。

四、简答题
1. 简述脑膜瘤的CT表现。
2. 简述星形细胞瘤的分级及CT表现。
3. 简述垂体腺瘤的MRI表现。
4. 简述急性硬膜外血肿及硬膜下血肿的CT鉴别诊断。
5. 简述听神经瘤及脑膜瘤的影像学鉴别诊断。

6. 简述椎管内不同位置肿瘤的常见类型及其 MRI 表现。

五、论述题
试述脑梗死的分型及 CT、MRI 表现。

【参 / 考 / 答 / 案】

一、选择题

【A 型题】

1. B	2. E	3. B	4. A	5. D
6. E	7. A	8. A	9. A	10. E
11. E	12. B	13. C	14. E	15. B
16. D	17. D	18. D	19. B	20. C
21. E	22. E	23. E	24. D	25. E
26. C	27. A	28. A	29. E	30. C
31. E	32. A	33. B	34. A	35. E
36. E	37. A	38. D	39. D	40. A

【B 型题】

41. B	42. B	43. A	44. B	45. A
46. C	47. B	48. C	49. C	50. C
51. A	52. E	53. A	54. C	55. B

【X 型题】

56. BCD	57. ABCD	58. ABCD
59. ABCD	60. ABCD	61. ABCD
62. ABCDE	63. ABC	64. ABDE
65. ABCD		

1. B【解析】CT 检查是颅内各种疾病的首选和主要影像检查技术,能够发现大多数疾病,包括先天性脑发育异常、脑肿瘤、脑血管病等,且通常能明确诊断。

2. E【解析】CT 增强依据病变的强化程度和方式,多数疾病可明确诊断;CTA 检查主要用于脑血管疾病检查,可发现和诊断脑动脉主干及主要分支狭窄、闭塞情况;CT 灌注检查可以反映脑实质微循环和血流灌注情况,主要用于急性脑缺血。颅脑增强 CT 并不能完全明确诊断所有颅内疾病,部分肿瘤性病变即便增强也难以定性诊断,需要手术病理明确。

3. B【解析】扩散加权成像(DWI)主要用于急性脑梗死的早期诊断、脑肿瘤的诊断和鉴别诊断及其病理级别的评估。

5. D【解析】血管内流动的血液因"流空效应",在 T_1WI 和 T_2WI 上均呈低信号,血流缓慢时则为高信号。

8. A【解析】Ⅰ级星形细胞瘤平扫通常呈低密度灶,边界清楚,占位效应轻,增强检查无或轻度强化。

9. A【解析】星形细胞瘤在 MRI 图像上 T_1WI 呈稍低或混杂信号,T_2WI 呈均匀或不均匀高信号;增强检查多呈不规则花环状强化或附壁结节强化,恶性程度越高,强化越显著;DWI 序列上,恶性程度越高,ADC 值越低。

10. E【解析】脑膜瘤起源于蛛网膜粒帽细胞,多居于脑外,与硬脑膜粘连,好发于矢状窦旁、大脑凸面、蝶骨嵴、嗅沟、桥小脑角、大脑镰或小脑幕等处。

11. E【解析】脑膜瘤血供丰富,增强大多呈均匀性显著强化。

12. B【解析】垂体腺瘤 <1.0cm 者称为垂体微腺瘤,大腺瘤大多表现为自鞍内生长突入鞍上池,突入第三脑室前部者可致梗阻性脑积水,向下生长可侵入蝶窦,向侧方生长侵犯同侧海绵窦。临床主要表现为垂体功能异常和视野缺损。

14. E【解析】听神经瘤是成人常见的颅后窝肿瘤,起源于听神经前庭支的神经鞘,早期位于内耳道内,以后长入桥小脑角池,包膜完整,常有出血、坏死、囊变,临床上主要有听力部分下降或完全丧失及前庭功能紊乱等症状。CT 表现为等、低或混杂密度肿块,偶见钙化或出血；瘤周轻至中度水肿，肿瘤增大可压迫脑干及小脑，出现第四脑室受压移位，伴发幕上脑积水；骨窗观察内耳道呈锥形扩大；增强 CT 肿块呈均匀、不均匀或环形强化。

15. B【解析】颅咽管瘤 CT 平扫常见呈高密度的囊壁壳样钙化和实性部分不规则钙化。

16. D【解析】脑转移瘤多为单发或多发，常位于皮髓质交界区，属于脑内肿瘤，呈等或低密度，瘤周水肿明显，增强呈结节状或环形强化。

17. D【解析】脑挫裂伤轻者仅见局部软膜下皮质散在点片状出血，严重者脑灰质及其深部的白质广泛受损。

18. D【解析】硬膜外血肿因硬膜与颅骨内板附着紧密，故血肿较局限。CT 表现为颅骨内板下方梭形或半圆形高密度灶，多位于骨折附近，不跨越颅缝。

19. B【解析】额底、颞底的硬膜下血肿用冠状面图像有助确诊。

20. C【解析】蛛网膜下腔出血多位于大脑纵裂和脑底池。大脑外侧裂池为大脑外侧裂处的蛛网膜下腔，故选 C 项。

23. E【解析】超急性期和急性期血肿，MRI 显示不如 CT 清晰，慢性期血肿，MRI 显示比 CT 敏感。

24. D【解析】脑出血分期：①超急性期——12 小时以内；②急性期——12 小时至 2 日；③亚急性期；④慢性期。

25. E【解析】脑梗死是由脑血管栓塞所引起的，按闭塞血管供血区分布。

29. E【解析】脑脓肿的脓肿形成期 MRI 平扫，脓腔内脓液呈 T_1WI 低信号，T_2WI 高信号；DWI 表现为脓腔内高信号，增强脓肿壁呈光滑薄壁环形强化。

33. B【解析】第三脑室扩大并向前上移位，居于分离的侧脑室之间。

34. A【解析】椎管狭窄：前后径 <11.5mm，横径 <16mm，侧隐窝宽度 <3mm。

36. E【解析】脊髓损伤出现脊髓软化、囊变时，MRI 呈 T_1WI 低信号和 T_2WI 高信号。

37. A【解析】脊髓空洞症属于脊髓慢性退行性疾病，可分为先天性或者继发于外伤、感染和肿瘤。

39. D【解析】出血性脑梗死是由于缺血区闭塞血管的再通，梗死区内会有血液通过受损的血-脑屏障溢出所致，其典型 CT 表现为低密度梗死区内散在斑片状高密度影。

40. A【解析】硬膜下血肿多为外伤后导致的皮层动脉或静脉破裂，矢状窦旁桥静脉或静脉窦破裂所致，CT 表现为颅骨内板下与脑膜表面之间形成的新月形高密度灶。

47~49. BCC【解析】听神经瘤是位于桥小脑角区最常见的肿瘤，星形细胞瘤是中枢神经系统最常见的肿瘤。脑膜瘤、听神经瘤、颅咽管瘤、垂体瘤都属于颅内脑外肿瘤，只有星形细胞瘤属于脑内肿瘤。

60. ABCD【解析】垂体大腺瘤向鞍上生长，受鞍隔束缚，在冠状位上呈葫芦状，称束腰征。

65. ABCD【解析】该患者头颅 CT 示左顶部囊性肿块，E 项脑膜瘤一般为实性肿块，少数发生囊变，故先不考虑。

二、名词解释

1. 脑血管造影：脑血管造影是将有机碘引入脑血管中，使脑血管显影的方法，分颈动脉造影及椎动脉造影。其主要用于诊断脑动脉瘤、脑血管发育异常和了解肿瘤的供血情况。

2. 脑膜尾征：脑膜瘤多以广基底与硬膜相连、边界清楚。MRI 增强后肿瘤呈均匀强化，邻近脑膜增厚并强化，似尾巴，称为"脑膜尾征"。

3. 脑挫裂伤：脑挫伤指脑内散在出血灶，静脉淤血和脑肿胀，脑裂伤指有脑膜、脑或血管撕裂，两者常合并存在，统称脑挫裂伤。

4. 颅内迟发性血肿：指伤后初次 CT 扫描时没有血肿的部位，于数小时或数天后 CT 复查出现的颅内血肿，迟发性血肿可出现在硬膜外、硬膜下或脑内。
5. <u>腔隙性脑梗死</u>:深部髓质穿支动脉闭塞所致,直径为 10～15mm 大小缺血灶,好发于基底节、丘脑、小脑和脑干。
6. <u>出血性脑梗死</u>:常发生在缺血性梗死一周后,低密度梗死灶内出现斑点、片状高密度出血灶,占位效应明显。
7. <u>Chiari 畸形</u>:又称小脑扁桃体下疝畸形,先天性后脑发育畸形所致,可合并延髓和第四脑室下移、脊髓空洞症、幕上脑积水等,通常表现为小脑、脑干和高位颈髓受压症状。

硬脑膜　局限
7. 大脑前、中动脉供血区　供血动脉　畸形血管团　引流静脉
8. 缺血性梗死　出血性梗死　腔隙性梗死
9. 脊髓内肿瘤　髓外硬膜内肿瘤　硬膜外肿瘤
10. 星形细胞瘤　室管膜瘤　转移瘤　神经源性肿瘤　脊膜瘤

三、填空题
1. CT　MRI
2. DSA
3. 矢状窦旁　大脑凸面　蝶骨嵴　脑桥小脑角区
4. 小病灶　大水肿
5. 胶质瘤　转移瘤　脑脓肿　结核瘤
6. 新月　硬脑膜　蛛网膜　广泛　梭

四、简答题
1. 简述脑膜瘤的CT表现。
答 (1) CT 平扫:肿块呈等或略高密度,类圆形,边界清楚,常见斑点状钙化;以广基底与硬脑膜相连,周围水肿轻或无,静脉或静脉窦受压可出现中重度水肿;颅板受累引起局部骨质增生或破坏。
(2) CT 增强:明显均匀强化。

2. 简述星形细胞瘤的分级及CT表现。
答 见下表。

星形细胞瘤的分级及 CT 表现

分级(按细胞分化程度划分)			CT 表现		
	分化情况	恶性程度		平扫	增强
Ⅰ级	良好	低	Ⅰ级	低密度病灶,边界清楚,占位效应轻	无强化/轻度强化
Ⅱ级	介于Ⅰ级与Ⅲ级、Ⅳ级之间	介于Ⅰ级与Ⅲ级、Ⅳ级之间	Ⅱ～Ⅳ级	高、低或混杂密度病灶,可有斑点状钙化和瘤内出血,形态不规则,占位效应及周围水肿明显	不规则花环样或附壁结节强化/不均匀强化/无强化
Ⅲ级	不良	高			
Ⅳ级	不良	高			

3. 简述垂体腺瘤的MRI表现。
答 见下表。

垂体腺瘤的 MRI 表现

分类	MRI 表现	
	平扫	增强
垂体微腺瘤	小的异常信号灶	早期常为边界清楚的低信号灶
垂体大腺瘤	T_1WI 为稍低信号,T_2WI 为等或高信号	明显均匀/不均匀强化

4. 简述急性硬膜外血肿及硬膜下血肿的 CT 鉴别诊断。

答 见下表。

急性硬膜外血肿及硬膜下血肿的 CT 鉴别诊断

项目	硬膜外血肿	硬膜下血肿
损伤部位	脑膜血管（脑膜中动脉常见）	桥静脉/静脉窦
血液聚集部位	硬膜外间隙	硬膜下腔，沿脑表面广泛分布
血肿范围	局限	广泛
血肿形态	梭形	新月形
CT 表现	颅骨内板下方梭形或半圆形高密度区	颅骨内板下方新月形或半月形高密度影
	多位于骨折附近，不跨越颅缝	血肿范围较广，可跨越颅缝
		常伴脑挫裂伤或脑内血肿
		脑水肿和占位效应明显

5. 简述听神经瘤及脑膜瘤的影像学鉴别诊断。

答 听神经瘤及脑膜瘤影像学的鉴别要点

项目	听神经瘤	脑膜瘤
部位	早期位于内耳道内，随肿瘤增大则向桥小脑角池生长	桥小脑角区
形态	不规则	类圆形
内听道	扩大	一般不扩大
密度/信号	不均匀，囊变、出血、坏死常见	均匀，囊变、出血、坏死少见
钙化	少见	多见，斑点状
邻近骨质	内听道骨质吸收	骨质增生
增强扫描	实质部分明显均匀强化/不均匀强化/环形强化	大多呈明显均匀强化；脑膜尾征

6. 简述椎管内不同位置肿瘤的常见类型及其 MRI 表现。

答 见下表。

椎管内不同位置肿瘤的常见类型及其 MRI 表现

项目	髓内肿瘤	髓外硬膜内肿瘤	硬膜外肿瘤
常见类型	星形细胞瘤、室管膜瘤	神经纤维瘤、脊膜瘤	转移瘤
MRI 表现	脊髓增粗、膨胀，范围较长 病变区蛛网膜下腔变窄或闭塞	脊髓受压变形，向对侧移位 患侧蛛网膜下腔增宽，对侧狭窄	脊髓受压移位 蛛网膜下腔变窄

五、论述题

试述脑梗死的分型及 CT、MRI 表现。

答 见下表。

脑梗死的分型及 CT、MRI 表现

项目		缺血性梗死	出血性梗死	腔隙性梗死
CT 表现	平扫	发病 24 小时内难以发现病灶,24 小时后表现为低密度灶,部位和范围与闭塞血管供血区一致,多呈扇形,皮髓质同时受累可有占位效应	低密度脑梗死灶内,出现不规则斑点、片状高密度出血灶,占位效应明显	脑深部斑片状边缘模糊低密度影,无占位效应
	增强	发病 24 小时内,灌注成像能发现异常,表现病变区血流量减低 1~2 月后形成边界清楚的低密度囊腔,不再发生强化		
MRI 表现		发病 1 小时内可显示局部脑回肿胀,脑沟变窄 出现 T_1WI 低信号,T_2WI 高信号 DWI 可更早检出缺血灶,表现为高信号 MRA 能显示脑动脉较大分支的闭塞	梗死区 T_1WI 高信号灶	发病早期 DWI 即可显示病灶,表现为小的高信号区 出现 T_1WI 低信号,T_2WI 高信号 DTI 重建可显示皮质脊髓束破坏情况

(李玉舟)

第3章 头颈部

【学/习/要/点】

一、掌握

1. 眼、耳、鼻、喉等头颈部器官正常影像学表现。
2. 眼、耳、鼻、喉等头颈部器官检查技术及方法的优选。
3. 眼、耳、鼻外伤的影像学表现。
4. 鼻咽癌、甲状腺癌的影像学表现与诊断。
5. 中耳乳突炎、鼻窦炎的影像学表现与诊断。

二、熟悉

1. 眼、耳、鼻、喉等头颈部器官疾病的基本影像学表现。
2. 眼、耳、鼻、喉、颌面部肿瘤的影像学表现。
3. 涎腺的正常影像学表现及基本病变的影像学表现。

【应/试/考/题】

一、选择题

【A/型/题】

1. 下列关于眼眶的描述,错误的是 （　　）
   A. 眼眶容纳眼球及其附属结构
   B. 眼眶呈四棱锥形
   C. 眼眶上壁借额骨眶板与前颅窝分开
   D. 眼眶内侧壁与下壁较为薄弱,是骨折好发部位
   E. 眼眶内侧壁及外侧壁较为薄弱,是骨折好发部位

2. 不引起视神经增粗的病变是 （　　）
   A. 视神经胶质瘤
   B. 视神经鞘脑膜瘤
   C. 炎性病变
   D. 颅内压增高
   E. 眼球运动神经麻痹

3. 不引起眼球突出的疾病是 （　　）
   A. 球后占位　　B. Graves 眼病
   C. 眶内血肿　　D. 静脉曲张
   E. 动静脉瘘

4. 眼部炎性假瘤的征象不包括 （　　）
   A. 眼外肌增粗
   B. 眼睑肿胀增厚

C. 视神经强化

D. 巩膜增厚

E. 泪腺肿大

5. 视神经梭形肿块,典型病例的轨道征,常见于（ ）

　A. 眶内炎性假瘤

　B. 黑色素瘤

　C. 视神经鞘脑膜瘤

　D. 视网膜母细胞瘤

　E. 视神经胶质瘤

6. 可因视神经胶质瘤扩大的结构是（ ）

　A. 眶腔　　　B. 眶上裂

　C. 眶下裂　　D. 视神经管

　E. 海绵窦

7. 下列关于泪腺良性混合瘤的描述,错误的是（ ）

　A. 肿瘤较大时可引起继发性视力下降

　B. 良性肿瘤包膜完整,内部常见出血、坏死、钙化

　C. CT平扫呈位于泪腺窝等密度肿块

　D. CT增强肿瘤强化

　E. 恶性混合瘤MRI信号不均匀,强化明显

8. 眶内海绵状血管瘤最有特征性的CT表现是（ ）

　A. 肿瘤增强呈"扩散性强化"特点

　B. 肿瘤增强明显

　C. 肿瘤位于眼肌圆锥内

　D. 肿瘤与眼球相邻

　E. 肿瘤内致密结节影

9. 怀疑眼眶内异物,首选检查方法是（ ）

　A. X线　　　　B. CT

　C. MRI　　　　D. USG

　E. DSA

10. 眼眶爆裂性骨折,最佳影像学检查方法是（ ）

　A. X线平片　　B. CT横断位骨窗

　C. CT冠状位骨窗　D. MRI T$_1$WI

　E. USG

11. 眼眶骨折间接征象中,软组织改变不包括（ ）

　A. 眼外肌增粗

　B. 眼外肌移位或嵌顿

　C. 眶内血肿

　D. 眶内容物脱出

　E. 钙化

12. 下列关于迷路骨折的描述,正确的是（ ）

　A. 多见于横行骨折

　B. 多见于纵行骨折

　C. 多见于混合性骨折

　D. 出血机化多见

　E. 纵行骨折不累及迷路

13. 鼓室狭小主要见于（ ）

　A. 胆脂瘤　　B. 颈静脉球瘤

　C. 耵聍腺瘤　D. 先天发育畸形

　E. 听神经瘤

14. 肉芽肿型慢性化脓性中耳乳突炎的影像学表现不包括（ ）

　A. 听小骨破坏

　B. 上鼓室、乳突窦、乳突窦入口骨质破坏

　C. CT平扫鼓室和乳突窦内软组织影

　D. CT增强鼓室和乳突窦内软组织影不强化

　E. MRI显示鼓室和乳突窦内软组织影呈T$_1$WI等低信号,T$_2$WI高信号

15. 中耳乳突炎CT典型表现为（ ）

　A. 鼓室和乳突气房内无气

　B. 骨质破坏

　C. 增生硬化

　D. 胆脂瘤形成

　E. 听小骨脱位

16. 颞骨岩部骨折最多见的骨折类型是（ ）

　A. 纵行　　　B. 横行

　C. 混合性骨折　D. 凹陷型

　E. 粉碎型

17. 颈静脉球瘤的好发部位是（ ）

　A. 颈静脉孔区　B. 上鼓室

　C. 乳突窦　　　D. 乳突区

　E. 颈静脉窝

18. 下列关于颈静脉球瘤影像学表现的描述,错误的是（ ）

　A. CT平扫呈软组织肿块,常见骨侵蚀

B. CT 增强检查病变明显强化
C. 颈静脉球瘤可引起颈静脉窝扩大，向上破坏鼓室下壁
D. MRI 平扫肿瘤 T_1WI、T_2WI 均呈高信号，椒盐征为本病典型表现
E. 增强 T_1WI 明显强化

19. 中耳癌的 CT 征象不包括 （　　）
   A. 听小骨破坏
   B. 中耳鼓室内软组织影
   C. 鼓室壁破坏
   D. 骨质破坏区边缘锐利,边缘硬化
   E. 增强后肿瘤强化

20. 下列关于耳先天性畸形的描述,错误的是 （　　）
   A. CT 是诊断耳先天性畸形的主要影像检查技术
   B. 外耳道狭窄高分辨 CT 检查表现为外耳道前后径或垂直径 <4mm
   C. 锤骨、砧骨融合畸形并与闭锁板相连或镫骨缺如,提示听小骨畸形
   D. 内耳畸形表现为耳蜗未发育或耳蜗周数不全
   E. 内耳道横径 <5mm 为狭窄

21. 外耳道畸形不包括 （　　）
   A. 听小骨畸形
   B. 外耳道狭窄及闭锁
   C. 鼓膜穿孔
   D. 面神经管异常
   E. 颈动脉异位

22. 鼻和鼻窦病变的主要影像学检查技术是 （　　）
   A. X 线　　　　B. 超声
   C. CT　　　　 D. MRI
   E. DSA

23. 鼻窦炎发病率最高的鼻旁窦是（　　）
   A. 额窦　　　　B. 蝶窦
   C. 上颌窦　　　D. 前组筛窦
   E. 后组筛窦

24. 真菌感染性鼻窦炎与化脓性鼻窦炎的 CT 主要鉴别点是 （　　）
   A. 鼻窦内软组织肿物

B. 鼻窦骨壁增生硬化
C. 鼻窦骨质破坏
D. 鼻窦黏膜增厚
E. 窦腔内软组织肿物伴不规则或斑片状钙化

25. 原发于鼻腔的良性肿瘤最常见的是 （　　）
   A. 内翻性乳头状瘤
   B. 海绵状血管瘤
   C. 毛细血管瘤
   D. 神经鞘瘤
   E. 骨瘤

26. 鼻腔和鼻窦的恶性肿瘤最常见的类型是 （　　）
   A. 腺癌　　　　B. 鳞癌
   C. 未分化癌　　D. 黑色素瘤
   E. 腺样囊性癌

27. 怀疑鼻骨骨折,首选的检查方法是 （　　）
   A. X 线　　　　B. CT
   C. MRI　　　　D. USG
   E. DSA

28. 骨折后易引起严重临床症状,预后不良的部位是 （　　）
   A. 上颌窦　　　B. 蝶窦
   C. 前组筛窦　　D. 额窦
   E. 后组筛窦壁

29. 下列关于咽部解剖的描述,错误的是 （　　）
   A. 咽上起自软腭,下达第 6 颈椎平面,为一长约 12cm 的肌膜管
   B. 咽是呼吸和消化的共同通道
   C. 咽自上而下分别通入鼻腔、口腔和喉腔
   D. 咽的下端相当于环状软骨水平与食管连接
   E. 咽两侧有颈部的大血管和神经通过

30. 咽的分部为 （　　）
   A. 鼻咽、口咽、喉咽
   B. 鼻咽、口咽、舌咽

C. 口咽、喉咽、鼻后孔
D. 咽峡、咽喉、口腔
E. 舌咽、口咽、喉咽

31. 下列关于咽隐窝的描述,错误的是( )
    A. 位于鼻咽侧壁
    B. 鼻咽癌的好发部位
    C. 颅底破裂孔邻接咽隐窝上界
    D. 鼻咽血管纤维瘤的好发部位
    E. 该部位发生肿瘤早期有溢泪症状

32. 咽后脓肿的CT表现一般不包括( )
    A. 颈椎前长条状略低密度影
    B. 颈动、静脉向外侧移位
    C. 颈椎骨质破坏
    D. 椎间隙狭窄
    E. 颈部淋巴结增大、坏死

33. 急性咽后脓肿常偏于咽后一侧的原因是 ( )
    A. 咽后间隙淋巴结为不对称分布,常偏于一侧
    B. 周围组织炎症扩散常从一侧进入
    C. 咽缝位于咽后间隙正中,将咽后间隙分为两部分
    D. 咽缩肌限制了炎症的扩展
    E. 咽后壁异物损伤常偏于一侧

34. 鼻咽部最常见的良性肿瘤是 ( )
    A. 乳头状瘤
    B. 息肉
    C. 鼻咽血管纤维瘤
    D. 多形性腺瘤
    E. 纤维瘤

35. 鼻咽血管纤维瘤的好发年龄是( )
    A. 10~25岁   B. 8~10岁
    C. 26~30岁   D. 31~40岁
    E. 41~50岁

36. 患者,男,25岁。鼻塞,鼻腔反复大量出血。CT显示鼻咽后壁局限性软组织肿块,迅速显著强化。首先考虑的诊断是 ( )
    A. 鼻咽癌   B. 淋巴瘤
    C. 鼻咽血管纤维瘤 D. 恶性肉芽肿
    E. 脊索瘤

37. 鼻咽癌最好发的部位是 ( )
    A. 咽隐窝   B. 咽鼓管咽口
    C. 咽鼓管圆枕   D. 会厌
    E. 软腭

38. 下列关于鼻咽癌的描述,错误的是 ( )
    A. 好发于顶壁和后壁
    B. 常伴有囊变或钙化
    C. 早期可表现为鼻咽侧壁平坦、僵直、咽隐窝消失
    D. CT增强检查病变呈不均匀明显强化
    E. 对骨的侵犯可为单纯性骨破坏、骨质硬化或两者兼有

39. 患者,男,60岁。近1个月内反复鼻腔少量出血,伴颈部淋巴结无痛性肿大,耳部鼻塞感。CT显示鼻咽部肿块,咽旁间隙消失。首先考虑的诊断是 ( )
    A. 鼻咽血管纤维瘤
    B. 鼻咽癌
    C. 恶性淋巴瘤
    D. 恶性肉芽肿
    E. 脊索瘤

40. 喉的支架不包括 ( )
    A. 甲状软骨   B. 环状软骨
    C. 会厌软骨   D. 舌骨
    E. 杓状软骨

41. 下列关于正常喉部MRI表现的描述,错误的是 ( )
    A. 喉软骨钙化前在T_1WI、T_2WI呈中等信号
    B. 喉软骨钙化后呈不均匀低信号
    C. 喉肌T_1WI、T_2WI均呈偏低均匀信号
    D. 喉黏膜在T_1WI呈中等信号,在T_2WI呈明显高信号
    E. 喉旁间隙在T_1WI和T_2WI均呈低信号

42. 下列关于喉部外伤的描述,错误的是 ( )
    A. X线平片能较清楚地显示喉软骨的骨折,包括儿童和青少年

B. CT 扫描出血和水肿均表现为黏膜弥漫增厚
C. 软组织肿胀 CT 表现为大片略低密度影，突入喉腔可使喉腔狭窄
D. 喉软骨骨折 CT 表现为软骨错位和骨片分离
E. 软组织肿胀在 T_1WI 呈略低信号，在 T_2WI 呈略高信号

43. 喉癌常发生在　　　　　（　）
   A. 声门上区
   B. 声门区
   C. 声门下区
   D. 声门上区和声门区
   E. 声门区和声门下区

44. 下列关于喉部疾病的描述,错误的是（　）
   A. 喉息肉和乳头状瘤多见于声带前端
   B. 喉结核和喉淀粉样变很少造成喉软骨破坏
   C. 喉癌最常见的病理类型为鳞癌
   D. 插管引起的声音嘶哑,多提示杓状软骨脱位
   E. 喉软骨骨折以环状软骨、会厌软骨多见

45. 腮腺解剖学分为深、浅两部,其分界为（　）
   A. 面神经所在水平
   B. 面神经管所在水平
   C. 腮腺导管开口所在水平
   D. 腮腺动脉所在水平
   E. 面静脉所在水平

46. 下列关于造釉细胞瘤的描述,错误的是（　）
   A. 80% 发生在上颌骨
   B. 是最常见的牙源性肿瘤
   C. 囊性或实性质地,膨胀性生长
   D. 多房者,房间隔不均匀
   E. 瘤内可见到移位的牙齿

47. 腮腺混合瘤的诊断要点不包括（　）
   A. 较常见的腮腺肿瘤
   B. 边界清楚锐利
   C. 肿块圆形或类圆形,为良性的典型表现
   D. 平扫呈低密度
   E. 增强扫描呈轻、中度强化

48. 上颌骨四个突起不包括　　　（　）
   A. 额突　　　　　　B. 颧突
   C. 齿槽突　　　　　D. 喙突
   E. 腭突

49. 颈动脉体瘤的 MRA 表现中,颈动脉分叉表现为　　　　　　　（　）
   A. 无扩大　　　　　B. 轻度扩大
   C. 扩大,呈杯状　　D. 向前移位
   E. 缩小

50. 甲状腺性恶性肿瘤中,最多见的是（　）
   A. 髓样癌　　　　　B. 未分化癌
   C. 甲状腺肉瘤　　　D. 乳头状癌
   E. 滤泡状腺癌

51. 甲状腺疾病首选的影像检查技术为（　）
   A. X 线平片　　　　B. DSA
   C. USG　　　　　　D. CT
   E. MRI

52. 甲状腺癌晚期,诊断价值最高的检查方法是　　　　　　　（　）
   A. CT　　　　　　　B. MRI
   C. USG　　　　　　D. 放射性核素检查
   E. X 线平片

53. 有助于甲状腺癌诊断的 CT 表现是（　）
   A. 增强明显　　　　B. 边缘模糊
   C. 钙化　　　　　　D. 分叶状
   E. 颈部淋巴结转移

54. 下列关于甲状腺及甲状旁腺正常影像学表现的描述,错误的是（　）
   A. X 线平片上不能显示甲状腺形态及结构
   B. 超声检查,甲状腺被膜呈高回声
   C. CT 平扫检查,甲状腺密度明显高于肌肉组织

D. USG 检查,正常甲状腺在横切面呈蝶形或马蹄形
E. 甲状旁腺易被识别

【B型题】

(55~58 题共用备选答案)
A. 常有眼球、眼外肌及视神经受压移位改变
B. CT 增强呈均匀性强化
C. 增强后呈双轨征
D. 可引起视神经管扩大
E. 动态增强有"扩散性强化"特点
55. 眼眶皮样囊肿表现为 ( )
56. 海绵状血管瘤表现为 ( )
57. 视神经胶质瘤表现为 ( )
58. 泪腺多形性腺瘤表现为 ( )

(59~62 题共用备选答案)
A. 额窦　　B. 前组筛窦
C. 后组筛窦　　D. 上颌窦
E. 蝶窦
59. 开口高于窦底的鼻旁窦是 ( )
60. 患者直立时最不容易引流的鼻旁窦是 ( )
61. 可以不发育或一侧发育的鼻旁窦是 ( )
62. 按气化程度分型的鼻旁窦是 ( )

(63~67 题共用备选答案)
A. 窦壁骨质增生硬化
B. 沿窦壁内缘走行的条状软组织影
C. 窦壁骨质膨胀性改变
D. 窦壁骨质破坏
E. 窦腔内可见钙化或片状高密度影
63. 慢性鼻窦炎表现为 ( )
64. 真菌性鼻窦炎表现为 ( )
65. 黏液囊肿表现为 ( )
66. 黏膜增厚表现为 ( )
67. 上颌窦鳞癌表现为 ( )

(68~71 题共用备选答案)
A. 鼻咽血管纤维瘤
B. 鼻咽癌

C. 咽后间隙感染
D. 咽异物
E. 咽旁间隙感染
68. 早期出现淋巴结转移的是 ( )
69. 可侵蚀颈动脉引起大出血的是 ( )
70. MRI 上呈椒盐征可见于 ( )
71. 小儿发病率较高的是 ( )

【X型题】

72. 眼部炎性假瘤分型包括 ( )
    A. 眶隔前型
    B. 肌炎型
    C. 泪腺炎型
    D. 巩膜周围炎型
    E. 玻璃体型
73. 下列关于眼眶骨折的描述,正确的是 ( )
    A. 眼眶内壁和下壁最易发生爆裂性骨折
    B. 眼眶骨折常伴有眶内软组织病变
    C. 眼眶内壁骨折可伴有同侧筛窦积血,内直肌增粗,向筛窦移位
    D. 眼眶下壁骨折常见上颌窦积液或积血
    E. 眼眶爆裂性骨折,眶缘无骨折
74. CT 显示周围有明显放射状伪影的眼眶异物包括 ( )
    A. 矿砂　　B. 铁屑
    C. 竹片　　D. 铅
    E. 木屑
75. 眼眶 CT 平扫发现眶内高密度影,考虑可能是 ( )
    A. 金属异物　　B. 玻璃体
    C. 晶状体　　D. 脂肪间隙
    E. 囊肿
76. 下列关于颈静脉球瘤的临床病理描述,正确的是 ( )
    A. 属于副神经节瘤
    B. 为富血管性肿瘤
    C. 主要由颈外动脉分支供血
    D. 肿瘤生长缓慢,呈侵袭性
    E. 主要由颈内动脉分支供血

77. 下列关于筛窦开口的描述,正确的是
（　　）
    A. 前组筛窦开口于中鼻道
    B. 中组筛窦开口于上鼻道
    C. 后组筛窦开口于下鼻道
    D. 后组筛窦开口于上鼻道
    E. 前组筛窦开口于下鼻道

78. 上颌窦骨折可伴发（　　）
    A. 上颌窦积血
    B. 眶下管损伤
    C. 上颌窦黏膜肿胀增厚
    D. 鼻骨或颧骨骨折
    E. 牙齿脱落

79. 黏液囊肿与鼻窦恶性肿瘤的鉴别要点包括（　　）
    A. 好发于筛窦或额窦
    B. 窦腔膨胀
    C. 窦壁骨质受压变薄
    D. 窦壁骨质破坏
    E. 窦腔缩小

80. 下列关于咽部的描述,正确的是（　　）
    A. 可分为鼻咽、口咽、喉咽三部分
    B. 口咽和喉咽是呼吸道和消化道的共同通道
    C. 自上而下分别通入鼻腔、口腔和喉腔
    D. 咽口上方有一隆起部分称咽鼓管咽口
    E. 咽鼓管咽口下方的隆起称咽鼓管圆枕

81. 下列关于咽后间隙感染和脓肿的描述,正确的是（　　）
    A. 颈部平片表现为椎前及咽旁软组织肿胀
    B. CT表现取决于炎症的发展阶段
    C. 若肿胀软组织内有水样低密度区,考虑为脓肿形成
    D. T_1WI可表现为低、等、高多种信号特点
    E. 超声检查无任何价值发现

82. 下列关于鼻咽癌CT表现的描述,正确的是（　　）
    A. 咽隐窝变浅、消失
    B. 鼻咽侧壁增厚
    C. 平扫肿物多为高密度
    D. 颅底骨质破坏常见
    E. 咽隐窝对称

83. 喉外伤CT表现包括（　　）
    A. 黏膜弥漫性增厚,会厌前间隙和喉旁间隙密度增高
    B. 软组织肿胀,CT表现为大片略低密度影
    C. 颈部皮下或喉黏膜下蜂窝状或条状低密度影
    D. 软骨错位和骨片分离
    E. 颈部皮下或喉黏膜下蜂窝状或条状高密度影

84. 牙源性囊肿的CT影像学特点是（　　）
    A. 根尖周围囊状低密度区
    B. 包绕根尖
    C. 病灶轮廓清晰
    D. 边缘光滑整齐
    E. 病灶轮廓模糊

85. 提示腮腺肿瘤可能为恶性的征象包括（　　）
    A. 肿块境界不清,呈弥漫性浸润
    B. 肿瘤中心坏死,显示低密度区
    C. 肿瘤外形规则,呈圆形
    D. 颈部淋巴结肿大
    E. 肿块发展缓慢

二、名词解释
1. 眼眶爆裂性骨折
2. 椒盐征
3. 腺样体肥大
4. 颈动脉体瘤

三、填空题
1. 眼部疾病的主要影像学检查技术是_____,眼球病变的首选检查技术是_____,神经眼科病变的首选检查技术是_____。
2. 眼眶内海绵状血管瘤增强扫描较具特征性的强化方式是_____。
3. 眼部异物按异物性质可分为_____和_____异物。

4. 眼眶骨折最易发生的部位是_____和_____。
5. 颞骨由_____、_____、_____和_____组成。
6. T_1WI、T_2WI图像上,听神经和面神经呈线条状_____信号。
7. 颞骨岩部骨折分为_____、_____和_____。
8. 颈静脉球瘤在MRI图像上,T_1WI为_____信号,T_2WI为_____信号。
9. 前组筛窦开口于_____,后组筛窦开口于_____,额窦开口于_____,蝶窦开口于_____。
10. 鼻窦窦腔内的钙化主要见于_____。
11. 鼻窦良性肿瘤最常见的是_____,鼻窦恶性肿瘤最常见的是_____。
12. 咽以硬腭和会厌游离缘为界分为____、_____、_____3部分,后两者是_____和_____的共同通道。
13. 鼻咽部肿瘤中,最常见的良性肿瘤是_____,好发于_____,典型症状为_____和_____。最常见的恶性肿瘤是_____,好发于_____,_____是其有效的治疗方法。
14. 喉癌最常见的病理类型是_____。
15. 造釉细胞瘤的X线表现依据病灶表现分为_____、_____、_____和_____4型。
16. 颈部淋巴结分为七区,分别为_____、_____、_____、_____、_____、_____和_____。
17. 正常淋巴结短径小于_____mm,达到_____mm时,提示可疑淋巴结增大,若大于_____mm,则认为淋巴结增大。

四、简答题
1. 简述眼眶海绵状血管瘤的CT、MRI表现及鉴别诊断。
2. 病变累及眼外肌、眼环及视神经周围,应考虑哪些疾病？举例并简述鉴别诊断。
3. 简述中耳乳突炎的CT表现。
4. 简述鼻咽癌的CT典型表现。
5. 简述中耳乳突炎的分类及影像学表现。
6. 简述鼻咽癌的MRI信号特征及强化方式。
7. 如何选择中耳的影像学检查方法？
8. 简述颈动脉体瘤的CT、MRI表现。
9. 简述喉癌的CT表现。

参 / 考 / 答 / 案

一、选择题

【A型题】

1. E	2. E	3. D	4. C	5. C
6. D	7. B	8. A	9. B	10. B
11. E	12. A	13. D	14. A	15. A
16. A	17. A	18. D	19. D	20. E
21. C	22. C	23. C	24. E	25. A
26. B	27. A	28. C	29. A	30. A
31. D	32. B	33. C	34. C	35. A
36. C	37. A	38. B	39. B	40. D
41. E	42. A	43. B	44. E	45. A
46. A	47. D	48. D	49. C	50. D
51. C	52. A	53. E	54. E	

【B型题】

55. A	56. E	57. D	58. A	59. D
60. D	61. A	62. E	63. A	64. E
65. C	66. E	67. D	68. B	69. E
70. A	71. D			

[X 型题]

72. ABCD　　73. ABCDE　　74. ABD
75. AC　　　76. ABCD　　 77. AD
78. ABCD　　79. ABC　　　80. ABC
81. ABCD　　82. ABD　　　83. ABCD
84. ABCD　　85. ABD

2. E【解析】视神经增粗常见于视神经胶质瘤、视神经鞘脑膜瘤、炎性病变、颅内压增高等，而眼球运动神经麻痹常引起眼外肌萎缩。

3. D【解析】眼球突出常见于球后占位性病变、Graves 眼病、动静脉瘘、眶内血肿，静脉曲张常常引起眼球内陷。

4. C【解析】眶隔前型表现为眼睑肿胀；肌炎型显示眼外肌增粗；巩膜周围炎型表现为眼环增厚；视神经束膜炎型表现为视神经增粗，边缘模糊；泪腺炎型表现为泪腺增大；弥漫型表现为眶内弥漫性软组织密度影，视神经被病变包绕；增强后病变强化呈高密度，而视神经不强化呈低密度。

5. C【解析】视神经鞘脑膜瘤 MRI T_1WI 和 T_2WI 上呈等信号，肿瘤强化明显，而神经无强化，形成较具特征的"轨道征"。

6. D【解析】视神经胶质瘤若侵及视神经管内段可引起视神经管扩大。

7. B【解析】良性泪腺混合瘤密度均匀，边界光整，钙化、出血、坏死少见。

8. A【解析】眶内海绵状血管瘤最具有特征性的 CT 表现为"扩散性强化"，即肿瘤内首先出现小点状强化，逐渐扩大，随时间延长形成均匀的显著强化。

14. D【解析】肉芽肿型慢性化脓性中耳乳突炎显示鼓室内软组织肿块，增强有强化，同时伴有周围骨质侵蚀及听小骨破坏；胆脂瘤增强无强化。

16. A【解析】颞骨岩部骨折分为纵行（约占 80%）、横行（占 10%~20%）及混合性骨折，好发于上鼓室外侧。

18. D【解析】颈静脉球瘤 MRI 表现为肿块 T_1WI 等或略低信号，T_2WI 高信号，其中有多数迂曲条状及点状血管流空影，为本病特征性表现，称为"椒盐征"。

19. D【解析】中耳癌骨质破坏区边缘不整。

20. E【解析】内耳道横径小于 3mm 为狭窄。

22. C【解析】X 线平片用于检查鼻和鼻窦病变，敏感度低，目前少用；MRI 是鼻和鼻窦 CT 检查的补充技术，CT 是鼻和鼻窦病变的主要影像学检查技术。

24. E【解析】窦腔内软组织增高影内若有不规则或斑片状钙化，提示并发真菌感染。

29. A【解析】咽从上到下分为鼻咽、口咽、喉咽部。口咽部起自软腭。鼻咽部位于鼻腔后方，下止于软腭背面及后缘。

36. C【解析】鼻咽血管纤维瘤好发于 10~25 岁男性，临床症状以进行性鼻塞和反复顽固性鼻出血为主。CT 平扫表现鼻咽部软组织肿块，分叶状或不规则形，密度均匀，增强多明显强化。

38. B【解析】鼻咽癌 CT 表现呈等密度，一般无囊变或钙化。

40. D【解析】喉的支架由甲状软骨、环状软骨、会厌软骨、杓状软骨、楔状软骨与小角软骨构成。

41. E【解析】喉旁间隙在 T_1WI 和 T_2WI 均呈高信号。

42. A【解析】CT 是检查喉部外伤的主要检查技术，能显示喉部软骨的骨折、错位和骨片分离，普通 X 线不能清晰地显示软骨的骨折。

44. E【解析】喉软骨骨折以甲状软骨、环状软骨多见。

45. A【解析】腮腺解剖学分为深、浅两部，位于面神经外侧的腮腺部分称为腮腺浅叶，内侧部分称为腮腺深叶。CT 和 MRI 不能区分面神经，因而将与面神经伴行的下颌后静脉作为分界。

46. A【解析】造釉细胞瘤多发生于下颌骨。

47. D【解析】腮腺混合瘤平扫呈圆形或分叶状、边界清楚的等或稍高密度影。

49. C【解析】颈动脉体瘤 MRA 表现为颈动脉分叉开大，颈内、外动脉分离，呈"高脚杯"样表现。

50. D【解析】甲状腺恶性肿瘤多为甲状腺癌，其中乳头状癌最为多见。

54. E【解析】一般在各种影像学检查中，正常甲状旁腺因腺体较小而难以识别。

72. ABCD【解析】炎性假瘤可分为 7 型：眶隔前、肌炎型、泪腺炎型、巩膜周围炎型、视神经束膜炎型、肿块型、弥漫型。

74. ABD【解析】铁屑、铅、矿砂属于金属异物，CT 显示为高密度影，周围有明显放射状伪影。

76. ABCD【解析】颈静脉球瘤是一种起源于化学感受器的血管样瘤，也称为非嗜铬性副神经瘤。主要症状为搏动性耳鸣，也可有传导性听力下降，肿瘤主要由颈外动脉供血，血供丰富，为富血管性肿瘤，肿瘤生长缓慢，常见骨侵蚀。

80. ABC【解析】鼻咽部的两侧壁上，即鼻甲后方约 1cm 处，各有一个咽鼓管咽口。咽鼓管咽口前、上、后的弧形隆起称咽鼓管圆枕。

81. ABCD【解析】超声有助于鉴别扁桃体周炎和扁桃体周脓肿。

二、名词解释

1. 眼眶爆裂性骨折：眼眶骨折的一种常见类型，指暴力作用于眼球，将压力传入框内，形成较薄弱的眶内壁、下壁向外突出的骨折，而眶缘没有骨折。

2. 椒盐征：MRI 检查时，血管团有多数迂曲条状及点状血管流空影，称为"椒盐征"。

3. 腺样体肥大：腺样体是位于鼻咽顶部的淋巴组织，腺样体肥大表现为鼻咽顶后壁软组织对称性增厚，病变密度均匀，咽隐窝受压变窄，不累及下方肌肉，亦无骨质破坏。

4. 颈动脉体瘤：为副神经节瘤，是发生于颈动脉体的化学感受器的肿瘤，好发于颈动脉分叉部，多见于中年女性。

三、填空题

1. CT 超声 MRI
2. 扩散性强化
3. 金属 非金属
4. 眼眶内壁 眼眶下壁
5. 鳞部 鼓部 乳突部 岩部 茎突
6. 等
7. 纵行 横行 混合性
8. 等 高
9. 中鼻道 上鼻道 中鼻道 上鼻道
10. 真菌性鼻窦炎
11. 内翻性乳头状瘤 鳞癌
12. 鼻咽 口咽 喉咽 呼吸道 消化道
13. 鼻咽血管纤维瘤 青少年男性 反复顽固性鼻出血 进行性鼻塞 鼻咽癌 咽隐窝 放射治疗
14. 鳞癌
15. 多房型 蜂窝型 单房型 恶性型
16. 颏下及颌下淋巴结 颈内静脉链上组 颈内静脉链中组 颈内静脉链下组 颈后三角区淋巴结 中央区淋巴结 上纵隔淋巴结
17. 5 5~8 8

四、简答题

1. 简述眼眶海绵状血管瘤的 CT、MRI 表现及鉴别诊断。

答 CT 平扫呈圆形、椭圆形或梨形，密度均匀，边缘光整，可有眼外肌、视神经、眼球受压移位及眶腔扩大等表现，增强扫描显示特征性"扩散性强化"，即肿瘤内首先出现小点状强化，逐渐扩大，随时间延长形成均匀的显著强化，强化出现时间早、持续时间长是本病强化特点。MRI 检查肿瘤在 T_1WI 上呈等或略低信号，T_2WI 上呈高信号，增强扫描同样显示"扩散性强化"特征。该病主要与神经鞘瘤鉴别，神经鞘瘤典型在 CT 上呈低密度且不均匀，增强后轻、中度快速强化，发生在眶尖时，还可经眶上裂形成眶颅沟通性肿瘤。MRI 检查有助于区别诊断。

2. 病变累及眼外肌、眼环及视神经周围,应考虑哪些疾病?举例并简述鉴别诊断。

答 病变累及眼外肌、眼环及视神经周围,应考虑炎性假瘤、淋巴瘤及颈动脉海绵窦瘘等。炎性假瘤一般累及眼外肌,还可引起眼睑、眼环增厚,泪腺扩大及视神经束膜炎;淋巴瘤也可引起上述结构改变,可在眼球周围及结膜下形成软组织肿块,有时需行活检鉴别。颈动脉海绵窦瘘一般有明确的外伤史,除上述结构改变外,眼上静脉扩张是其特征性改变,同时伴有海绵窦扩大。

3. 简述中耳乳突炎的 CT 表现。

答 CT 平扫典型表现为鼓室和乳突气房内无气,并可见软组织密度影填充,少数可见骨质破坏或增生硬化,若鼓室内软组织影合并钙化,提示鼓室硬化症,若增强后鼓室肿块强化提示胆固醇肉芽肿形成,无强化提示胆脂瘤形成。

4. 简述鼻咽癌的 CT 典型表现。

答 见下表。

鼻咽癌的 CT 典型表现

项目		CT 典型表现
平扫检查		病侧咽隐窝变浅、消失、隆起,咽顶壁、后壁、侧壁肿块突向鼻咽腔,同时常可见颈深部淋巴结肿大
增强检查		病变呈不均匀明显强化
周围侵犯	向前	突向后鼻孔,侵犯翼腭窝,破坏蝶骨翼板及上颌窦、筛窦后壁入眶
	向后	侵犯头长肌、枕骨斜坡、寰椎前弓侧块,破坏舌下神经管
	向外	侵犯咽鼓管圆枕、腭帆张肌、腭帆提肌、翼内肌、翼外肌、累及颞下窝、颈动脉鞘、茎突
	向上	破坏颅底并经卵圆孔、破裂孔入颅累及海绵窦,向下侵犯口咽、喉
	向下	侵犯口咽、喉

5. 简述中耳乳突炎的分类及其影像学表现。

答 (1)中耳乳突炎的基本病理分型:单纯型、肉芽肿型、胆脂瘤型。

(2)中耳乳突炎的 CT 表现见下表。

中耳乳突炎的 CT 表现

项目	CT 表现	
典型表现	鼓室和乳突气房内无气,软组织密度影填充	
少数表现	骨质破坏或增生硬化	
周围侵犯	鼓室内软组织影合并钙化	鼓室硬化症
	鼓室内软组织影,伴周围骨质侵蚀及听小骨破坏	有强化——示胆固醇肉芽肿;无强化——示胆脂瘤形成

6. 简述鼻咽癌的 MRI 信号特征及强化方式。

答 不同病理类型的鼻咽癌在 MRI 上信号相似,在 T_1WI 上多呈等信号,少数为略低信号,T_2WI 信号增高,介于脂肪和肌肉信号间,信号较均匀。增强后,肿瘤组织呈轻度或中度强化,强化常不均匀,有利于与周围结构区分。

7. 如何选择中耳的影像学检查方法?

答 中耳结构细小复杂、重叠多,且大部分为骨气混合结构。临床表现为耳痛、听力下降、发热、耳流脓时,应考虑中耳乳突炎可能。目前乳突平片已逐步淘汰,影像检查首选颞骨薄层高分辨 CT,MPR 重组。必须多平面(横断面、冠状面、斜矢状面)观察,能精确显示病变范围、骨质破坏程度、与邻近结构关系。颞骨外伤后出血及怀疑骨折患者也应首选颞骨高分辨 CT,多平面观察,至少应包括 2 个位置,必要时可行三维重建。CT 如怀疑占位,需显示非骨质改变,应进一步结合 MRI。对复杂炎症、肿瘤患者应同时进行 HRCT 和 MRI 检查,HRCT 对岩锥乳突骨质破坏显示较好,MRI 对于显示中耳病变合并颅内、外并发症优于 CT。

8. 简述颈动脉体瘤的 CT、MRI 表现。

答 CT 平扫颈动脉分叉处边界清楚的圆形软组织密度肿块;增强检查,肿块明显强化;CTA 上颈动、静脉受压移位,颈内、外动脉分叉角度增大。MRI T_1WI 上呈等或略低信号,T_2WI 为高信号,肿瘤较大时信号不均,其内可见多发流空信号影,称为"椒盐征";增强 T_1WI,肿瘤强化明显。MRA 检查可见颈动脉分叉开大,颈内、外动脉分离,可见"高脚杯"样表现。

9. 简述喉癌的 CT 表现。

答 CT 平扫病变呈软组织密度,突向喉腔内,压迫梨状窝使其变小消失,肿块可向前通过前联合侵犯对侧声带,向外侵犯喉旁间隙、甲状软骨板及喉外肌群;颈部间隙淋巴结肿大;增强明显强化。

(张艳辉)

第4章 呼吸系统

【学/习/要/点】

一、掌握

1. 呼吸系统的正常、异常影像学表现。
2. 常见呼吸系统炎症的影像学特征。
3. 呼吸系统结核的影像学特征。
4. 呼吸系统肿瘤的影像学特征。
5. 纵隔原发肿瘤的影像学特征。

二、熟悉

1. 肺泡蛋白沉积症的影像诊断。
2. 特发性肺间质纤维化等较少见病的影像诊断。
3. 呼吸系统常用影像学检查方法,各种影像检查方法的优势和劣势。

【应/试/考/题】

一、选择题

【A型题】

1. X线胸片中的中肺野指的是　　（　）
   A. 第2、4肋骨最低点之间的区域
   B. 第2、4肋骨前端下缘之间的区域
   C. 第2、4肋骨前端上缘之间的区域
   D. 第2肋骨前端上缘、第4肋骨前端下缘之间的区域
   E. 第2肋骨前端上缘、第4肋骨前端上缘之间的区域

2. 右肺门角是指　　　　　　　　（　）
   A. 右中叶静脉和右下肺动脉的夹角
   B. 右下肺动脉干和右主支气管的夹角
   C. 右上叶下后静脉干和气管的夹角
   D. 右上叶下后静脉和右主支气管的夹角
   E. 右上叶下后静脉干和右下肺动脉的夹角

3. 下列关于肺解剖知识的描述,错误的是　　　　　　　　　　　　（　）
   A. 右肺分三叶,左肺分两叶
   B. 背段属肺上叶
   C. 右中叶分内、外侧两段

D. 右下叶分五段

E. 左下叶分四段

4. 下列描述,错误的是 （ ）

　A. 肺野是含有空气的肺在胸片上所显示的透明区域

　B. 正常的肺门阴影主要由肺动脉及其分支、伴行支气管以及与肺动脉重叠的肺静脉阴影构成

　C. 在胸部正位片上,一般右肺门比左肺门高1~2cm

　D. 肺纹理为自肺门向肺野呈放射状分布的树枝状影

　E. 由于重力作用,下野肺纹理较上野粗

5. 下列关于肺的描述,错误的是 （ ）

　A. 肺组织由肺实质与肺间质组成

　B. 肺实质具有气体交换功能

　C. 肺间质是肺的支架组织

　D. 肺间质分布于支气管、血管周围、肺泡间隔及脏层胸膜下

　E. 正常胸片可显示肺实质与肺间质

6. 在纵隔六分区法中,作为中后纵隔分界的是 （ ）

　A. 气管后壁

　B. 心后壁至第4胸椎体下缘连线

　C. 食管前壁

　D. 食管后壁

　E. 降主动脉前壁

7. 下列关于膈的描述,错误的是 （ ）

　A. 膈是分隔胸、腹腔的一块扁肌,右膈顶较左侧高1~2cm

　B. 膈的局部发育较薄,向上呈局限性隆起称局限性膈膨升,多发生于左侧

　C. 膈神经麻痹时,膈也升高

　D. 胸腔及腹腔压力的改变可影响膈的位置

　E. 膈角前方是胸腔,后方是腹腔

8. 下列关于肺过度充气和肺气肿的描述,错误的是 （ ）

　A. 局限性阻塞性肺过度充气的病因可能是支气管内异物或肿瘤

　B. 代偿性肺过度充气的病因可能是对侧肺叶切除或肺不张

　C. 弥漫性阻塞性肺气肿伴有肺泡壁破坏

　D. 弥漫性阻塞性肺气肿X线表现为双肺野透明度增加

　E. 弥漫性阻塞性肺气肿X线表现为双肺门及外围肺血管纹理增粗

9. 右上肺不张X线表现不包括 （ ）

　A. 右上叶呈密度增加的大片阴影

　B. 叶间裂向上移位

　C. 气管可向右侧移位

　D. 右中下叶呈代偿性肺气肿

　E. 右肺门阴影向下移位

10. 下列关于肺内恶性肿瘤的描述,错误的是 （ ）

　A. 肿瘤多无包膜,呈浸润性生长

　B. 肿瘤呈分叶,有短毛刺

　C. 肿瘤易发生坏死而形成厚壁空洞

　D. 肿瘤内常见钙化且有卫星灶

　E. 肿瘤靠近胸膜时可形成胸膜凹陷

11. 厚壁空洞的壁厚应不小于 （ ）

　A. 2mm　　　　B. 2.5mm

　C. 3mm　　　　D. 3.5mm

　E. 4mm

12. 肺内空腔相对应的疾病有 （ ）

　A. 肺大疱

　B. 肺气肿

　C. 囊状支气管扩张

　D. 寄生虫囊腔

　E. 以上都是

13. 引起肺间质性病变的原因可能是 （ ）

　A. 特发性肺纤维化

　B. 老年慢性支气管炎

　C. 结节病

　D. 结缔组织病

　E. 以上都是

14. 肺内出现钙化阴影可见于 （ ）

　A. 错构瘤　　　B. 畸胎瘤

　C. 寄生虫病　　D. 转移性骨肉瘤

　E. 以上都是

15. 胸片见外侧肋膈角变钝,说明液体量 （ ）

　A. >100ml　　　B. >250ml

C. >300ml D. >400ml
E. >500ml
16. 不会出现胸膜钙化的疾病是 ( )
 A. 结核性胸膜炎 B. 脓胸纤维化
 C. 血肿机化 D. 石棉肺
 E. 反复气胸
17. 胸膜肥厚、粘连的 X 线表现不包括
 ( )
 A. 肋膈角变浅、变平
 B. 呼吸时膈运动受限
 C. 膈上缘的幕状突起
 D. 肋间隙增宽
 E. 纵隔向患侧移位
18. 肺内恶性肿块的特点不包括 ( )
 A. 肿块边缘多数有分叶或切迹
 B. 肿块周围有可放射状短毛刺
 C. 肿块内可有爆米花样钙化
 D. 肿块近胸膜处可见脏层胸膜向肿块凹陷
 E. 肿块内可见偏心空洞
19. 肺间质性病变的 CT 表现是 ( )
 A. 界面征或胸膜下线
 B. 小叶间隔及小叶中心结构增厚
 C. 长斑痕线或磨玻璃样改变
 D. 蜂窝样改变或结节影
 E. 以上都是
20. 发现肺内小病灶最好的检查方法是
 ( )
 A. USG B. MRI
 C. CT D. X 线正、侧位片
 E. X 线体层片
21. 肺部急性炎症反应的主要病理改变是
 ( )
 A. 钙化 B. 渗出
 C. 增殖 D. 纤维化
 E. 空洞
22. 支气管阻塞征象中,最早的改变是( )
 A. 阻塞性炎症
 B. 局限性阻塞性肺气肿
 C. 支气管扩张
 D. 肺脓肿形成
 E. 阻塞性肺气肿

23. 下列关于支气管扩张的描述,错误的是 ( )
 A. 多发于老年人
 B. 继发于支气管炎
 C. 继发于肺的化脓性炎症
 D. 继发于肺不张及肺纤维化
 E. 少数患者有先天性支气管内径异常扩张
24. 支气管扩张的 CT 表现不包括 ( )
 A. 肺纹理聚拢或稀少
 B. 支气管呈棒状或结节状高密度影
 C. 支气管走行表现为双轨征
 D. 支气管断面呈印戒征
 E. 支气管远端呈葡萄串样阴影
25. 大叶性肺炎典型影像表现见于病变的
 ( )
 A. 充血期
 B. 实变期
 C. 实变期与消散期之间
 D. 消散期
 E. 病变全程
26. 大叶性肺炎早期影像不包括 ( )
 A. 局限性肺纹理稍多
 B. 空气支气管征
 C. 患肺透亮度略减低
 D. 发生于下叶者,邻近膈肌活动度减低
 E. 大叶性肺炎早期,影像表现缺乏特征性
27. 慢性肺脓肿空洞的 X 线影像特征不包括 ( )
 A. 空洞大小、形态不一
 B. 呈不规则形
 C. 常有液平面
 D. 边缘较清楚
 E. 空洞周围模糊
28. 急性粟粒型肺结核的表现不包括
 ( )
 A. 大量结核菌一次或短时间内数次侵入血循环,到达肺部所引起
 B. 两肺从肺尖到肺底均匀分布,小点状阴影,约 2mm 大小

C. 病灶大小，密度基本相同，短期病灶可融合
D. 病灶边缘较清楚，如有渗出性反应则较模糊
E. 1周内即可出现典型的结节影

29. 肺结核原发综合征的典型表现为 （　　）
A. 位于右上肺的片状阴影
B. 病变区伸向肺门的条索状影
C. 肺门气管支气管淋巴结肿大
D. 原发浸润灶、肺门淋巴结增大及核性淋巴管炎组成"哑铃"状影
E. 两肺散在斑点密度增高影

30. 结核球的影像学表现为 （　　）
A. 肺内孤立结节，无分叶，边缘有毛刺
B. 肺内孤立结节，内有爆米花样钙化
C. 右上叶后段孤立结节，边缘光整，周围有卫星灶，增强扫描结节无强化
D. 肺内孤立结节，有分叶和毛刺，远端有胸膜凹陷征
E. 左下叶后基底段肿块，CT增强扫描显示胸主动脉分支进入瘤体

31. 下列关于肺结核分型的描述，错误的是 （　　）
A. Ⅰ型肺结核（原发型肺结核）
B. Ⅱ型肺结核（血行播散型肺结核）
C. Ⅲ型肺结核（继发型肺结核）
D. Ⅳ型肺结核（结核球）
E. Ⅴ型肺结核（其他肺外结核）

32. 下列关于特发性肺间质纤维化的描述，错误的是 （　　）
A. 呼吸困难和干咳是临床主要症状
B. 胸膜下弧线状影
C. 线状影
D. "蜂窝"状影表明肺病变进入活跃期
E. 磨玻璃影

33. 肺癌的X线表现不包括 （　　）
A. 空洞形成
B. 肺门淋巴结钙化
C. 阻塞性肺炎
D. 阻塞性肺气肿
E. 支气管闭塞

34. 对周围型肺癌诊断价值最大的征象是 （　　）
A. 分叶和毛刺
B. 空洞
C. 钙化
D. 肺门和纵隔淋巴结增大
E. 无卫星病灶

35. 可提示良性胸膜间皮瘤的CT表现是 （　　）
A. 胸膜局限性肥厚伴结节
B. 胸膜局限性肿块影伴胸腔积液
C. 胸膜肿块影与胸壁相交成钝角
D. 胸膜类圆形肿块影带蒂者
E. 结节或花边样弥漫性胸膜增厚

36. 周围型肺癌影像特点不包括 （　　）
A. 反"S"征
B. 病变早期与炎症有时难以鉴别
C. 癌性空洞，少有液平面
D. 短小毛刺
E. 合并炎症时，其外缘模糊、内缘清楚

37. 下列关于肺转移瘤的描述，错误的是 （　　）
A. 胃癌是最常见的原发肿瘤
B. 血行转移是最常见的转移途径
C. 对肺内小灶显示，MRI不及CT
D. CT检出率高于胸片
E. 肺尖、胸膜下、肋膈角等处病变，胸片易漏诊

38. 好发于前中纵隔的肿瘤或肿瘤样变不包括 （　　）
A. 胸内甲状腺肿
B. 胸腺瘤
C. 畸胎瘤
D. 神经鞘瘤
E. 支气管囊肿

39. 胸腺瘤的特征为 （　　）
A. 常见于儿童及20岁以下者
B. 肿瘤内部有钙化，则提示良性
C. 无论良恶性，胸腺瘤均有完整的包膜

D. 直径 >10cm 者,恶变可能性明显增加
E. 恶性者易发生血行转移,但很少发生胸膜转移

40. 纵隔内最常见的肿瘤是 (   )
   A. 神经源性肿瘤   B. 畸胎瘤
   C. 胸腺瘤   D. 淋巴瘤
   E. 脂肪瘤

【B型题】

(41~43题共用备选答案)
   A. 前纵隔   B. 中纵隔
   A. 后纵隔   B. 上纵隔
   E. 下纵隔

41. 心脏、升主动脉、主动脉弓部、气管、主支气管及其淋巴结、隆突下淋巴结、肺动脉、肺静脉、上下腔静脉、奇静脉近端、膈神经、迷走神经和胸导管上中段位于 (   )

42. 食管、降主动脉、胸导管中下段、奇静脉、半奇静脉、交感神经链和淋巴结位于 (   )

43. 胸腺组织和淋巴结位于 (   )

(44~45题共用备选答案)
   A. 肺气肿   B. 肺不张
   C. 叶间积液   D. 包裹性积液
   E. 中叶综合征

44. 肺容积缩小,密度增高,均匀一致,叶间裂呈向心性移位,纵隔向患侧移位,肋间隙变窄,膈肌上升。首先考虑诊断为 (   )

45. 肺容积增大,肺透亮度增加,呼吸气时肺野的透亮度改变不大,肺纹理稀疏,胸廓呈桶状,肋间隙增宽,膈肌位置低下。首先考虑诊断为 (   )

(46~49题共用备选答案)
   A. 结核球   B. 周围型肺癌
   C. 炎性假瘤   D. 肺囊肿
   E. 错构瘤

46. 肺上叶前段居多,病灶呈圆形、椭圆形或不整齐肿块影,密度均匀,边缘呈分叶状或有"脐样"切迹,边缘毛糙,并有短细毛刺阴影,可形成空洞。首先考虑诊断为 (   )

47. 肺内团块状阴影,轮廓清楚、光滑,密度均匀,常有钙化,呈少量至大量斑点状或爆米花状,无空洞形成。首先考虑诊断为 (   )

48. 常见于上叶尖后段或下叶背段,病灶呈团块状阴影,轮廓清楚,分叶较少见,常见钙化,呈环形、弧形、成层的环形钙化,广泛而密集的或少量的斑点状钙化,病灶周围常见卫星灶和引流支气管。首先考虑诊断为 (   )

49. 阴影呈圆形,轮廓清楚,密度稍低但均匀,无钙化,大小形态随深呼吸运动而改变,可伴有透光区,壁薄并有液平面,肺下叶多见。首先考虑诊断为 (   )

(50~53题共用备选答案)
   A. 纵隔畸胎瘤
   B. 纵隔皮样囊肿
   C. 纵隔恶性淋巴瘤
   D. 胸内甲状腺肿
   E. 支气管囊肿

50. 两上中纵隔增宽,边缘呈波浪状,有明显的分叶,侧位片上,增宽之阴影位于中纵隔,一般无钙化。首先考虑诊断为 (   )

51. 肿块影位于前上纵隔,常向一侧凸出,边缘光滑,密度均匀,可伴有钙化,肿块可随吞咽动作向上移位。首先考虑诊断为 (   )

52. 肿块影常位于气管旁或隆突下,多呈圆形,边缘清楚,无钙化,可随呼吸运动变形。首先考虑诊断为 (   )

53. 肿块影位于前纵隔,常向一侧凸出,其内可显示牙齿或骨骼阴影。首先考虑诊断为 (   )

【X 型题】

54. 肺结核基本病变的 CT 表现包括
 ( )
 A. 渗出　　　　B. 增殖
 C. 干酪样病变　D. 空洞
 E. 纤维化和钙化

55. 好发于前纵隔的疾病包括 ( )
 A. 胸膜心包囊肿　B. 纵隔畸胎瘤
 C. 胸腺瘤　　　　D. 神经源性肿瘤
 E. 淋巴瘤

56. 侵袭性胸腺瘤的特点包括 ( )
 A. 包膜不完整
 B. 可引起胸腔积液
 C. 可引起心包积液
 D. 可囊变
 E. 含有大量脂肪成分

57. 支气管扩张症的 CT 表现包括 ( )
 A. 多发囊状阴影伴气 - 液平面
 B. 蜂窝肺
 C. 支气管管壁增厚
 D. 空气潴留
 E. 印戒征

58. 下列关于特发性肺间质纤维化的描述，正确的包括 ( )
 A. 为感染性炎性病变
 B. 多数起病隐匿
 C. 肺功能检查为限制性通气障碍
 D. CT 扫描可见胸膜下弧线影
 E. CT 扫描可见小叶中心性肺气肿

59. 下列关于 MRI 对于胸腔积液显示的描述，错误的是 ( )
 A. 对于少量的胸腔积液较敏感
 B. 胸腔积液性质的判断主要依据 T_2WI 信号
 C. 可以判断胸腔积液的量
 D. 有利于对叶间积液的显示
 E. 难以区分胸腔积液与腹腔积液

60. 肺癌常见的阻塞改变包括 ( )
 A. 阻塞性肺气肿
 B. 间质性肺气肿
 C. 阻塞性肺炎
 D. 阻塞性肺不张
 E. 阻塞性支气管扩张

二、名词解释

1. 空洞
2. 空气支气管征
3. 结核球
4. 原发综合征
5. 印戒征
6. 毛刺征
7. 反"S"征
8. 胸膜凹陷征

三、填空题

1. 构成肺门的主要结构是_____和_____。
2. 肺结核的基本病理变化为_____、_____、_____。
3. 原发性肺结核典型的三个征象是_____、_____、_____、_____。
4. 慢性纤维空洞型肺结核的主要 X 线征象是_____。
5. 肺纹理是由_____和_____构成的复合影像。
6. 大多数的纵隔肿瘤都有一定的好发部位，前纵隔肿瘤常见为_____和_____；中纵隔肿瘤常见为_____；后纵隔肿瘤常见为_____。
7. 肺转移瘤的转移途径是_____、_____和_____。
8. 肺脓肿按感染途径分为_____、_____和_____。

四、简答题

1. 简述大叶性肺炎的病理分期及 X 线表现。
2. 简述浸润型肺结核的 X 线特征。
3. 简述 CT 对于特发性肺间质纤维化的诊断价值。
4. 简述肺不张的 X 线表现。

5. 简述肺良性肿瘤与恶性肿瘤的影像学鉴别要点。
6. 简述胸膜间皮瘤的影像学表现。
7. 简述支气管扩张的高分辨力CT表现。

五、论述题

1. 试述肺部基本X线病变及其病理基础和X线表现。
2. 试述前纵隔常见肿瘤及其影像学特征。
3. 试述中央型肺癌的影像学特征。

【参/考/答/案】

一、选择题

【A型题】

1. B	2. E	3. B	4. C	5. E
6. C	7. E	8. E	9. E	10. D
11. C	12. E	13. E	14. E	15. B
16. E	17. D	18. C	19. E	20. C
21. B	22. B	23. A	24. A	25. B
26. B	27. E	28. E	29. D	30. C
31. D	32. D	33. B	34. A	35. D
36. A	37. A	38. D	39. D	40. A

【B型题】

41. B	42. C	43. A	44. B	45. A
46. B	47. E	48. E	49. D	50. C
51. D	52. E	53. A		

【X型题】

54. ABCDE	55. ABC	56. ABC
57. ABCE	58. BCDE	59. BE
60. ACDE		

6. C【解析】纵隔的分区方法有多种，较简单而常用的是六分区法：即在侧位胸片上，从胸骨柄体交界处至第4胸椎下缘画一水平线，其上为上纵隔，下为下纵隔；以气管、升主动脉及心脏前缘的连线作为前、中纵隔的分界，再以食管前壁及心脏后缘连线作为中、后纵隔的分界，从而将上、下纵隔各分为前、中、后三区，共6区。

9. E【解析】肺叶不张，纵隔及肺门可不同程度向患部移位。右上肺不张，右肺门阴影应向上移位。

10. D【解析】内部有环状或斑片状钙化,周围常伴"卫星灶"，为结核球的表现。

11. C【解析】厚壁空洞洞壁厚度≥3mm,薄壁空洞洞壁厚度<3mm。

18. C【解析】爆米花样钙化是肺错构瘤的特征性表现。

22. B【解析】阻塞性肺气肿为支气管尚未完全闭塞，活瓣性阻塞的结果，一般发生时间较早。

26. B【解析】空气支气管征是发生在实变期的X线征象。

27. E【解析】当急性脓肿向慢性过渡时，空洞外围的急性炎症被吸收，纤维组织增生，所以界限更清楚，空洞呈圆形、椭圆形或不规则形,其内常有液平,少数可没有液平。

28. E【解析】急性粟粒型肺结核是大量结核菌一次或短时间内数次侵入血循环所致，其特点是"三均匀"，即分布均匀、密度均匀、大小均匀。直径为1~3mm，境界较为清楚,若为渗出性病灶,则周围较为模糊。本病发病初期,X线仅见肺纹理增粗,在2周左右才出现典型的粟粒样结节。

31. D【解析】Ⅳ型肺结核为结核性胸膜炎。

32. D【解析】"蜂窝"状影表明肺病变进入晚期。

33. B【解析】肺门淋巴结钙化一般为良性病变的X线表现，如肺结核等。

36. A【解析】反"S"征为中央型肺癌的特点。

37. A【解析】肺转移瘤是身体其他部位的恶性肿瘤转移而来，其途径可以是血行播散、淋巴道转移或邻近器官直接侵犯。以绒毛膜癌、乳腺癌多见,恶性软组织肿瘤、肝癌、骨肉瘤和胰腺癌次之,还有甲状腺癌、肾癌、前列腺癌和肾胚胎癌等。

39. D【解析】胸腺瘤以中年人发病率最高,良性胸腺瘤有完整的包膜,胸腺癌包膜不完整;肿瘤内部常有钙化,但不提示良恶性。直径>10cm者,恶变可能性明显增加。

40. A【解析】神经源性肿瘤是纵隔最常见的肿瘤,胸腺瘤为前纵隔最常见的肿瘤。

54. ABCDE【解析】肺结核的基本病理变化是渗出、增殖和变质。若结核菌可逐渐被控制、消灭,病变可吸收、纤维化或钙化;若结核菌增殖,病灶可扩大、溶解、液化和空洞形成。

55. ABC【解析】纵隔畸胎瘤、胸腺瘤、胸膜心包囊肿(多发于右心膈角,与心包关系密切)好发于前纵隔,淋巴瘤好发于中纵隔,神经源性肿瘤好发于后纵隔。

56. ABC【解析】侵袭性胸腺瘤侵及胸膜或心包可引起胸腔积液、心包积液;胸腺瘤可发生囊变,也可包含大量脂肪组织,但并非是侵袭性胸腺瘤的特点。

57. ABCE【解析】空气潴留是肺小气道阻塞的表现之一。

58. BCDE【解析】特发性肺间质纤维化是一种原因不明的弥漫性纤维性肺泡炎,为肺泡壁受损伤所致的非感染性炎性反应,目前认为是一种免疫性疾病。

59. BE【解析】胸腔积液性质的判断主要依据T_1WI,因为T_2WI积液均为高信号,MRI的优势之一在于多轴位显示,不但有利于包裹性积液及叶间积液的观察,也有利于区分胸腔积液与腹腔积液。

二、名词解释
1. 空洞:肺内病变组织坏死、液化,经支气管排出后留下的空腔,胸片上表现为大小不等、边界清楚的密度减低区。
2. 空气支气管征:肺实变时,实变影中可见透亮的支气管影为"空气支气管征",多见于炎性病变。
3. 结核球:肺内干酪样结核病灶被纤维组织包裹而成,胸片上表现为圆形或椭圆形的病变,多在肺的上野,边界清楚、密度较高的致密影,其内可有钙化。
4. 原发综合征:原发性肺结核时,肺部原发病灶、淋巴管炎和肺门淋巴结结核称为原发综合征,X线呈"哑铃"状阴影。
5. 印戒征:当发生柱状支气管扩张时,并且与CT扫描层面垂直时,扩大的、壁增厚的支气管与伴行的正常的肺动脉断面之间形成类似"印戒"样的征象,称之为"印戒征"。
6. 毛刺征:周围性肺癌的征象,其病理基础是癌瘤浸润性生长及渗出或增殖性间质反应。在胸片上表现为肿块边缘呈长短不一致的细毛刺结构。
7. 反"S"征:在胸部正位片上,右上叶肺不张时,由于不张肺叶体积缩小,上叶向上移位,不张上叶的下缘与肺门肿块下缘的连线呈横置的"S"状,称横"S"征,即反"S"征。
8. 胸膜凹陷征:肺内病灶邻近脏层胸膜"脐"样或"喇叭"样,横断面常呈三角形凹陷,尖端指向病变,与病变间借索条影相连的现象。多见于恶性肿瘤,偶见于良性肿瘤、慢性炎症。

三、填空题
1. 肺动脉　肺静脉
2. 渗出　增殖　变质
3. 原发浸润灶　肺门、纵隔淋巴结增大　淋巴管炎
4. 纤维厚壁空洞
5. 肺动脉　肺静脉
6. 畸胎瘤　胸腺瘤　淋巴瘤　神经源性肿瘤
7. 血行播散　淋巴道转移　直接蔓延
8. 血源性　吸入性　邻近器官直接蔓延

四、简答题

1. 简述大叶性肺炎的病理分期及X线表现。

答 (1)充血期:可无明显阳性发现或仅表现为病变区肺纹理增多,紊乱或密度稍增高的模糊影。

(2)实变期(红色肝样变期及灰色肝样变期):大叶实变,密度均匀的致密影,范围和肺叶轮廓相同,可有"空气支气管征"。

(3)消散期:实变区的密度逐渐减低,显示不均匀,可呈条索状、斑片状,最后可完全吸收。

2. 简述浸润型肺结核的X线特征。

答 浸润型肺结核为继发性结核感染。X线表现为锁骨下浸润、结核性肺炎、空洞性结核和结核瘤。浸润型肺结核的三个显著特征是:①两上肺发病。②多形性病变。③慢性病程经过。

3. 简述CT对于特发性肺间质纤维化的诊断价值。

答 CT对于特发性肺间质纤维化能更早、更准确地发现和显示病变。①磨玻璃样影及实变影,以两下肺后外基底段部位出现早和多见。②线状影,与胸膜面垂直的细线影,长1~2cm,宽约1mm,多见于两下肺。③胸膜下弧线状影,为胸膜下0.5cm以内的与胸壁内面弧度一致的弧线影,长5~10cm。④蜂窝状影,大小为数毫米至2cm不等,主要分布在两肺基底部胸膜下。⑤小结节影。⑥肺气肿,为小叶中心性肺气肿,表现为散在的圆形低密度区,多在肺外围区。⑦支气管扩张,主要为中小支气管扩张,多为柱状扩张。

4. 简述肺不张的X线表现。

答 (1)一侧性肺不张的X线胸片表现为:①患侧肺野呈均匀一致性密度增高影。②患侧胸廓塌陷,肋间隙变窄。③纵隔向患侧移位。④患侧膈肌升高。⑤健侧肺出现代偿性肺气肿。

(2)肺叶不张:不同肺叶不张可有不同的X线表现。共同的X线表现为:①不张的肺叶体积缩小,密度增高。②叶间裂向患处移位。③肺门及纵隔可不同程度向患部移位。④邻近肺叶可出现代偿性肺气肿。

5. 简述肺良性肿瘤与恶性肿瘤的影像学鉴别要点。

答 见下表:

肺良、恶性肿瘤的影像学鉴别要点

项目	良性肿瘤	恶性肿瘤
形状	多为球形	不规则
包膜	有包膜	无包膜
边缘	锐利、光滑	不锐利,有短细毛刺、分叶或脐样切迹
肿瘤坏死	无	有,部分可形成空洞
生长及浸润情况	慢,无周围浸润	快,呈浸润性生长

6. 简述胸膜间皮瘤的影像学表现。

答 胸膜间皮瘤是起源于胸膜的间皮细胞与纤维细胞的肿瘤。临床上分为局限型与弥漫型两种类型,局限型胸膜间皮瘤多为良性(恶性占14%~30%),弥漫型者均为恶性。约半数病例有石棉接触史。①X线:可见起于胸膜的突入肺野的结节或肿块影,呼吸时随肋骨运动。②CT:局限型胸膜间皮瘤多发生在肋胸膜,呈类圆形或分叶状的肿块,边缘光滑锐利,可带蒂(均为良性),增强扫描呈均匀一致的强化;弥漫型者表现为胸膜广泛的结节状或不规则状增厚,伴胸腔积液,可累及纵隔侧胸膜,可见淋巴结肿大。③MRI:弥漫性胸膜间皮瘤T_1WI上呈不规则大片状、略高信号,T_2WI上呈高信号影。

7. 简述支气管扩张的高分辨力CT表现。

答 (1)柱状支气管扩张。"轨道征":

当支气管水平走行而与CT层面平行时,扩张增厚的支气管壁呈平行排列的轨道状称为"轨道征"。"印戒征":当支气管和CT层面呈垂直走行时可表现为管壁圆形透亮影。

(2)囊状支气管扩张。支气管远端呈囊状膨大,成簇的囊状扩张可形成葡萄串状阴影,合并感染时囊内出现液平及囊壁增厚。

(3)曲张型支气管扩张:支气管管径呈粗细不均的囊柱状改变,壁不规则,呈念珠状。扩张的支气管腔内充满黏液栓时,表现为棒状或结节状高密度阴影,呈"指状征"改变。

五、论述题

1. 试述肺部基本X线病变及其病理基础和X线表现。

答 (1)渗出病变:为急性炎症反应,肺泡内液体渗出所致肺实变。X线表现为大小、数目不一的斑片状模糊影,可融合发展成大叶实变,并见空气支气管征。病变消散吸收快且完全。

(2)增殖病变:为慢性肉芽肿性炎症。X线上呈密度增高的斑点状阴影,排列为腺泡或梅花瓣状,边界清楚,无融合趋势。

(3)纤维病变:为炎症修复期表现。X线上呈索条状影,排列不规则;广泛肺纤维化呈大片不均匀高密度影;弥漫间质性肺纤维化,两肺广泛分布纤维索条、网织状或蜂窝状阴影。

(4)钙化病变:在组织坏死变性的基础上有钙盐沉积。X线上呈边缘锐利的致密影,大小形状不一,呈斑点、片状、结节、大块或弧形影。

(5)肿块病变:由肿瘤增殖或炎性肉芽肿所致。X线上良性肿块的边缘光滑,生长缓慢;恶性肿瘤边缘不规则,有分叶、毛刺征,生长快;转移瘤多发大小不一的结节影。

(6)空洞与空腔:肺部病变坏死液化后,经支气管引流排出,便形成空洞;肺内腔隙病理性扩张,称为空腔。空洞和空腔X线上均表现为大小和形状不一的透亮区,可分为无壁、薄壁和厚壁空洞,后者壁厚3mm以上;空腔壁菲薄。空洞或空腔内如有液体滞留,可见液平面。

2. 试述前纵隔常见肿瘤及其影像学特征。

答 (1)胸内甲状腺肿。

X线:单侧或双侧上纵隔影增宽,且与颈部相连,并可随吞咽而上下移动;气管可受压、移位等。

CT:①位置与毗邻——多在气管前方和侧方,邻近结构受压。②与颈部甲状腺关系——直接或间接相连。③病变的密度——多呈较高密度,可囊变、钙化等。④强化特点——多呈明显强化,且持续时间较长。MRI上肿块呈长T_1、长T_2信号。

(2)胸腺瘤。起源于未退化的胸腺组织,是前纵隔最常见的肿瘤,多为成人。

X线:表现为上纵隔阴影增宽,多突向一侧;侧位可见前上纵隔内椭圆形肿块影。

CT与MRI:肿瘤呈类圆形,可略有分叶,位于前纵隔中上部;较大者多向一侧或两侧突出;部分胸腺瘤可有囊变;增强时多均匀强化。恶性者呈浸润生长,边缘不规则,可出现胸膜改变等。MRI一般T_1WI呈低信号,T_2WI呈高信号;增强后呈较明显强化。

(3)畸胎类肿瘤。

X线:位于前纵隔的中部偏下,多在心脏与大血管交界处,左侧多于右侧;呈类圆形,大小不等;如继发感染周围粘连则呈锯齿状,边缘毛糙;如其中显示牙齿或骨骼易于诊断。

CT:①囊性畸胎瘤多为厚壁的囊肿,内呈液性。②含有脂肪成分者CT上显示为很低密度影。③有时可显示钙化或骨骼成分。④有的呈囊实混合成分,如侵犯周围结构则提示恶性。⑤增强扫描呈不均匀强化。

MRI:肿块成分复杂,MRI 上常为混杂信号。

3. 试述中央型肺癌的影像学特征。

答 (1) X 线。早期可以无任何异常表现。进展期肺癌表现为:①肿瘤瘤体征象。②支气管阻塞征象。③转移表现。
(2) CT。CT 显示支气管阻塞性的表现:①阻塞性肺炎。表现为范围和大小不等的斑片或大片状模糊影,往往肺门区伴有高密度肿块影。②阻塞性肺不张。不张的肺叶体积缩小,密度增高,CT 增强扫描有助于显示部分肿块影与肺不张影,肿块密度较肺不张密度为低;增强还可显示其中的"黏液支气管征"。③阻塞性肺气肿。为早期征象,为肺叶或段区域的密度减低区。④阻塞性支气管扩张。可出现"手套征",表现为柱状或带状的高密度影(扩张支气管黏膜分泌的黏液无法排出,聚集腔内形成),从肺门向肺野方向分布,近端相互靠近,形似手套。CT 显示中心型肺癌转移的表现:纵隔及肺门淋巴结肿大,不同程度的胸腔积液等。
(3) MRI。可确定肺门部肿块与支气管的关系以及纵隔血管受累等情况;肺癌肿块在 T_1WI 上呈中等均匀信号,在 T_2WI 上为高信号。DWI 上肿块的信号较高,而 ADC 值较低。

(程　敏)

第5章 循环系统

【学习要点】

一、掌握

1. 循环系统的影像学检查方法选择与正常影像学表现。
2. 房间隔缺损、法洛四联症的影像学诊断。
3. 冠状动脉粥样硬化性心脏病的临床表现、血流动力学改变，以及X线、CT表现与诊断。
4. 肺动脉栓塞的临床表现、血流动力学改变，以及X线、CT表现与诊断。
5. 主动脉夹层的临床表现、血流动力学改变，以及X线、CT表现与诊断。

二、熟悉

1. 风湿性心脏病的影像学表现。
2. 原发性心肌病的影像学表现。
3. 心包积液的影像学表现。
4. 冠状动脉粥样硬化性心脏病的超声及MRI表现。
5. 肺动脉栓塞的超声及MRI表现。
6. 主动脉夹层的超声及MRI表现。

【应试考题】

一、选择题

【A型题】

1. 下列关于循环系统影像检查的描述，错误的是 （　　）
   A. 仅凭影像学表现能做出正确的诊断
   B. X线平片能看到全心的情况及各房、室的外形
   C. 超声与超高速CT、多层螺旋CT及MRI都有助于观察心内疾病的状态
   D. DSA可直接显示血管的情况
   E. 综合掌握各种检查手段有助于互相补充与相互校正诊断

2. 在心脏MRI扫描中，显示室间隔厚度的最佳切面是 （　　）
   A. 人体横断面
   B. 人体冠状位

C. 人体矢状位
D. 垂直于室间隔的心脏长轴位
E. 平行于室间隔的心脏长轴位

3. 下列有关心脏 MRI 信号的描述,错误的是 （　　）
   A. SE 序列上,血液由于流空效应呈黑色低信号
   B. SE 序列上,心肌壁呈灰色中等信号
   C. SE 序列上,心包为线状低信号
   D. GRE 序列上,流动的血液呈白色高信号
   E. GRE 序列上,心肌为白色高信号

4. X 线表现肺门增大模糊,肺纹理模糊,肋膈角区见 KerleyB 线,原因是 （　　）
   A. 肺动脉高压　　B. 肺静脉高压
   C. 肺动、静脉瘘　D. 肺动脉栓塞
   E. 肺动脉血流量减少

5. 下列疾病可引起蝶翼征的是 （　　）
   A. 房间隔缺损　　B. 动脉导管未闭
   C. 肺动脉瓣狭窄　D. 肺泡性肺水肿
   E. 肺动脉段凹陷

6. 在立位后前位 X 线摄片上,心脏左缘的结构自上而下的顺序为 （　　）
   A. 主动脉弓、肺动脉、右心室、左心室
   B. 肺动脉、主动脉弓、左心房耳、右心室
   C. 主动脉弓、肺动脉、左心房耳、左心室
   D. 主动脉弓、肺动脉、左心房耳、右心室
   E. 主动脉弓、肺动脉、右心房、左心室

7. 肺动脉主干在后前位 X 线片上位于 （　　）
   A. 右心缘下段　　B. 左心缘中段
   C. 右心缘上段　　D. 左心缘上段
   E. 左心缘下段

8. 升主动脉及上腔静脉在后前位胸片上位于 （　　）
   A. 右心缘下段　　B. 左心缘中段
   C. 右心缘上段　　D. 左心缘上段
   E. 左心缘下段

9. 当肺静脉压力 >25mmHg 时,不应出现的表现为 （　　）
   A. 肺纹理模糊和增粗
   B. 两肺门不对称,右肺门小于左肺门

C. 少量胸腔积液
D. KerleyB 线
E. KerleyA 线

10. 不引起肺门"舞蹈征"的疾病是（　　）
    A. 动脉导管未闭
    B. 甲状腺功能亢进症
    C. 心包积液
    D. 房间隔缺损
    E. 室间隔缺损

11. 下列关于 KerleyB 线的描述,错误的是 （　　）
    A. 多见于肋膈角区
    B. 网格状阴影
    C. 起自并垂直于胸膜面
    D. 长 2cm,宽 1~2mm
    E. 是由于小叶间隔水肿、肥厚所致

12. 下列有关冠状动脉 CT 检查的描述,错误的是 （　　）
    A. 冠状动脉 CTA 能良好地显示其内腔;测量其直径,显示粥样斑块
    B. CT 平扫通过对冠状动脉钙化的定量分析反映冠状动脉狭窄
    C. 冠状动脉钙化的定量积分是钙化面积(mm^2)乘以 CT 值系数
    D. 随着冠状动脉钙化的定量积分增高,冠心病的发病可能性随之增加
    E. 冠状动脉 CTA 检查是冠心病诊断的金标准

13. 下列关于冠状动脉粥样硬化性心脏病的描述,错误的是 （　　）
    A. 冠状动脉粥样硬化主要侵犯主干及大分支
    B. 病变主要发生在冠状动脉的内膜,导致冠状动脉狭窄
    C. 由于血流受阻,心肌出现缺血、梗死
    D. 冠心病不出现心室壁瘤
    E. 冠状动脉粥样硬化性心脏病(又称冠心病)或缺血性心脏病,是由冠状动脉狭窄与心肌缺血两部分组成

14. 下列关于冠状动脉狭窄影像学检查的描述,错误的是 （　　）

A. X线检查冠状动脉钙化表现为两条平行线状影,与血管外径一致,其切面呈小环状钙化影
B. 冠状动脉CTA无法显示冠状动脉内腔,无法测量冠状动脉的直径及显示粥样斑块
C. 冠状动脉造影可见病变段有狭窄或闭塞
D. CT主要是通过对冠状动脉钙化的定量分析来反映冠状动脉狭窄
E. 冠状动脉狭窄时MRA可表现为信号缺失区

15. 下列关于冠心病病理及临床表现的描述,错误的是 ( )
    A. 早期内膜下有脂质沉着,形成轻微突起的黄色斑,引起狭窄和阻塞
    B. 继而内膜结缔组织细胞增生、肿胀和纤维化,管壁增厚
    C. 有突向腔内的粥样斑块形成
    D. 内膜深层组织可因营养障碍而发生崩解,形成粥样瘤
    E. 临床上出现心绞痛、心律失常

16. 风湿性心脏病二尖瓣狭窄的X线表现不包括 ( )
    A. 右心缘有双心房阴影
    B. 肺淤血
    C. 左心缘出现第三弓
    D. 右前斜位心后上缘压迫充盈钡剂的食管
    E. 左前斜位心后缘下段向后下突出

17. 扩张型心肌病的主要X线表现为 ( )
    A. 左前斜位心前缘下段膨隆和延长
    B. 右前斜位心后缘上段推移和压迫食道
    C. 心脏呈二尖瓣型
    D. 左前斜位心脏前缘下段和心后缘下段分别向前及向后下膨隆
    E. 后前位左心缘有"第三弓"

18. 二尖瓣狭窄与二尖瓣关闭不全最大的区别是 ( )
    A. 左心房增大   B. 右心室增大
    C. 肺淤血   D. 肺水肿
    E. 心脏增大程度

19. 二尖瓣狭窄的心脏形态是 ( )
    A. 靴形   B. 梨形
    C. 怪异形   D. 球形
    E. 八字形

20. 二尖瓣关闭不全的X线表现为( )
    A. 肺动脉段膨隆、肺充血、左心室增大
    B. 肺动脉段凹陷、肺淤血、左心室增大
    C. 肺动脉段膨隆、肺淤血、左心室增大
    D. 肺动脉段膨隆、肺充血、右心室增大
    E. 肺动脉段凹陷、肺充血、右心室增大

21. 患者,女,48岁。劳累后心悸气短5年余。查体:心尖区有Ⅲ~Ⅳ级舒张期杂音。心脏正位片显示:肺动脉段膨隆,心尖部圆隆,主动脉无明显改变,肺纹理增多、增粗,边缘模糊,上腔静脉呈鹿角状。右前斜位吞钡食道受压后移,左前斜位心前间隙缩小,左主支气管抬高。首先考虑的诊断是( )
    A. 冠心病
    B. 二尖瓣关闭不全
    C. 主动脉瓣狭窄
    D. 二尖瓣狭窄
    E. 室间隔缺损

22. 风湿性心脏病二尖瓣关闭不全的主要X线征象为 ( )
    A. 肺充血、右心室增大
    B. 左心房及左心室增大
    C. 心脏呈梨形,肺动脉段凹陷
    D. 透视下见肺门动脉搏动增强
    E. 右心房、右心室增大

23. 风湿性心脏病瓣膜损害的频率,按从高向低的顺序排列为 ( )
    A. 三尖瓣、二尖瓣、主动脉瓣、肺动脉瓣
    B. 二尖瓣、主动脉瓣、三尖瓣、肺动脉瓣
    C. 主动脉瓣、肺动脉瓣、二尖瓣、三尖瓣
    D. 肺动脉瓣、主动脉瓣、二尖瓣、三尖瓣
    E. 肺动脉瓣、二尖瓣、三尖瓣、主动脉瓣

24. 扩张型心肌病的X线表现不包括 （   ）
   A. 多为普大型心脏
   B. 肺淤血，肺水肿
   C. 心脏的搏动减弱
   D. 左、右心室增大，左心室增大为主
   E. 肺动脉段凹陷，肺血少

25. 扩张型心肌病的CT及MRI表现不包括 （   ）
   A. 心室腔扩大为主，心室横径增大较长径明显
   B. 室间隔及心室游离壁增厚
   C. 心室壁的厚度及MR信号较正常无明显改变
   D. 可有二、三尖瓣关闭不全
   E. 心室壁运动普遍减弱

26. 下列关于房间隔缺损分型的描述，错误的是 （   ）
   A. 按缺损部位分为第一孔（原发孔）型、第二孔（继发孔）型及其他少见类型
   B. 原发孔型缺损位于房间隔下部，常合并心内膜垫缺损
   C. 继发孔型缺损位于卵圆窝区域
   D. 其他类型有上腔型、冠状窦型与下腔静脉型
   E. 缺损的数目通常是多个，偶尔可以是一个

27. 房间隔缺损最重要的X线表现为（   ）
   A. 右心室增大   B. 右心房增大
   C. 左心室增大   D. 左心房增大
   E. 主动脉结缩小

28. 房间隔缺损的X线表现不包括（   ）
   A. 右心房增大   B. 肺血增多
   C. 左心室增大   D. 主动脉结增大
   E. 右心室增大

29. 下列关于法洛四联症临床表现与病理特点的描述，错误的是 （   ）
   A. 法洛四联症中以室间隔缺损与主动脉骑跨为主
   B. 室间隔缺损多在膜部，一般较大，达10~25mm
   C. 肺动脉狭窄使右心室漏斗部肌肉肥厚呈管状或环状狭窄，主动脉向前、右方移位
   D. 主动脉管径增粗，为肺动脉的3~4倍
   E. 临床上有发绀，胸骨左缘可闻及收缩期杂音及震颤，肺动脉瓣第二心音减弱或消失

30. 下列关于法洛四联症X线表现的描述，错误的是 （   ）
   A. 右位主动脉弓，右上纵隔处有突出的主动脉结，左上纵隔无主动脉结
   B. 肺动脉段凹陷
   C. 心左下缘为向上翘起的心尖，左、右心房无明显改变
   D. 肺动脉狭窄和肺血少，重者可能见到侧支循环
   E. 左心室增大

31. 下列关于冠状动脉粥样硬化性心脏病的描述，错误的是 （   ）
   A. 冠状动脉钙化与冠状动脉狭窄、冠状动脉硬化斑块有正相关性
   B. 超高速CT能通过检测冠状动脉钙化来判断冠状动脉硬化斑块的情况
   C. 超高速CTA可以研究冠状动脉的解剖结构及测定心肌灌注情况
   D. 螺旋CTA不能研究冠状动脉的解剖结构及测定心肌灌注情况
   E. 冠状动脉钙化的定量积分由钙化面积（mm^2）乘以CT值的峰值系数来确定

32. 2-DE显示正常二尖瓣短轴切面，二尖瓣前后叶呈 （   ）
   A. 六边形曲线   B. 鱼口状
   C. 双线状   D. 双峰曲线
   E. 同向曲线

33. 诊断二尖瓣狭窄最有价值的检查方法是 （   ）
   A. 心脏三维片   B. 心电图

C. 心向量图　　D. 超声心动图
E. CT

34. 患者,男,19岁。乏力,心前区疼痛,有心包压塞症状。X线平片上诊断为心包积液。进行透视时正常搏动的部位是（　　）
　　A. 左心缘第1弓　B. 左心缘第2弓
　　C. 左心缘第3弓　D. 右心缘第2弓
　　E. 右心缘第1弓

35. X线显示心影明显向两侧增大,正常弧度消失,搏动几乎消失,主动脉短缩,上腔静脉增宽,肺野清晰。首先考虑的诊断是（　　）
　　A. 肥厚型心肌病
　　B. 心包积液
　　C. 室间隔缺损
　　D. 二尖瓣狭窄合并关闭不全
　　E. 高血压性心脏病

36. 缩窄性心包炎的特异性X线表现为（　　）
　　A. 心包蛋壳样钙化
　　B. 左心房增大
　　C. 肺淤血
　　D. 球形心
　　E. 上腔静脉扩张

37. 下列关于心包积液临床表现及病理特点的描述,错误的是（　　）
　　A. 心包积液的原因包括结核性、化脓性、病毒性、风湿性等
　　B. 心包积液的性质有血性、脓性、纤维蛋白性等
　　C. 心包积液先在后下陷窝(心包腔最低部位),然后向两侧及前后部聚积
　　D. 大量或急性积液时临床可无症状,少量或慢性者可压迫心脏出现压塞症状
　　E. 体征有心界扩大、搏动减弱、心音遥远、心包摩擦音、脉压低、肝大和腹腔积液等

38. 正常二尖瓣血流频谱的特点是（　　）
　　A. 窄带中空双峰频谱
　　B. 宽带中空双峰频谱
　　C. 窄带中空单峰频谱
　　D. 宽带中空单峰频谱
　　E. 宽带实填单峰频谱

39. 左室前壁心肌梗死的最佳观察切面为（　　）
　　A. 左室长轴切面图
　　B. 左室短轴切面图
　　C. 心尖四腔切面图
　　D. 心底短轴切面
　　E. 剑下四腔切面图

40. 二尖瓣狭窄的超声心动图特征不包括（　　）
　　A. 二尖瓣前叶M型曲线呈"城墙"样改变
　　B. 二尖瓣后叶呈同向运动
　　C. 左心房扩大
　　D. 肺动脉高压
　　E. 肺动脉瓣a波>4mm

41. 急性心肌梗死室壁运动可表现节段性室壁,运动情况不包括（　　）
　　A. 运动减弱　　B. 运动消失
　　C. 运动增强　　D. 矛盾运动
　　E. 正常运动

42. 主动脉夹层最重要的X线征象是（　　）
　　A. 主动脉增宽
　　B. 心脏阴影增大
　　C. 主动脉壁(内膜)钙化内移
　　D. 胸腔积液
　　E. 主动脉搏动减弱

43. 下列关于主动脉夹层临床表现及病理特点的描述,错误的是（　　）
　　A. 本病是主动脉壁内膜血肿或出血,最重要的因素为高血压
　　B. 主动脉腔内的高压血流灌入中膜形成血肿,并使血肿在动脉壁内扩展延伸,形成所谓"双腔"主动脉

C. 多数在主动脉壁内可见2个破口，一为入口，一为出口；少数没有破口，为主动脉壁内出血
D. 临床表现急性者有突发的剧烈胸痛，严重者可发生休克
E. 肢体血压、脉搏不对称

44. 对肺动脉血栓栓塞的诊断最有价值的检查方法是 （　　）
   A. CTPA　　　B. MRI
   C. USG　　　D. X线检查
   E. MRA

45. 肺梗死的CT表现不包括 （　　）
   A. 肺外围部楔形致密影
   B. 急性期病变肺体积减小
   C. 楔形病变顶端血管影
   D. CTA显示肺动脉主干及分支充盈缺损
   E. 断端呈杯口状

【B型题】

(46~48题共用备选答案)
   A. X线　　　B. 冠状动脉CTA
   C. 超声心电图　D. 冠状动脉造影
   E. 心脏MRI

46. 冠心病诊断的金标准是 （　　）
47. 利用多种后处理技术可以良好地显示冠状动脉内径的是 （　　）
48. 无创无辐射简便廉价的检查方法是 （　　）

(49~50题共用备选答案)
   A. 肺动脉高压　　B. 间质性肺水肿
   C. 肺泡性肺水肿　D. 肺栓塞
   E. 动脉导管未闭

49. Kerley B线见于 （　　）
50. 蝶翼征见于 （　　）

(51~52题共用备选答案)
   A. 右心室、右心房增大，肺充血，有肺门舞蹈，主动脉缩小
   B. 右心室、左心室增大，肺充血，有肺门舞蹈，主动脉缩小

C. 右心房、右心室增大，肺血少，无肺门舞蹈，主动脉结正常
D. 右心房、右心室增大，肺淤血，无肺门舞蹈，主动脉结小
E. 右心房、左心室增大，肺淤血，无肺门舞蹈，主动脉结正常

51. 房间隔缺损时表现为 （　　）
52. 室间隔缺损时表现为 （　　）

(53~55题共用备选答案)
   A. 破口位于升主动脉，病变仅局限于升主动脉
   B. 破口位于升主动脉，病变累及升、降和(或)腹主动脉
   C. 破口位于主动脉峡部，而扩展可仅累及降主动脉或达腹主动脉
   D. 夹层不累及升主动脉
   E. 夹层累及升主动脉

53. DeBakey Ⅰ型主动脉夹层是指 （　　）
54. DeBakey Ⅱ型主动脉夹层是指 （　　）
55. DeBakey Ⅲ型主动脉夹层是指 （　　）

【X型题】

56. 下列关于心脏大小估测的描述，正确的包括 （　　）
   A. 最常用的方法为心脏最大横径与胸廓最大横径的比率，即"心胸比率"
   B. 心脏横径是中线分别至左、右心缘各自最大径之和
   C. 胸廓横径则以最大胸廓处的内缘距离为准
   D. 在充分吸气后摄片，正常成人心胸比率为1:2或50%以下
   E. 在充分吸气后摄片，正常成人心胸比率为1:2或50%以上

57. 右心室增大常见于 （　　）
   A. 二尖瓣狭窄　　B. 房间隔缺损
   C. 肺源性心脏病
   D. 肺动脉瓣狭窄
   E. 法洛四联症

58. 左心室增大多见于 （　　）
   A. 高血压性心脏病

B. 扩张性心肌病
C. 主动脉瓣病变
D. 动脉导管未闭
E. 法洛四联症

59. 循环系统疾病在 X 线的观察、分析和诊断时应注意 （　　）
   A. 熟悉解剖　　B. 掌握方法
   C. 形象理解　　D. 结合病理改变
   E. 结合临床

60. 冠状动脉造影异常 X 线的表现包括 （　　）
   A. 开口异常　　B. 交通异常
   C. 血管狭窄　　D. 瓣膜异常
   E. 以上都是

61. 心血管造影的作用包括 （　　）
   A. 观察心内解剖结构的改变与血流方向
   B. 估计心脏瓣膜功能
   C. 判断心室容量与心室功能
   D. 目前主要用于冠状动脉造影
   E. 观察先天异常

62. 大血管和冠状动脉异常的表现包括 （　　）
   A. 位置的异常，如右位主动脉弓表现为主动脉弓位于气管的右侧且常合并有迷走的左锁骨下动脉
   B. 管径的异常，如主动脉瘤 CT 扫描可直接显示出主动脉内径增大的部位、范围和程度
   C. 密度的异常，如血管壁的钙化，CT 表现为高密度影，CT 值可达 200HU 以上
   D. 冠状动脉的异常，CT 可清楚地显示钙化及其程度，表现为动脉壁的高密度影
   E. 瓣膜的异常，有无狭窄或关闭不全

63. 下列关于 MRA 的描述，正确的包括 （　　）
   A. MRA 的血流信号可以是白色高信号或黑色无信号
   B. TOF 法和 PC 法都是利用血液流动效应成像

C. MRA 具有无创性、无射线辐射的优点
D. MRA 的空间分辨力高
E. MRA 必须要使用对比剂

64. 心脏大血管 MRI 检查的禁忌证有（　　）
   A. 安装心脏起搏器者
   B. 幽闭恐惧症的患者
   C. 金属瓣膜置换术后
   D. 严重心脏衰竭者
   E. 心脏搭桥术后

65. MRI 心功能分析内容包括 （　　）
   A. 全心室功能评估
   B. 左心室或右心室局部功能评估
   C. 室壁压力的测定
   D. 瓣膜狭窄或反流程度评估
   E. 冠状动脉粥样硬化狭窄的评估

66. 心肌梗死的并发症包括 （　　）
   A. 乳头肌功能不全
   B. 真性室壁瘤
   C. 假性室壁瘤
   D. 梗死性室间隔缺损
   E. 心脏破裂

67. 下列关于冠心病诊断及鉴别诊断的描述，正确的包括 （　　）
   A. X 线平片无明显价值，偶可见冠状动脉钙化影
   B. 冠状动脉造影有最重要的诊断意义，可以确诊是否有狭窄或闭塞
   C. 冠状动脉造影还可显示心肌梗死区的相反搏动现象
   D. MRI 的诊断价值有限
   E. CTA 的诊断价值较高

68. 急性心肌梗死室壁运动可表现为节段性室壁 （　　）
   A. 运动减弱　　B. 运动消失
   C. 运动增强　　D. 矛盾运动
   E. 直线运动

69. 二尖瓣狭窄的超声心动图特征包括 （　　）
   A. 二尖瓣前叶 M 型曲线呈"城墙"样改变

B. 二尖瓣后叶呈同向运动
C. 左房大
D. 肺动脉高压
E. 肺动脉低压

70. 典型扩张型心肌病的超声特征包括 （　　）
   A. 左室呈球形增大
   B. 二尖瓣开放幅度减小
   C. 右室流出道增宽
   D. 室壁运动减弱
   E. 二尖瓣开放幅度增大

71. 下列有关心包 MRI 表现的描述，正确的包括 （　　）
   A. 心包在 T_1WI 为低信号
   B. 心包在右心室前面显示较清楚
   C. 心包周围有高信号脂肪组织
   D. MRI 测得的数值常超过实际厚度
   E. 心包在 T_1WI 为高信号

72. 心包积液的影像表现包括 （　　）
   A. CT 表现为心包厚度增加，心包腔内有水样密度阴影
   B. MRI 心包腔内有 T_1WI 均匀低信号、T_2WI 高信号影
   C. M 型及断面超声心动图心包腔内有液性无回声区
   D. 左心室增大、肥厚及主动脉增宽、迂曲和延长
   E. X 线检查可以见到心影呈烧瓶样增大

73. MRI 应用于心脏大血管成像的优势包括 （　　）
   A. 无须任何对比剂即可成像
   B. 属无创性检查，也无放射线辐射损伤，有较高的安全性
   C. 心脏电影可动态显示心脏内结构运动，并可对心功能进行更加全面而准确的评估
   D. MRI 为三维成像，可进行任意平面的断层扫描
   E. 可以清晰地看到心脏冠状动脉走形及有无狭窄

74. 下列关于心包积液的描述，正确的包括 （　　）
   A. 正常心包腔含有 15~50ml 液体
   B. 引起心包积液的病因很多，积液的性质亦有不同
   C. CT 扫描很容易发现心包积液
   D. 在仰卧检查时，少量的渗出液将聚集于左心室与右心房的后外方
   E. X 线检查很容易发现心包积液，少量的液体即可检出

75. 下肢动脉硬化闭塞症的 CTA 表现包括 （　　）
   A. 多为弥漫性血管硬化闭塞
   B. 糖尿病下肢动脉硬化闭塞症的斑块多以粥样硬化斑块为主
   C. 可以显示周围侧支循环
   D. CTA 可准确判断动脉受累部位、范围情况
   E. CTA 可准确判断动脉受累程度及侧支循环情况

二、名词解释
1. 心胸比率
2. 肺门舞蹈征
3. Kerley 线
4. 蝶翼征
5. 残根征
6. 双房影
7. 法洛四联症
8. 原发孔型房间隔缺损
9. 室壁瘤
10. 肺动脉血栓栓塞

三、填空题
1. 测量_____是确定心脏有无增大最简单的方法。
2. 冠心病时冠状动脉狭窄在_____以下时，休息及运动状态的冠状动脉供血充足。
3. 心肌缺血但未发生心肌梗死时，MRI 心肌灌注首过期成像病变区信号强度_____正常心肌。

4. 风湿性二尖瓣狭窄 X 线平片的基本 X 线表现是_____、_____伴有_____及不同程度的_____。
5. 房间隔缺损可分为两型：_____和_____。
6. 扩张型心肌病常呈球形扩大，四个心腔均扩大，以_____为著。
7. 法洛四联症的主要畸形包括_____、_____、_____和_____。

四、简答题
1. 简述心胸比率的测量方式和正常值。
2. 简述风湿性二尖瓣狭窄的 X 线表现。
3. 简述房间隔缺损的多普勒超声心动图表现。
4. 简述常见法洛四联症的 X 线表现。
5. 简述心包积液的 CT 表现。
6. 何谓急性主动脉综合征？简述典型主动脉夹层的影像学表现。

五、论述题
1. 试述冠状动脉造影的正常表现。
2. 试述肺动脉血栓栓塞的 CT 表现。

【参/考/答/案】

一、选择题

【A 型题】
1. A	2. D	3. E	4. B	5. D
6. C	7. B	8. C	9. B	10. C
11. B	12. E	13. D	14. B	15. A
16. E	17. D	18. B	19. B	20. C
21. D	22. B	23. E	24. E	25. B
26. E	27. B	28. D	29. A	30. E
31. D	32. B	33. D	34. A	35. B
36. A	37. D	38. A	39. B	40. E
41. E	42. C	43. A	44. A	45. B

【B 型题】
46. D	47. B	48. C	49. B	50. C
51. A	52. B	53. B	54. A	55. C

【X 型题】
56. ABCD	57. ABCDE	58. ABCD
59. ABCDE	60. ABC	61. ABCD
62. ABCD	63. ABC	64. ABCD
65. ABCD	66. ABCD	67. ABCDE
68. ABCD	69. ABCD	70. ABD
71. ABCD	72. ABCE	73. ABCD
74. ABCD	75. ABCDE	

2. D【解析】心脏 MRI 扫描有多种体位，人体横断面、冠状面和矢状面是常规体位，但是，心脏固有轴线与身体轴线不一致，故按照身体轴线的切层实际是斜切于心脏大血管，影响室壁厚度测量的准确性。心脏长轴位与心脏轴线相一致，而垂直于室间隔的心脏长轴位切面与室间隔正交，能够准确测量。

9. B【解析】当肺静脉压力 > 3.33kPa (25mmHg)时，将出现间质性肺水肿或肺泡性肺水肿表现。间质性肺水肿时由于液体的渗出，使肺纹理模糊和增粗，少量胸腔积液，并有间质改变，多见的是 KerleyB 线，少见的是 KerleyA 线。两肺门不对称，右肺门小于左肺门不是间质性肺水肿的表现而是肺动脉瓣狭窄所致肺血量减少的表现。

10. C【解析】"肺门舞蹈"是一个 X 线征象，指在透视下可见两肺门的粗大肺动脉扩张并有比较明显的搏动(或肺动脉段和两侧肺门血管搏动增强)。肺门舞蹈主要见于自左向右分流的先天性心脏病，其产生的原因是：在心室收缩期，有较多的血量冲入肺动脉，使肺动脉在收缩期和舒张期压力差增大。可见肺门舞蹈这一 X 线征象的先天性心脏病有:房间隔缺损、室间隔缺损、动脉导管未闭。这一征象也见于某些后天性心脏病如肺心病、二尖瓣心脏病、甲状腺功能亢进症等。

12. E【解析】目前,仍然以X线冠状动脉造影(CAG)检查作为冠心病诊断的金标准。

16. E【解析】风湿性心脏病二尖瓣狭窄时X线表现为左前斜位心后缘上段向后下突出,而不是心后缘下段向后下突出。

17. D【解析】扩张型心疾病的主要X线表现是中到重度心脏增大,左、右心室均增大,以左心室增大为主,心脏搏动减弱,肺淤血。左前斜位时心脏前缘下段和心后缘下段分别向前及向后下膨隆。

34. A【解析】心包积液时心影呈烧瓶样或球形;心脏向两侧增大,正常弧度消失。心脏搏动减弱或消失,但是主动脉搏动正常,主动脉弓位于心脏左缘第1弓;上腔静脉增宽,肺血正常或肺血少。

42. C【解析】主动脉夹层的X线表现很多,有主动脉增宽,心脏阴影增大;动脉壁(内膜)钙化内移;主动脉搏动减弱。其中最有意义的是主动脉壁(内膜)钙化内移。

58. ABCD【解析】动脉导管未闭:一般情况下,主动脉压大于肺动脉压,不论在收缩期或舒张期,均有血流自主动脉流向肺动脉,肺血流量增加,左心舒张期负荷过重,排血量达正常3～4倍,左房、左室大。

68. ABCD【解析】心肌缺血或心肌梗死,心肌出现节段性运动异常:运动消失、运动减弱。出现室壁瘤时,在心腔压力下,坏死心肌或瘢痕组织向外膨出,瘤处室壁收缩期向外运动,舒张期向内运动,称矛盾运动。正常心肌运动代偿性增强。

69. ABCD【解析】二尖瓣瓣口狭窄,左房进入左室的血流受阻,左房负荷增加,导致肺动脉压增高。

73. ABCD【解析】MRI应用于心血管检查的优势在于:①无须任何对比剂即可

成像,是由于心肌和血管壁组织与血流的信号存在良好的对比;②属无创性检查,也无放射线辐射损伤,有较高的安全性;③MRI为三维成像,可进行任意平面的断层扫描;④MRI心脏电影可动态显示心脏瓣膜运动、血流动力学和心肌收缩率等,并可对心功能进行更加全面而准确的评估。

二、名词解释

1. 心胸比率:心影最大横径与胸廓最大横径之比,正常成人心胸比率≤0.50。

2. 肺门舞蹈征:透视下肺充血常见搏动增强,称为肺门舞蹈征。

3. Kerley 线:为肺小叶间隔的淋巴管淤积水肿或为小叶间隔纤维增厚所致。最早由克氏(Kerley)所描述,分A、B、C三种间隔线。KerleyB 线为长约2cm,宽1～2mm的水平横线,最多见于肋膈角区。KerleyA 线为自肺野外围斜行引向肺门的线状阴影,长5～6cm,甚至可达10cm 以上,宽0.5～1mm,不分支且不与支气管血管走行一致,多见于上叶。KerleyC 线见于中、下肺野,呈网格状交织的短细的线条影。

4. 蝶翼征:肺泡性肺水肿的典型征象,X线上呈大片状模糊阴影聚集于以肺门为中心的肺野中心部分,两侧较对称,其密度以在肺门区为最深,向外逐渐变淡,类似蝴蝶之两翼状阴影,肺尖、肺底和肺外围部分清晰。

5. 残根征:肺动脉高压时,肺动脉段突出,肺动脉及二、三级分支扩张,外围分支变细,这种骤然的改变称"残根征"。

6. 双房影:左心房增大在后前位X线胸片上显示右心缘呈双弧影,心影中可见增大的左房影,称"双房影"或"双弧征"。

7. 法洛四联症:一种复杂的先天性心血管畸形,以室间隔缺损、主动脉骑跨、肺动脉狭窄和继发的右心室增大为主要表现。

8. 原发孔型房间隔缺损:指位于房间隔下部的缺损,常合并心内膜垫缺损,导致二尖瓣裂或三尖瓣裂。
9. 室壁瘤：心肌梗死的最常见并发症，由于左心室腔的压力，在心肌梗死区域室壁向外膨出形成瘤状改变。
10. 肺动脉血栓栓塞：又称肺栓塞，是内源性或外源性栓子栓塞肺动脉或其分支引起肺循环障碍的综合征，并发肺出血或坏死者称为肺梗死。

三、填空题
1. 心胸比率
2. 50%
3. 低于
4. 左心房增大　右心室增大　肺淤血　肺动脉高压
5. 第一孔型（原发孔型）　第二孔型（继发孔型）
6. 左心室
7. 肺动脉狭窄　室间隔缺损　主动脉骑跨　右心室肥厚

四、简答题
1. 简述心胸比率的测量方式和正常值。
答　确定心脏整体有无增大最简单的方法，是在后前位片上测量心胸比率。心胸比率是心影最大横径与胸廓最大横径之比。心影最大横径是心影左右缘最突出点到胸廓中线垂直距离之和，胸廓最大横径是在右膈顶平面两侧肋骨内缘之间的距离。正常成人的心胸比率≤0.5。
2. 简述风湿性二尖瓣狭窄的X线表现。
答　二尖瓣狭窄是风湿性心脏病最常见的类型之一。X线表现为：①心脏增大，左心房和右心室增大，左心耳常明显增大。②主动脉结缩小。③左心室缩小，心尖位置上移，心左缘下段较平直。④二尖瓣瓣膜钙化，系直接征象。⑤肺淤血和肺水肿。
3. 简述房间隔缺损的多普勒超声心动图表现。
答　①可见"过隔血流"表现，即起自左心房流经中断的房间隔然后进入右心房并迅速流向三尖瓣口的彩色血流。②由于该血流在缺损处明显加速，显示为双峰波或三峰波为主的单向分流频谱，但当肺动脉高压时，分流速度减低，或出现双向分流表现。
4. 简述常见法洛四联症的X线表现。
答　法洛四联症X线平片表现与其通过肺循环的血流量密切有关，右室流出道狭窄很轻时，X线平片表现为肺血正常，心脏大小正常或轻度增大，肺动脉段平直，当右室流出道狭窄较明显时，X线平片表现为典型的法洛四联症，心脏不大，肺动脉段平直或轻度凹陷，肺血减少。当右室流出道梗阻严重，肺动脉重度狭窄或闭锁时，X线平片表现为心脏增大，心影呈靴型，肺动脉段凹陷，心尖上翘，肺血明显减少并可见肺纹理紊乱等侧支循环征象。其他法洛四联症X线平片表现尚有升主动脉增宽和右位主动脉弓等，右位主动脉弓的存在对法洛四联症有很高的诊断价值。
5. 简述心包积液的CT表现。
答　见下表。

心包积液的CT表现

项目	积液量	分布
少量积液	<100ml	心包隐窝、后房室沟
中量积液	100~500ml	心包脏层、壁层积液>15~25mm
大量积液	>500ml	心包脏、壁层积液>25mm，且广泛分布于心包腔

6. 何谓急性主动脉综合征？简述典型主动脉夹层的影像学表现。
答　急性主动脉综合征包括急性胸主动脉夹层、主动脉壁内血肿、主动脉溃疡等一类急性主动脉疾病。早期死亡率较高。临床表现为胸痛、高血压、胸腔积液和心包积液等。
影像学表现：①内膜片是主动脉夹层诊断

的直接征象。②内膜片将主动脉腔分隔为双腔,真腔和假腔,即"双腔主动脉",是主动脉夹层诊断的直接征象。③内膜破口和再破口,在横断图像上表现为内膜片连续性中断。④分支血管受累及脏器缺血。内膜片延伸至主要分支血管开口或血管腔内,引起血管开口受压、狭窄和闭塞。可同时伴有脏器或组织缺血、梗死或灌注减低。⑤其他并发症包括主动脉瓣关闭不全、左心功能不全、心包积液、胸腔积液、主动脉破裂或假性动脉瘤形成和假腔内血栓形成等。

五、论述题

1. 试述冠状动脉造影的正常表现。

答 左右冠状动脉分别起自左、右冠状沟,大约85%的个体为右冠优势,即右冠状动脉供应后降支与心肌的后、下壁,10%~12%的患者为左冠优势,由左侧冠状动脉供应下、后壁,4%~5%的患者两侧均势。

左冠状动脉(LM)分为前降支(LCA)及回旋支(LCX)。左前降支,它向前在室间沟内走行,左前降支发出数个间隔支穿透间隔,发出一支或几支对角支伸向前外侧壁;旋支则主干走形于左房间沟,并发出主要分支钝缘支供应左室边缘血供。

右冠状动脉在肺动脉与右心房之间走向前右,它的第一支为圆锥支,走向肺动脉流出道,第二支是窦房结支,另一个较小的分支走向右心房,肌支走向右心室心肌,在后侧发出一大的锐缘支向前走向右心室的膈面,右冠优势者右冠状动脉随后向后,在房间沟内,形成一90°转弯,走向右心室尖,作为后降支发出分支到膈面心肌与室间隔的后1/3。

2. 试述肺动脉血栓栓塞的CT表现。

答 肺栓塞的CT表现可分为直接征象和间接征象。前者直接显示肺动脉内栓子,是诊断肺血栓栓塞最可靠的征象。

(1)直接征象。

充盈缺损:可为中心型(轨道征)或偏心型低密度影,边缘清楚,肺动脉部分通畅。

管壁增厚:表现为肺动脉壁阶段性、不规则增厚,管腔狭窄,其远端呈血管纹理稀疏、纤细或相应供血区肺叶、肺段无血管纹理的缺血性表现。

肺动脉腔表现:双侧或一侧肺叶、肺段肺动脉完全闭塞,无造影剂显示,近端肺动脉明显扩张,远端肺动脉分支纤细,呈残根征或枯树枝样改变。

(2)间接征象。

间接征象包括主肺动脉增宽、局限性肺纹理稀疏、肺梗死和胸腔积液。

(郑吟诗)

第6章 乳 腺

【学/习/要/点】

一、掌握

1. 乳腺正常影像学表现。
2. 乳腺异常影像学表现,如乳腺内肿块、钙化等。

二、熟悉

1. 乳腺纤维腺瘤的 X 线、超声、MRI 等影像表现。
2. 乳腺增生的 X 线表现。
3. 乳腺癌的 X 线、超声、MRI 等影像表现。

【应/试/考/题】

一、选择题

【A/型/题】

1. 早期乳腺癌最适宜的检查方法　（　　）
   A. CT　　　　　　B. MRI
   C. B 超　　　　　D. 钼靶
   E. 红外线
2. 不属于乳腺组织的是　　　　　（　　）
   A. 腺体　　　　　B. 导管
   C. 脂肪组织　　　D. 纤维组织
   E. 胸大肌
3. 乳腺 X 线检查的最佳时间是　（　　）
   A. 月经前期　　　B. 月经后
   C. 月经后 1 周　　D. 绝经后
   E. 与经期无关
4. 属于乳腺癌的主要征象是　　（　　）
   A. 漏斗征
   B. 酒窝征
   C. 恶性钙化
   D. 阳性导管征
   E. 彗星尾征
5. 正常乳腺 X 线平片不能鉴别的结构是
   　　　　　　　　　　　　　　（　　）
   A. 乳腺悬韧带　　B. 乳腺后间隙
   C. 皮下脂肪　　　D. 乳腺导管
   E. 腋窝淋巴结转移
6. 不属于乳腺良性病变的钙化形态是
   　　　　　　　　　　　　　　（　　）
   A. 颗粒状
   B. 爆米花样
   C. 线样分支状

· 061 ·

D. 蛋壳状

E. 粗杆状

7. 目前乳腺影像学检查中,广泛采用且为最佳组合的检查是 (　　)

A. X线摄影+MRI

B. X线摄影+CT

C. 超声+CT

D. 超声+MRI

E. X线摄影+超声

8. 乳腺钼靶摄影的最佳时间是 (　　)

A. 与经期无关　　B. 月经期

C. 月经前期　　　D. 月经中期

E. 月经后1~2周

9. 用于乳腺检查的影像学技术通常不包括 (　　)

A. B超　　　　　B. 核医学

C. MRI　　　　　D. 红外线

E. 钼靶X线

10. 乳腺超声检查时应注意 (　　)

A. 被检查妇女现在的生理状态属于哪一期

B. 乳房的大小和厚度

C. 应与健侧乳房进行比较

D. A+C

E. A+B+C

11. 下列关于乳腺纤维腺瘤的描述,错误的是 (　　)

A. 好发于青年妇女

B. 多位于乳腺外上象限

C. 肿块边缘光滑,密度均匀

D. 肿块边缘可出现细窄的透明晕

E. 压痛明显,与月经周期有关

12. 乳腺癌常发生于 (　　)

A. 乳腺外上象限

B. 乳腺内上侧

C. 乳腺外下象限

D. 乳腺尾叶

E. 乳腺内下象限

13. 下列关于乳腺良性肿瘤钙化特点的描述,错误的是 (　　)

A. 钙化粗细不均

B. 钙化多较粗大

C. 钙化密度较高

D. 钙化比较分散

E. 可呈粗杆状、新月形或环形

14. 患者,女,22岁。发现左乳下方肿块,活动,光滑,与皮肤无粘连,2个月来肿块无明显增大,腋窝淋巴结阴性,有乳癌家族史。较可能的诊断是 (　　)

A. 乳腺囊性增生症

B. 乳腺纤维腺瘤

C. 叶状囊肉瘤

D. 乳腺癌

E. 浆细胞性乳腺癌

15. 乳腺癌的共同声像图特点是 (　　)

A. 肿块形态不规则、界限不清、无包膜

B. 内部呈不均匀低回声

C. 肿块后方回声衰减

D. 向组织及皮肤浸润

E. 以上都是

16. 不属于乳腺癌征象的是 (　　)

A. 乳头凹陷

B. 肿块,呈毛刺状

C. 皮肤呈橘皮样改变

D. 肿块边缘光滑,见透明晕

E. 成簇的钙化

17. 下列关于乳腺恶性肿块超声表现的描述,错误的是 (　　)

A. 形态多不规则,纵径(前后径)通常小于横径

B. 无包膜回声

C. 内部呈不均匀低回声

D. 可表现为肿块后方回声衰减

E. 常有周围组织浸润

18. 乳癌的直接X线征象是 (　　)

A. 皮肤增厚　　B. 砂粒状钙化

C. 乳头凹陷　　D. 血管怒张

E. 乳腺增生

19. 老年女性(已生育)的乳腺常为 (　　)

A. 散在纤维腺体型

B. 脂肪型

C. 不均质纤维腺体型

D. 致密型
E. 乳导管型
20. 下述说法错误的是 （　　）
   A. 乳腺纤维腺瘤和乳腺癌内均可出血
   B. 多数乳腺纤维瘤在 T_2WI 可呈稍低或中等信号
   C. 乳腺癌在 T_2WI 可呈高、等、低或混杂信号
   D. MRI 是乳腺癌普查的首选方法
   E. MRI 对乳腺内钙化不敏感

【B 型题】

(21～22 题共用备选答案)
   A. 乳腺纤维腺瘤　B. 乳腺佩杰病
   C. 乳腺癌　　　　D. 乳腺小叶增生症
   E. 导管内乳头状瘤
21. 彗星征见于 （　　）
22. MRI 动态增强,呈流出型表现的疾病是 （　　）
(23～24 题共用备选答案)
   A. 乳腺内见类圆形肿块边缘光滑,见晕圈征
   B. 肿块边缘兼有分叶和毛刺
   C. 沙粒样钙化
   D. 乳腺内局限性或弥漫性片状、絮状或大小不等的结节状影,边界不清
   E. 乳腺结构扭曲,有不对称局限性致密区
23. 乳腺纤维腺瘤的 X 线特点为 （　　）
24. 乳腺小叶增生的 X 线特点为 （　　）
(25～26 题共用备选答案)
   A. 20～30 岁　　B. 30～40 岁
   C. 40～50 岁　　D. 40～60 岁
   E. 50～60 岁
25. 女性乳腺增生常发生于 （　　）
26. 女性乳腺癌常发生于 （　　）
(27～28 题共用备选答案)
   A. X 线平片　　B. CT 平扫
   C. MRI 平扫　　D. 乳腺导管造影
   E. DWI
27. 适用于有乳头溢液患者的检查是（　　）

28. 能反映乳腺良、恶性病变组织内水分子受限差异程度的检查是 （　　）

【X 型题】

29. 乳腺恶性肿瘤的 X 线征象有 （　　）
   A. 肿块边缘模糊
   B. 边缘有长或短毛刺
   C. 密度较均匀
   D. 密度增高
   E. 肿块呈类圆形
30. 乳腺恶性钙化的 X 线特点有 （　　）
   A. 钙化边缘模糊
   B. 形态多不规则
   C. 多呈泥沙样,细粒样
   D. 钙化多位于肿块内
   E. 密度较一致
31. 乳腺 X 线片可见到 （　　）
   A. 皮肤　　　　B. 脂肪
   C. 乳头　　　　D. 乳腺实质
   E. 淋巴结
32. 乳腺癌在 X 线上表现为 （　　）
   A. 肿块影
   B. 钙化影
   C. 肿块并钙化
   D. 结构扭曲或结构扭曲伴钙化影
   E. 不对称
33. 乳腺癌的 X 线间接征象为 （　　）
   A. 肿块　　　　B. 钙化
   C. 乳头内陷　　D. 血运增快
   E. 皮下脂肪层模糊
34. 乳腺纤维瘤的 X 线表现为 （　　）
   A. 多呈圆形或椭圆形
   B. 边缘光滑,密度较高且均匀
   C. 可伴有晕圈征
   D. 有时肿瘤内可有钙化
   E. 片中肿块影小于触诊大小

二、名词解释
1. 酒窝征
2. 漏斗征
3. Cooper 韧带

三、填空题

1. X 线对乳腺肿块性质的分析包括_____、_____、_____和_____。
2. X 线对乳腺钙化性质的分析包括：钙化的_____、_____和_____。
3. 通常乳腺 MRI 动态增强曲线类型分为_____、_____和_____。
4. 乳腺 MRI 异常强化表现一般分为_____、_____和_____病变。

四、简答题

1. 简述乳腺恶性钙化的 X 线表现。
2. 简述乳腺恶性肿块的 X 线表现。

【参 / 考 / 答 / 案】

一、选择题

【A 型题】

1. D	2. E	3. C	4. C	5. D
6. C	7. E	8. E	9. B	10. D
11. E	12. A	13. A	14. B	15. E
16. D	17. A	18. B	19. B	20. D

【B 型题】

| 21. C | 22. C | 23. A | 24. D | 25. B |
| 26. D | 27. D | 28. E | | |

【X 型题】

| 29. ABD | 30. ABCD | 31. ABCDE |
| 32. ABCDE | 33. CDE | 34. ABCD |

1. D【解析】软 X 线摄影采用发射软 X 线的钼靶 X 线球管，用于检查软组织，主要是乳腺。
2. E【解析】乳腺主要由输乳管、腺叶、腺小叶、腺泡及位于它们之间的间质（脂肪组织、纤维组织、血管及淋巴管等）构成。
3. C【解析】乳腺 X 线检查的最佳时间为月经后 1~2 周，因乳腺腺体组织随月经周期变化。
4. C【解析】恶性钙化是乳腺癌的主要征象。"漏斗征"也可见于先天性乳头发育不良，"酒窝征"可为手术后瘢痕所致。
5. D【解析】X 线平片上，乳腺导管与纤维组织构成的线样影像难以鉴别，可统称为乳腺小梁。
6. C【解析】乳腺恶性钙化的形态多呈细小砂粒状、线样或线样分支状。
7. E【解析】有较好优势互补性的 X 线摄影和超声检查是乳腺疾病检查的最佳组合。
10. D【解析】乳腺超声检查时应选择月经后 1~2 周，常规检查包括双侧乳腺对比观察，探头顺序进行横切、纵切和斜切检查。
11. E【解析】乳腺纤维瘤肿块边缘可出现"晕圈征"。除肿块外患者常无明显自觉症状。
13. A【解析】乳腺病变恶性钙化粗细不均，大小不等，浓淡不一。
14. B【解析】青年女性，乳腺肿块活动光滑，与皮肤无粘连，首先考虑纤维腺瘤可能性大。
15. E【解析】乳腺癌的超声表现为：肿块形态不规则、与周围正常组织界限不清，边缘模糊、成角、微分叶或毛刺，无包膜回声，肿块内部多为不均匀的低回声；肿块后方回声衰减，侧方声影减少，部分腋窝探及较低回声的肿大淋巴结。
16. D【解析】肿块边缘光滑，见透明晕是乳腺纤维瘤的 X 线征象。
17. A【解析】乳腺恶性肿块纵径（前后径）通常小于横径。

18. B【解析】乳腺癌的 X 线常见表现：肿块、沙粒样钙化、肿块伴钙化、结构扭曲等，X 线检测钙化最为敏感。

20. D【解析】乳腺癌普查首选的影像检查是 X 线。

29. ABD【解析】肿块呈类圆形，密度较均匀为良性肿瘤征象。

30. ABCD【解析】钙化密度较一致为良性钙化，恶性钙化常浓淡不均、粗细不均。

31. ABCDE【解析】乳腺 X 线片上可见到皮肤、脂肪、乳头、乳晕、乳导管、血管、乳腺实质及淋巴结。

32. ABCDE【解析】乳腺癌的 X 线常见表现：肿块、沙粒样钙化、肿块伴钙化、结构扭曲等。

33. CDE【解析】肿块和钙化为乳腺癌的 X 线直接征象。

34. ABCD【解析】乳腺纤维瘤 X 线片中所见肿瘤大小与触诊肿瘤大小一致。

二、名词解释

1. 酒窝征：癌肿侵犯乳腺 Copper 韧带，韧带挛缩、牵拉致肿瘤表面皮肤凹陷所致，也可为手术后瘢痕所致。

2. 漏斗征：由于乳晕部位软组织增厚、密度增高，在 X 线上呈现为一较致密的三角形，位于乳头下方，三角形的底在乳头下，尖指向深部，形似漏斗，通常为乳腺癌所致。

3. Cooper 韧带：浅筋膜伸向腺体内形成纤维束，并与真皮相连，称 Cooper 韧带，又称乳腺悬吊韧带。

三、填空题

1. 形状　边缘　密度　大小
2. 大小　形态　分布
3. 渐增型　平台型　流出型
4. 灶性　肿块性　非肿块性

四、简答题

1. 简述乳腺恶性钙化的 X 线表现。

答 恶性钙化多呈细小砂粒状、线样或线样分支状，大小不等，浓淡不一；分布上常密集成簇、线样或段样走行；钙化可单独存在，亦可位于肿块内或外，钙化的大小、形态和分布是鉴别良、恶性病变的重要依据。

2. 简述乳腺恶性肿块的 X 线表现。

答 肿块的形状多呈分叶状或不规则形。肿块边缘多呈小分叶状、毛刺或浸润，或兼有之。肿块密度多较高。肿块内可伴有或不伴有多发细小钙化，X 线上所测肿块大小通常小于临床所测。

（李玉舟　刘耀飞）

第7章 消化系统与腹膜腔

【学/习/要/点】

一、掌握

1. 各种影像学检查方法的优点与不足。
2. 常见疾病的影像学表现及鉴别诊断。

二、熟悉

胃肠道淋巴瘤、Crohn 病、腹膜腔和肠系膜肿瘤等较少见病的影像学诊断。

【应/试/考/题】

一、选择题

【A/型/题】

1. 目前对于胃肠道疾病的检查，首选的影像学检查方法是 （ ）
   A. 钡剂造影　　B. CT
   C. USG　　　　D. MRI
   E. X 线平片
2. 易于观察食管前缘三个生理压迹的常规位置是 （ ）
   A. 正位　　　　B. 右前斜位
   C. 左前斜位　　D. 左侧位
   E. 右侧位
3. 下列关于食管钡餐透视所见的描述，错误的是 （ ）
   A. 食管吞钡充盈，轮廓光滑整齐
   B. 食管少量充钡，黏膜皱襞表现为数条纵行、相互平行的纤细条纹状阴影
   C. 食管黏膜皱襞通过裂孔时聚拢，经贲门与胃小弯的黏膜皱襞相连接
   D. 食管生理作用是将食物由咽腔送入胃，主要靠食管的蠕动完成
   E. 第三蠕动波是食物团对食管壁压力所引起，始于主动脉弓，水平向下推进
4. 食管吞钡充盈，轮廓光滑整齐，宽度可达 （ ）
   A. 1～3cm　　B. 2～3cm
   C. 1～5cm　　D. 3～5cm
   E. 5～10cm
5. 食管上端生理狭窄区相当于 （ ）
   A. 梨状窝水平　　B. 喉咽部水平
   C. C_7 水平　　　D. 主动脉弓水平
   E. C_6 水平
6. 正常食管前缘压迹的个数为 （ ）
   A. 4　　　　B. 3
   C. 2　　　　D. 1
   E. 5

7. 下列关于胃解剖特点的描述,错误的是 (　　)
   A. 胃一般分为胃泡、胃体、胃窦三部分以及胃小弯和胃大弯
   B. 贲门至胃角(胃体与胃窦小弯拐角处,即胃角切迹)的一段称胃体
   C. 胃角至幽门管斜向右上方走行的一部分,称胃窦
   D. 由贲门至幽门的右缘,称胃小弯,为小网膜附着处
   E. 其左外缘称胃大弯,为大网膜附着处

8. 下列关于胃钡餐造影所见的描述,错误的是 (　　)
   A. 胃黏膜皱襞像可见皱襞间的沟内充以钡剂,呈致密的条纹状影
   B. 皱襞显示为条状透亮影
   C. 胃小弯侧的黏膜皱襞排列不规则,弯弯曲曲呈网状
   D. 胃体大弯侧的黏膜皱襞为斜行、横行而呈现不规则之锯齿状
   E. 胃窦部黏膜皱襞可以表现为纵行、斜行及横行

9. 下列关于胃气钡双对比造影检查的描述,错误的是 (　　)
   A. 胃整体的边缘形成了光滑连续的线条状影
   B. 双对比造影能显示黏膜皱襞的细微结构即胃小区、胃小沟
   C. 正常胃小区1~3mm大小,呈圆形、椭圆形或多角形大小相似的小隆起
   D. 正常的胃小沟粗细一致,轮廓整齐,密度淡而均匀,宽约1mm以下
   E. 胃体部显示胃小区最清楚,胃窦部显示较差,胃底部则难以显示

10. 胃排空一般于服钡后 (　　)
    A. 1~3小时　　B. 2~3小时
    C. 3~6小时　　D. 2~4小时
    E. 1~5小时

11. 患者,男,52岁。长期的间歇性下咽困难,伴胸骨后疼痛,近来食欲明显缺乏。钡餐检查:食管中段管壁边缘欠规则,管壁扩张性略差,钡剂涂布不连续,黏膜粗糙呈颗粒状或大颗粒网状,病灶附近黏膜粗细不均、扭曲、中断。本病应诊断为 (　　)
    A. 食管中段早期癌
    B. 食管静脉曲张
    C. 食管中段浸润型癌
    D. 反流性食管炎
    E. 腐蚀性食管炎

12. 食管癌的主要临床症状是 (　　)
    A. 间断性吞咽困难
    B. 吞咽困难由重变轻
    C. 吞咽困难与情绪改变有关
    D. 无吞咽困难症状
    E. 进行性吞咽困难

13. 下列关于食管癌食管钡餐造影影像学表现的描述,错误的是 (　　)
    A. 黏膜皱襞消失、中断、破坏
    B. 管腔狭窄
    C. 管腔内半圆形充盈缺损,边缘光滑
    D. 腔内不规则、大小不等的充盈缺损
    E. 不规则形或长条形龛影

14. 胃肠钡餐造影时,十二指肠球部溃疡出现的其他(间接)征象不包括 (　　)
    A. 激惹征
    B. 幽门痉挛,开放延迟
    C. 胃液分泌增多
    D. 胃张力高、蠕动增强
    E. 龛影

15. 良性胃溃疡胃肠钡餐造影的X线表现不包括 (　　)
    A. 小弯侧乳头状腔外龛影
    B. 黏膜皱襞达到龛影口部边缘
    C. 项圈征
    D. 狭颈征
    E. 环堤征

16. 胃癌胃肠钡餐造影的X线表现不包括 (　　)
    A. 胃腔内不规则充盈缺损
    B. 胃腔狭窄、壁僵硬
    C. 形状不规则或半月状龛影
    D. 癌肿区蠕动正常
    E. 龛影周围绕以宽窄不等的硬性"环堤"

17. 胃癌最主要的转移途径是 （　）
   A. 血道转移　　B. 直接蔓延
   C. 淋巴道转移　D. 消化道内转移
   E. 腹腔内种植性转移
18. 胃肠钡餐造影时,"皮革胃"是指
   （　）
   A. 黏液腺癌
   B. 胃癌沿胃壁浸润生长,胃壁增厚变硬
   C. 胃恶性溃疡广泛瘢痕形成
   D. 巨大溃疡
   E. 胃窦癌伴胃扩张
19. 下列关于早期胃癌的描述,正确的是
   （　）
   A. 癌仅限于黏膜层
   B. 癌侵及肌层
   C. 癌局限于黏膜或黏膜下层
   D. 癌局限于黏膜下层及肌层
   E. 癌侵及浆膜层
20. 胃癌最常转移至 （　）
   A. 脾　　　　　B. 胰腺
   C. 心脏　　　　D. 肝脏
   E. 肺
21. 下列关于胃 CT 检查的描述,错误的是 （　）
   A. CT 检查胃需用硫酸钡充盈
   B. CT 检查胃需用对比剂或清水充盈
   C. 胃周围脂肪线消失提示肿瘤已突破胃壁
   D. CT 检查胃癌能直接观察对胃壁侵犯情况
   E. CT 检查胃癌可直接反映肿瘤的大体形态
22. 良性慢性胃溃疡所引起的瘢痕性改变是 （　）
   A. 龛影　　　　B. 黏膜线
   C. 痉挛性改变　D. 狭颈征
   E. 黏膜纠集
23. 下列关于良、恶性胃溃疡鉴别诊断的描述,错误的是 （　）
   A. 良性溃疡多为圆形或椭圆形,恶性为不规则形

B. 良性溃疡存在黏膜水肿的三个典型征象:黏膜线、项圈征、狭颈征
   C. 良性溃疡位于胃轮廓内,恶性位于胃轮廓外
   D. 恶性溃疡有半月综合征与环堤
   E. 良性溃疡有蠕动波,恶性管壁僵硬
24. 下列关于龛影的描述,错误的是
   （　）
   A. 在胃溃疡性病变中最为常见
   B. 钡剂充填胃壁缺损处的直接投影
   C. 多见于小弯侧
   D. 切线位呈乳头状、锥状或其他形状
   E. 仅见于良性胃溃疡
25. 下列关于良性胃溃疡的描述,错误的是 （　）
   A. 多在胃角附近
   B. 多呈圆形
   C. 大小多在 2cm 以内
   D. 溃疡较深,位于胃轮廓之外
   E. 胃溃疡治疗后局部胃壁平坦、蠕动异常,是溃疡恶变征象
26. 黏膜线是指 （　）
   A. 为龛影口部一条宽 2～3mm 的光滑整齐的透明线
   B. 为胃良性溃疡的征象
   C. 龛影口部的环堤
   D. 宽 0.5～1cm,犹如一项圈
   E. 龛影口部明显狭小
27. 下列不属于胃溃疡直接征象的是
   （　）
   A. 黏膜线　　　B. 裂隙征
   C. 狭颈征　　　D. 项圈征
   E. 龛影
28. 最常见的呕血原因是
   A. 食管静脉曲张　B. 食管癌
   C. 消化性溃疡　　D. 急性胃炎
   E. 胃息肉
29. 下列关于项圈征的描述,错误的是
   （　）
   A. 龛影口部的透明带
   B. 宽 0.5～1cm
   C. 犹如一项圈

D. 良性溃疡的征象
E. 龛影口部一条宽1~2mm的光滑整齐的透明线,又称为汉普顿(Hampton)线

30. 下列不属于良性病变征象的是（ ）
   A. 项圈征　　　B. 肩胛征
   C. 黏膜线　　　D. 双肩征
   E. 狭颈征

31. 下列选项不属于早期胃癌表现的是（ ）
   A. 癌灶直径8cm的小胃癌,局限于黏膜层
   B. 癌细胞已侵袭浆膜,尚无淋巴结转移
   C. 癌灶直径仅3cm的微小胃癌,局限于黏膜层
   D. Ⅱ型表浅型胃癌
   E. 癌灶深达黏膜下层,并有第二站淋巴结转移

32. 早期胃癌的确定诊断主要依靠（ ）
   A. 胃钡餐　　　B. CT
   C. MRI　　　　D. 内镜活检
   E. 胃镜

33. 不属于胃癌基本X线表现的是（ ）
   A. 半月综合征
   B. 胃壁僵硬、毛糙
   C. 黏膜皱襞破坏中断
   D. 项圈征
   E. 皮革胃

34. 下列关于半月综合征的描述,正确的是（ ）
   A. 又称袖口征
   B. 不规则龛影与外周环堤、指压迹
   C. 是良性溃疡的一个重要征象
   D. 指龛影位于腔外
   E. 龛影周围有一边界清楚的半圆形透亮带（环堤）,龛影小而浅,常呈半月影,有时也可呈椭圆形

35. 患者,男,47岁。反复出现上腹部疼痛,恶心、呕吐。3个月前曾诊断为胃溃疡,抗溃疡治疗半年不见好转,症状反而加重。再次钡餐检查示:龛影周围出现小结节状充盈缺损,犹如指压迹,龛影周围黏膜皱襞呈杵状增粗或中断,龛影变为不规则或边缘出现尖角征,治疗过程中龛影逐渐增大。应考虑诊断为（ ）
   A. 溃疡恶变
   B. 胃平滑肌肉瘤
   C. 胃淋巴瘤
   D. 慢性胃溃疡
   E. 慢性胃炎伴胃息肉

36. 下列关于十二指肠溃疡的描述,错误的是（ ）
   A. 多发生于老年人
   B. 多发生在球部后壁或前壁
   C. 直径多在4~12mm
   D. 溃疡周围有炎性浸润、水肿及纤维组织增生
   E. 常呈圆形或椭圆形

37. 十二指肠球部溃疡的直接X线征象是（ ）
   A. 球部变形　　B. 龛影
   C. 黏膜紊乱迂曲　D. 幽门痉挛
   E. 球部激惹征

38. 下列不属于十二指肠溃疡球部变形形态的是（ ）
   A. 三叶草形　　B. 大弯侧切迹
   C. 山字形　　　D. 反"3"字形
   E. 葫芦形

39. 下列关于胃恶性淋巴瘤的描述,错误的是（ ）
   A. 发生于胃窦者可累及十二指肠
   B. 不易出现幽门梗阻
   C. 胃镜活检正确诊断率可达90%
   D. 病变广泛,但胃伸展性良好
   E. 病变广泛巨大,而临床一般状况好

40. 下列关于胃恶性淋巴瘤的描述,正确的是（ ）
   A. 胃黏膜皱襞平坦消失,胃腔明显缩小,蠕动消失
   B. 胃壁僵硬、蠕动消失,状如皮革,称"皮革胃"

C. 由于幽门受侵而失去正常功能，因钡剂的重力作用，可于造影时见幽门处开放状态

D. 胃内多发或广泛肿块伴有溃疡及临床有其他部位淋巴瘤的表现

E. 病变范围、程度常与临床症状相称

41. 患者，男，45 岁。上腹不适，食欲缺乏 2 年余。近来黑便 2 次，体重减轻，发热，表浅淋巴结肿大，肝脾大。X 线钡餐检查示：胃黏膜皱襞粗大、紊乱、迂曲，皱襞表面可见到多个钡斑并有小结节状隆起。应考虑诊断为 (　　)

A. 肥厚性胃炎
B. 浸润型进展期胃癌
C. 胃平滑肌肉瘤
D. 胃类癌
E. 胃恶性淋巴瘤

42. 克罗恩（Crohn）病后期病变的典型征象是 (　　)

A. 双肩征　　　B. 双边征
C. 袖口征　　　D. 跳跃征
E. 梳征

43. 卵石征常见于 (　　)

A. 克罗恩（Crohn）病
B. 溃疡型肠结核
C. 小肠气囊肿病
D. 小肠癌
E. 慢性阑尾炎

44. 克罗恩（Crohn）病的病因不包括 (　　)

A. 自身免疫
B. 细胞免疫缺陷
C. 外伤
D. 传染性感染
E. 遗传

45. 小肠腺癌好发于 (　　)

A. 空肠远端
B. 回肠近端
C. 十二指肠及空肠
D. 空、回肠交界处
E. 回肠远端

46. 下列关于溃疡性结肠癌 X 线表现的描述，错误的是 (　　)

A. 肠腔内较大的龛影，形状多不规则，边界多不整齐
B. 常引起肠梗阻，甚至钡剂止于肿瘤的下界完全不能通过
C. 龛影周围有不同程度的充盈缺损与管腔狭窄
D. 黏膜中断破坏，肠壁僵硬，结肠袋消失
E. 具有一些尖角

47. 腹部实质性脏器病变首选的影像学检查方法为 (　　)

A. MRI　　　　B. CT
C. USG　　　　D. 血管造影
E. 平片

48. 人体最大的实质性器官是 (　　)

A. 脾　　　　　B. 肝
C. 肾　　　　　D. 肺
E. 胰腺

49. 下列关于肝脏的检查方法，有损伤性的是 (　　)

A. CT　　　　　B. MRE
C. CTA　　　　D. CT 增强
E. B 超

50. 超声显示正常肝实质回声为 (　　)

A. 强回声　　　B. 高回声
C. 中等回声　　D. 低回声
E. 无回声

51. 下列关于肝 CT 正常表现的描述，错误的是 (　　)

A. 正常肝实质的密度较均匀，CT 值为 55～75HU
B. 正常肝实质密度高于脾、胰，更高于肾
C. 静脉注射对比剂增强 CT，肝实质密度均匀增高
D. 正常肝内的管道系统（胆管、肝动、静脉和门静脉）CT 值均低于肝实质
E. 位于肝门附近的门静脉、胆管和肝动脉主干较粗大，均显示为高密度树枝状阴影

52. 肝门层面的解剖特点是 ( )
    A. 约平 T_{10}、T_{11} 胸椎水平
    B. 可见门静脉、肝动脉及胆管由肝门进入肝
    C. 增强扫描门静脉、胆管表现为高密度分支状阴影，肝动脉呈低密度影
    D. 三个管道以肝动脉最粗、较明显
    E. 正常的胆管、门静脉进入肝后的小分支一般不能清楚显示

53. Couinaud 肝脏分段法中的第Ⅵ段是 ( )
    A. 左上外侧段   B. 左内侧段
    C. 右前下段   D. 右后下段
    E. 右前上段

54. 肝尾叶相当于 ( )
    A. 第Ⅰ段   B. 第Ⅱ段
    C. 第Ⅲ段   D. 第Ⅴ段
    E. 第Ⅳ段

55. 下列关于肝内正常管道超声声像图的描述，错误的是 ( )
    A. 门静脉肝内各分支管壁较厚，回声较强
    B. 肝静脉管壁薄
    C. 肝内小动脉正常时不能显示
    D. 门静脉与肝静脉在肝内交叉走行
    E. 肝内胆管与门静脉走行基本一致，正常时可以显示

56. 下列关于肝脏 CT 增强扫描意义的描述，错误的是 ( )
    A. 有助于病变的定性诊断
    B. 增加肝脏组织或病变的密度，扩大两者的对比度
    C. 使病变的细节显示更清楚
    D. 观察病变的血运情况
    E. CT 平扫不再需要

57. 下列关于肝脏正常 MRI 表现的描述，错误的是 ( )
    A. 可以显示肝的轮廓及其内部结构
    B. 肝组织 T_1WI 表现为均匀的中等信号
    C. 肝组织 T_2WI 表现为明显低于脾的信号
    D. 肝静脉、门静脉在 T_1WI 和 T_2WI 均呈无信号的管状影
    E. 正常胆管在 T_2WI 上呈低信号

58. 肝脏的脏面有左、右两条纵沟和一条横沟，不在横沟内走行的结构是 ( )
    A. 肝管   B. 肝固有动脉
    C. 门静脉   D. 肝静脉
    E. 淋巴管

59. 下列关于肝脏血供来源的描述，正确的是 ( )
    A. 肝动脉占 30%，门静脉占 70%
    B. 肝动脉占 20%，门静脉占 80%
    C. 肝动脉占 40%，门静脉占 60%
    D. 肝动脉占 70%，门静脉占 30%
    E. 肝动脉占 80%，门静脉占 20%

60. 下列在 CT 图像上最易显示钙化的疾病是 ( )
    A. 肝囊肿   B. 肝血吸虫病
    C. 肝腺瘤   D. 肝血管瘤
    E. 肝棘球蚴病

61. 在 CT 图像上 CT 值最高的脏器是（ ）
    A. 脾   B. 胰腺
    C. 肝   D. 肾
    E. 肾上腺

62. 下列关于肝脏密度 CT 表现的描述，错误的是 ( )
    A. 肝弥漫性密度减低系肝内脂肪积聚所致，常见于脂肪肝
    B. 严重的肝细胞脂肪变患者肝脏密度可呈负 CT 值
    C. 肝脏实质密度明显下降可使肝脏实质密度与血管密度倒置
    D. 轻度肝脏密度下降可采用肝肾密度比较的方法来确定
    E. 肝脾密度发生倒置则提示肝脏密度减低

63. 肝弥漫性病变不包括 ( )
    A. 肝硬化   B. 脂肪肝
    C. 慢性肝炎   D. 肝血色素沉着症
    E. 肝血管瘤

64. USG 上所显示的"明亮肝"是指( )
   A. 脂肪肝　　　B. 肝硬化
   C. 弥漫性肝癌　D. 血吸虫病
   E. 肝脓肿

65. 正常肝脏密度总是高于脾脏密度,若诊断为脂肪肝,肝/脾 CT 值之比应小于 ( )
   A. 0.80　　　B. 0.85
   C. 0.90　　　D. 0.95
   E. 1.00

66. CT 平扫发现肝局部密度减低,需排除局灶性脂肪肝,首选的进一步检查是 ( )
   A. MRI 平扫　　B. MRA
   C. CT 增强扫描　D. CT 多平面重建
   E. 肝脏 DSA

67. 下列关于肝硬化 CT 表现的描述,错误的是 ( )
   A. 早期肝脏可能表现增大,CT 检查具有特异性
   B. 肝边缘显示凹凸不平
   C. 肝裂增宽,胆囊外移
   D. 晚期全肝萎缩,尾叶肥大,肝各叶比例失调
   E. 脂肪变性

68. 晕征常见于 ( )
   A. 原发性肝细胞癌
   B. 肝海绵状血管瘤
   C. 巨大海绵状血管瘤
   D. 肝脓肿
   E. 肝囊肿

69. 肝脏病灶内出现小气泡或气液平面可提示为 ( )
   A. 细菌性肝脓肿
   B. 肝癌
   C. 肝囊肿
   D. 肝硬化
   E. 肝血管瘤

70. 最常见的肝脏良性肿瘤为 ( )
   A. 肝海绵状血管瘤
   B. 肝细胞腺瘤
   C. 局灶性结节增生
   D. 错构瘤
   E. 畸胎瘤

71. 下列关于肝海绵状血管瘤灯泡征的描述,正确的是 ( )
   A. T_1WI 肿瘤表现为均匀的低信号,T_2WI 肿瘤表现为均匀的低信号,随着回波时间延长信号强度增高
   B. T_1WI 肿瘤表现为均匀的低信号,T_2WI 肿瘤表现为均匀的高信号,随着回波时间延长信号强度增高
   C. T_1WI 肿瘤表现为均匀的高信号,T_2WI 肿瘤表现为均匀的低信号,随着回波时间延长信号强度增高
   D. T_1WI 肿瘤表现为均匀的高信号,T_2WI 肿瘤表现为均匀的高信号,随着回波时间延长信号强度降低
   E. T_1WI 肿瘤表现为均匀的低信号,T_2WI 肿瘤表现为均匀的高信号,随着回波时间延长信号强度降低

72. 下列关于肝海绵状血管瘤诊断与鉴别诊断的描述,错误的是 ( )
   A. 出现典型 CT 和 USG 的特征,诊断不难
   B. 90% 海绵状血管瘤 CT 可以确诊
   C. MRI 表现为灯泡征
   D. 血管造影已成为常规检查,对诊断价值非常大
   E. 海绵状血管瘤需与多血供的肝细胞癌或转移性肝癌相鉴别

73. 牛眼征常见于 ( )
   A. 肝囊肿　　　B. 肝脓肿
   C. 原发性肝癌　D. 转移性肝癌
   E. 肝棘球蚴病

74. 肝细胞癌的血供主要来自 ( )
   A. 肝动脉　　　B. 门静脉
   C. 肝静脉　　　D. 腹腔动脉
   E. 胆囊动脉

75. 我国最常见的肝脏恶性肿瘤是( )
   A. 肝血管瘤　　B. 肝转移瘤

C. 肝细胞癌　　D. 胆管细胞癌
E. 肝肉瘤

76. 正常脾横断面外缘累计肋单位不超过（　　）
 A. 4 个　　　　B. 5 个
 C. 6 个　　　　D. 7 个
 E. 8 个

77. 下列关于肝转移瘤 CT 表现的描述，错误的是（　　）
 A. 平扫可见肝实质内小而多发圆形或类圆形的低密度肿块
 B. 肿瘤可发生液化坏死
 C. 增强时动脉期出现不规则边缘强化，平衡期消退
 D. 肿瘤很小不会发生囊性变
 E. 牛眼征

78. 超声显示正常胆囊壁的厚度均匀一致，为（　　）
 A. 2~3mm　　　B. 3.4mm
 C. 4.5mm　　　D. 2mm 以下
 E. 1.2mm

79. 正常超声显示肝总管及胆总管上段位于门静脉前方，其内径小于伴行门静脉的（　　）
 A. 1/2　　　　B. 2/3
 C. 3/4　　　　D. 1/3
 E. 1/4

80. 下列关于肿块型胆囊癌与肝癌鉴别诊断的描述，错误的是（　　）
 A. 胆囊癌引起的胆道侵犯，扩张比较明显
 B. 肝癌发生胆道扩张较轻
 C. 肝癌出现门静脉侵犯、栓塞较多
 D. 累及周围肝实质的肿块型胆囊癌与肝癌鉴别较困难
 E. CT 与 MRI 对两者的鉴别非常容易

81. 在 CT 上胆管结石较多见的是（　　）
 A. 低密度　　　B. 高密度
 C. 混杂密度　　D. 强回声
 E. 低信号

82. 下列关于胆结石 USG 表现的描述，正确的是（　　）

 A. 胆囊内形态稳定的弱回声团，弱回声团后方伴有无回声带即声影
 B. 改变体位扫查强回声团不随着体位改变而移动，为典型表现
 C. 如胆囊内充满结石，胆汁缺乏，可出现增厚的胆囊壁弱回声带环绕强回声的结石，加上后方有声影
 D. 形成所谓"囊壁、结石、声影"三合征，往往提示胆结石伴有胆囊癌
 E. 以上均正确

83. 下列关于胆结石 CT 表现的描述，错误的是（　　）
 A. 胆结石等密度(CT 值 0~25HU)，胆结石高密度(CT 值＞25HU)
 B. 高密度结石 CT 平扫容易发现，表现为单发或多发、圆形、多边形的高密度影
 C. 等密度结石在胆囊造影 CT 上表现为胆囊内的充盈缺损，位置可变化
 D. 肝内胆管结石与肝管走行一致，常伴有周围胆道扩张
 E. CT 值低的多为色素性结石

84. 环靶征主要见于（　　）
 A. 胆囊结石
 B. 先天性胆总管扩张
 C. 胆总管结石
 D. 胰头癌
 E. 胆囊腺肌症

85. 下列关于 MRI 上胆囊结石的信号表现的描述，正确的是（　　）
 A. T_1WI 高信号，T_2WI 高信号
 B. T_1WI 低信号，T_2WI 高信号
 C. T_1WI 低信号，T_2WI 低信号
 D. T_1WI 高信号，T_2WI 低信号
 E. 以上均不对

86. 下列关于急性胆囊炎临床表现的描述，错误的是（　　）
 A. 急性发作性的右上腹痛，放射至右肩胛
 B. 畏寒、高热、呕吐
 C. Murphy 征阳性
 D. 严重者可出现黄疸
 E. 实验室检查白细胞数高，血清胆红素或酸性磷酸酶增高

87. 急性胆囊炎胆囊壁弥漫性增厚,其厚度一般应超过 （   ）
   A. 1mm   B. 2mm
   C. 3mm   D. 4mm
   E. 5mm

88. 慢性胆囊炎的影像学检查主要依据 （   ）
   A. CT   B. MRI
   C. PET   D. USG
   E. 内镜活检

89. 下列关于急性胆囊炎 MRI 信号表现的描述,正确的是 （   ）
   A. 增厚的胆囊壁因水肿而出现 T_1WI 高信号, T_2WI 高信号
   B. 增厚的胆囊壁因水肿而出现 T_1WI 低信号, T_2WI 高信号
   C. 增厚的胆囊壁因水肿而出现 T_1WI 低信号, T_2WI 低信号
   D. 增厚的胆囊壁因水肿而出现 T_1WI 高信号, T_2WI 低信号
   E. 增厚的胆囊壁因增生而出现 T_1WI 低信号, T_2WI 高信号

90. 慢性胆囊炎多由反复发作的急性胆囊炎发展而来,也可没有明显的急性过程。发病过程常与何种疾病并存或互为因果 （   ）
   A. 胆囊炎   B. 胆结石
   C. 胆囊癌   D. 胆总管囊肿
   E. 米利兹（Mirrizzi）综合征

91. 胆系恶性肿瘤中最常见的是 （   ）
   A. 胆囊癌   B. 胆囊转移瘤
   C. 胆管癌   D. 胆管肉瘤
   E. 肝门癌

92. 下列关于胆囊癌的描述,错误的是（   ）
   A. 胆囊癌为胆系最常见的恶性肿瘤
   B. 早期无症状,易发生于中老年
   C. 以男性为多,男女比例为 3:1
   D. 多发生在胆囊底部或颈部
   E. 70%~90%为腺癌,少数为鳞癌。80%肿瘤呈浸润性生长,20%的肿瘤呈乳头状生长

93. 胆管癌较常见的病理类型是 （   ）
   A. 腺癌   B. 鳞癌
   C. 未分化癌   D. 胆管细胞癌
   E. 导管细胞癌

94. 胆囊癌 CT 表现中胆囊壁增厚型的特点是 （   ）
   A. 胆囊腔单发或多发乳头状肿块
   B. 胆囊壁呈不规则增厚
   C. 占 41%~70%
   D. 胆囊腔几近全部被肿瘤所占据,形成软组织肿块
   E. 肿块基底部胆囊壁增厚

95. 胆囊癌 MRI 检查主要的表现为（   ）
   A. 胆囊壁增厚和肿块
   B. 肿瘤侵犯肝脏
   C. 淋巴结转移
   D. 梗阻性胆道扩张
   E. 合并胆结石

96. 胆管癌为左、右肝管以下的肝外胆管癌。按其发生部位分为 （   ）
   A. 上段胆管癌、中段胆管癌、下段癌
   B. 上段胆管癌、肝门部癌、下段癌
   C. 肝门部癌、下段癌
   D. 上段胆管癌、下段癌
   E. 上段胆管癌、中段胆管癌

97. 上段胆管癌占肝外胆管癌的比例是 （   ）
   A. 30%   B. 40%
   C. 50%   D. 60%
   E. 70%

98. 下列关于胆管癌的描述,错误的是 （   ）
   A. 发病年龄多在 50~70 岁
   B. 男女发病比例为 1.4:1
   C. 胆管癌 95%为腺癌,少数为鳞癌
   D. 肿瘤的生长方式分为结节型、浸润型、乳头型,以结节型最常见
   E. 典型的临床表现为陶土样大便

99. 下列关于胆管癌影像学表现的描述,错误的是 （   ）
   A. X线征象可表现为软藤征

B. CT和MRI征象为胆管扩张,在扩张的胆管远端发现胆管突然中断、不规则胆管狭窄

C. 发现胆管内软组织肿块、胆管壁增厚

D. MRCP仅能显示胆管扩张,不能显示肿瘤本身

E. 有对比增强效应及淋巴结肿大

100. 胆管囊状扩张的Ⅳ型是指 （ ）
   A. 胆总管囊肿
   B. 胆总管憩室
   C. 壁内段胆总管囊状膨出
   D. 多发性肝内、外囊肿
   E. 肝内多发性囊肿

101. 肝内多发性囊肿属于 （ ）
   A. 胆管囊状扩张Ⅰ型
   B. 胆管囊状扩张Ⅱ型
   C. 胆管囊状扩张Ⅲ型
   D. 胆管囊状扩张Ⅳ型
   E. 胆管囊状扩张Ⅴ型

102. CT表现为"中心点征"属于 （ ）
   A. 胆管囊状扩张Ⅰ型胆总管囊肿
   B. 胆管囊状扩张Ⅱ型胆总管憩室
   C. 胆管囊状扩张Ⅲ型壁内段胆总管囊状膨出
   D. 胆管囊状扩张Ⅳ型多发性肝内、外囊肿
   E. 胆管囊状扩张Ⅴ型肝内多发性囊肿

103. CT检查显示:扩张胆管突然中断,末端层面见到软组织肿块,出现胆管不规则变窄,管壁增厚。最可能的诊断为 （ ）
   A. 胆总管结石
   B. 胆管炎症狭窄
   C. 胆总管下端癌
   D. 胰头癌
   E. 先天性胆总管扩张

104. 患者,男,65岁。近来上腹部不适,食欲缺乏,来院检查。右上腹平片发现石榴籽样致密阴影,侧位片见该致密影靠前方与肋骨相连,不随体位而改变位置。应考虑诊断为 （ ）
   A. 右肾结石
   B. 肠系膜淋巴结钙化
   C. 肝癌
   D. 肋软骨钙化
   E. 胆囊结石

105. 下列对于胰腺疾病诊断缺乏价值的检查是 （ ）
   A. X线   B. CT
   C. MR   D. MRCP
   E. ERCP

106. 下列关于正常胰腺MRI表现的描述,错误的是 （ ）
   A. MRCP不能显示主胰管
   B. 胰腺周围的脂肪呈高信号
   C. 脾静脉紧贴胰腺背侧与胰腺体尾部伴行
   D. 肠系膜上动脉指向胰腺体部
   E. 胰腺信号与肝脏相似

107. 下列关于胰腺癌MRI表现的描述,错误的是 （ ）
   A. 多数病例T_1WI及T_2WI为等信号
   B. 少部分病例表现为T_1WI低信号
   C. 少部分病例T_2WI为混杂不等的高信号
   D. 造影后显著强化
   E. 胰腺内局限性肿块

108. 超声显示正常胰腺内部回声强度为 （ ）
   A. 高于肝脏   B. 与肝脏相同
   C. 低于肝脏   D. 与脾脏相同
   E. 低于脾脏

109. 下列关于胰腺病变MRI表现的描述,错误的是 （ ）
   A. 胰岛细胞瘤表现为T_1WI低信号、T_2WI高信号的肿块
   B. 胰腺囊性病变呈边缘光滑的T_1WI低信号、T_2WI高信号影
   C. 胰腺囊腺瘤呈多房性,其内可见分隔

D. 胰腺假性囊肿的囊内有多发的分隔

E. 胰腺癌多数为 T_1WI 及 T_2WI 等信号

110. 下列关于急性胰腺炎的MRI表现的描述,错误的是 （　　）
A. 胰腺肿大
B. 胰液外渗在 T_2WI 上为胰腺周围的高信号
C. 增大的胰腺 T_1WI 为低信号
D. 增大的胰腺 T_2WI 为高信号
E. 胰腺内钙化灶

111. 胰腺癌最好发的部位是 （　　）
A. 胰头　　　B. 胰体
C. 胰尾　　　D. 胰腺钩突
E. 胰腺颈部

112. 胰头癌最常侵及的部位是 （　　）
A. 腹腔动脉　　B. 十二指肠
C. 肠系膜上动脉　D. 脾门
E. 肝脏

113. 胰腺癌主要和直接的CT表现是（　　）
A. 胰腺局部增大、肿块形成
B. 胰管阻塞
C. 胆总管阻塞
D. 肿瘤侵犯胰腺周围脏器
E. 肿瘤侵犯胰腺周围血管

114. 下列关于浆液性囊腺瘤的描述,错误的是 （　　）
A. 是一种较常见的胰腺良性肿瘤
B. 常常发生在胰腺的体尾部
C. 中老年女性多见
D. 肿瘤内有多个分隔
E. 有恶变倾向

115. 下列关于黏液性囊腺瘤的描述,错误的是 （　　）
A. 存在潜在恶性倾向
B. 临床多见的胰腺囊性肿瘤
C. 肿瘤常较小
D. 胰腺体尾部多见
E. 多见于40～60岁女性

116. 黏液性囊腺瘤MR鉴别诊断中最有价值的表现是 （　　）
A. 肿瘤大,直径可达10cm
B. 囊壁较厚
C. T_1 低信号, T_2 高信号
D. 肿瘤中央有 T_2 低信号
E. 乳头样或脑回样突起

117. 急性出血坏死性胰腺炎重要的CT征象为 （　　）
A. 胰腺表面光滑
B. 胰腺萎缩
C. 胰腺边缘锐利
D. 左肾前筋膜增厚
E. 胰腺密度均匀

118. 下列关于急性出血坏死性胰腺炎CT征象的描述,正确的是 （　　）
A. 胰腺体积常有明显增大,且为局限性
B. 胰腺密度改变与胰腺病理变化关系不大
C. 胰腺周围的脂肪间隙消失,胰腺边界尚清
D. 胰周脂肪坏死或胰腺外积液
E. 胰腺体积增大与临床严重程度往往不一致

119. 慢性胰腺炎最主要的症状是 （　　）
A. 中上腹部疼痛,饮酒后加重
B. 体重减轻
C. 粪便奇臭,量多呈泡沫状,含大量脂肪颗粒
D. 发热、恶心、呕吐
E. 低血压和休克

120. 下列关于脾大诊断标准的描述,错误的是 （　　）
A. 脾外缘超过5个肋单元
B. 在肝下缘层面以下仍旧可以见到脾的结构
C. 传统长径超过12cm
D. 脾上下端径超过11cm
E. 成年男女脾厚径限值均小于3.5cm

121. 下列关于脾血管瘤 CT 诊断的描述，正确的是 （　　）
   A. CT 上与肝血管瘤完全一致
   B. 脾一般明显增大
   C. 平扫病灶表现为边缘清晰的等密度影
   D. 增强病灶呈周边环状强化
   E. 延迟扫描病灶内造影剂退出

122. 脾梗死较为典型的 CT 表现为（　　）
   A. 大的梗死灶中央可以伴有囊性变
   B. 增强后病灶无强化，但轮廓较平扫时清楚
   C. 楔形低密度影，基底部位于脾外缘，尖端指向脾门
   D. 圆形或卵圆形低密度影
   E. 可见气体或液平面

123. 下列关于脾淋巴瘤的描述，正确的是 （　　）
   A. 又称脾淋巴癌
   B. 比较常见的恶性肿瘤
   C. 属于恶性淋巴管畸形
   D. 病理上分为囊性和海绵状两种
   E. 仅单发于脾脏

124. 脾脓肿最常见的原因是 （　　）
   A. 亚急性细菌性心内膜炎
   B. 败血症
   C. 化脓性阑尾炎
   D. 大叶性肺炎
   E. 细菌性肝脓肿

125. 脾脓肿较为特征性的 CT 表现是 （　　）
   A. 包膜下出血或积液
   B. 脾实质和脓肿壁有强化，而液化区无变化
   C. 脾弥漫性增大，密度稍低但均匀
   D. 可见小气泡或小气液平面
   E. 单个或多个低密度病灶，境界清楚或不清

126. 脾梗死的早期 CT 检查可见低密度阴影，其典型的形态为 （　　）
   A. 新月形　　　B. 不规则形
   C. 椭圆形　　　D. 圆形
   E. 楔形

127. 下列疾病急诊应做血管造影检查的是 （　　）
   A. 脏器外伤　　B. 急性胰腺炎
   C. 胆道梗阻　　D. 肠套叠
   E. 消化道大出血

128. 不属于脾脏局限性包膜下血肿 CT 征象的是 （　　）
   A. 呈新月形或半月形病变，位于脾缘处
   B. 相邻脾实质受压变平或呈内凹状
   C. 新鲜的血液 CT 值略高于或相近于脾密度
   D. 血肿随着时间延长而 CT 值逐渐下降
   E. 增强检查，血肿部分强化

129. 下列关于大肠、小肠腹部平片表现的描述，错误的是 （　　）
   A. 大肠内径较宽，内有气体及粪便
   B. 大肠有结肠袋存在
   C. 空肠呈环形皱襞，环形皱襞多而近且间距相等
   D. 回肠比较光滑，内径较窄，位置多位于下腹靠近中部
   E. 空、回肠一般无法区分，且意义不大

130. 腹腔积气最常见的原因是 （　　）
   A. 肝脓肿　　　B. 急性阑尾炎
   C. 胆囊炎　　　D. 胃肠道溃疡穿孔
   E. 急性糜烂性胃炎

131. 下列关于肠胀气的描述，错误的是 （　　）
   A. 胀大的空肠呈平行或层层连续性排列，于立位时呈拱形
   B. 回肠胀气呈光滑管状，一般位于中下腹部或中下腹部偏右
   C. 大肠胀气管径明显大于小肠，左半结肠在 5cm 以上，右半结肠多在 7cm 以上，若极度扩张可达 10cm 以上
   D. 扩大的结肠边缘仰卧位呈花边状，立位观察呈波浪状
   E. 以上均错误

132. 钙化灶不出现在右上腹部的疾病是
( )
A. 胆囊结石
B. 肝外胆管阳性结石
C. 肝内肿瘤钙化
D. 肝包虫病
E. 肾结石

133. 下列关于游离气腹的描述,错误的是
( )
A. 胃、十二指肠球部及结肠,正常时可以有气体,因此穿孔后大都有游离气腹征象
B. 小肠及阑尾,正常时一般无气体,穿孔后很少有游离气腹征象
C. 胃后壁溃疡穿孔,胃内气体可进入小网膜囊,如网膜孔不通畅,气体则局限在网膜囊内
D. 腹膜间位或腹膜后空腔器官向腹膜后间隙穿孔,而腹腔内并无游离气体
E. 没有游离气腹征象可以排除胃肠道穿孔

134. 气腹征最常见的原因是 ( )
A. 胃、十二指肠穿孔
B. 肠伤寒
C. 坏死性肠炎
D. 闭合性腹部损伤
E. 肿瘤穿孔

135. 不属于腹腔脓肿的X线表现是
( )
A. 脓腔内有气体时可见气液空腔或气泡征象
B. 脓腔内无气体时可表现为软组织肿块阴影
C. 脓肿邻近脏器很少受压移位
D. 脓肿周围炎性浸润
E. 相邻脂肪线增宽,密度增高或消失

136. 乙状结肠扭转常见的征象是 ( )
A. 假肿瘤征
B. 鸟嘴征
C. 咖啡豆征
D. "8"字征
E. 鱼肋征

137. 可疑脾破裂的患者,宜首选的检查方法是 ( )
A. B超 B. CT
C. MRI D. ECT
E. X线片

138. 下列关于肠梗阻分型的描述,正确的是 ( )
A. 机械性肠梗阻分为麻痹性和痉挛性
B. 机械性肠梗阻一般只有肠管通畅障碍,而无血运障碍
C. 血运性肠梗阻肠管本身并无器质性病变
D. 动力性肠梗阻有血循障碍和肠肌运动功能失调
E. 动力性肠梗阻肠管本身并无器质性病变

139. 下列关于单纯性小肠梗阻X线表现的描述,错误的是 ( )
A. 立位像可见肠内高低不等液面,胀气肠曲呈弓形,多发的液面呈梯状排列
B. 肠壁和肠黏膜皱襞除非是慢性梗阻,一般无明显增厚
C. 梗阻远侧肠曲无气或仅见少许气体
D. 扩张的肠管与正常肠管之间均能发现"移行带"处肿块影
E. 胆石性肠梗阻可在非胆囊区显示阳性结石影

140. 肠套叠的典型CT征象应包括( )
A. 多层靶环征 B. 咖啡豆征
C. 假肿瘤征 D. 鱼肋征
E. 弹簧征

141. 血运性肠梗阻是由肠系膜血管阻塞所致,典型的X线征象是 ( )
A. 脾曲截断征 B. 鸟嘴征
C. 咖啡豆征 D. 串珠征
E. 弹簧征

142. 下列关于腹膜腔肿瘤的描述,错误的是 ( )
A. X线表现缺乏特异性

B. CT表现为脏腹膜和壁腹膜结节状、扁平状软组织肿块或腹膜不规则弥漫性增厚

C. 原发性肿瘤最多见

D. 腹膜恶性肿瘤及继发性比较常见

E. 原发性肿瘤包括腹膜间皮瘤、纤维瘤及脂肪瘤等

143. 下列关于腹膜腔疾病影像学检查的描述,错误的是 (　　)

　　A. X线检查以腹部平片为主

　　B. 透视可以动态观察腹膜腔变化,价值非常大

　　C. 腹膜腔肿瘤采用腹部平片价值有限

　　D. CT扫描对腹膜腔疾病的诊断具有重要临床价值

　　E. 腹膜腔肿瘤以CT检查为主要诊断手段

144. 急性腹膜炎的X线表现为小肠、大肠充气,其主要原因在于 (　　)

　　A. 炎性渗出毒素产生中毒性肠麻痹

　　B. 静脉曲张引起肠缺血而产生缺血性肠梗阻

　　C. 粘连引起的机械性肠梗阻

　　D. 小肠、大肠内正常存留的气体

　　E. 以上均不对

145. 下列关于盆腔积液的描述,错误的是 (　　)

　　A. 液体首先积聚在膀胱直肠窝内和直肠周围窝内

　　B. 液体为中等密度

　　C. 盆腔密度增高

　　D. 充气的乙状结肠和部分小肠向上推移

　　E. 液体首先积聚在盆腔外侧隐窝处

146. 下列关于腹腔脓肿CT表现的描述,错误的是 (　　)

　　A. 脓肿早期CT平扫为软组织密度肿块影,边缘模糊

　　B. 脓肿累及范围与解剖间隙之间完全一致

　　C. 晚期有环形强化

D. 气泡影对脓肿的诊断有重要价值

E. 应当与腹腔肿瘤坏死或囊肿继发感染相鉴别

147. 下列关于腹膜层肿瘤的描述,错误的是 (　　)

　　A. 肿瘤沿腹膜面生长

　　B. 一般不形成腹腔积液

　　C. 不规则增厚

　　D. 瘤结节向腹腔内突起

　　E. 病变弥漫,常合并腹腔积液

【B型题】

(148～149题共用备选答案)

A. 黏膜皱襞破坏、中断

B. 黏膜皱襞增宽、迂曲

C. 黏膜皱襞清晰、规整

D. 黏膜皱襞纤细

E. 黏膜皱襞平坦

148. 胃窦部恶性肿瘤时,胃肠钡餐造影表现为 (　　)

149. 胃底部黏膜下静脉曲张时胃肠钡餐造影表现为 (　　)

(150～152题共用备选答案)

A. 管腔局限性狭窄,管壁僵硬

B. 狭窄在管腔一侧,局限而光滑

C. 腔外乳头状龛影

D. 突出腔外半圆形囊袋状影

E. 腔内半月形龛影

150. 良性溃疡胃肠钡餐造影X线可表现为 (　　)

151. 恶性溃疡胃肠钡餐造影X线可表现为 (　　)

152. 憩室的胃肠钡餐造影X线可表现为 (　　)

(153～157题共用备选答案)

A. 小肠克罗恩病

B. 小肠腺癌

C. 小肠淋巴瘤

D. 急性肠缺血

E. 肠套叠

153. CT检查中,显示肠壁局部肿块,伴近侧肠管梗阻扩张,同时显示肠外浸润及淋巴结转移征象,可见于（   ）
154. CT检查中,显示肠壁增厚,且程度长,范围长,肠腔动脉瘤样扩张,无肠梗阻表现,伴腹膜后淋巴结肿大,应考虑（   ）
155. CT检查中,节段性肠壁增厚,肠系膜脂肪增生,密度增高,界线模糊,可见多发小淋巴结影及肠系膜血管形成的梳样征,可见于（   ）
156. CT检查中,小肠壁增厚、分层、肠管扩张、肠壁及门静脉内积气,肠系膜水肿积液,增强后肠系膜上动脉内见到充盈缺损,应考虑是（   ）
157. CT检查中,回结肠走形区类圆形靶环状肿块影,环与环之间可见脂肪影及气液影,伴肠梗阻,可见于（   ）

（158～161题共用备选答案）
A. 病灶边缘明显高低不平,强化持续时间很短
B. 囊中囊征
C. 灶周无水肿带,边缘强化出现牛眼征
D. 边缘清晰,无强化
E. 边缘不清,灶内有气体,或增强出现坏死

158. 肝转移瘤的特征性CT表现是（   ）
159. 肝脓肿的特征性CT表现是（   ）
160. 肝囊肿的特征性CT表现是（   ）
161. 肝棘球蚴病的典型CT表现是（   ）

（162～166题共用备选答案）
A. 稍长T_1、极长T_2信号
B. 稍长T_1、长T_2信号
C. 极长T_1、极长T_2信号
D. 短T_1、稍长T_2信号
E. 长T_1、短T_2信号

162. 肝血管瘤（   ）
163. 肝局灶性脂肪浸润（   ）
164. 肝囊肿（   ）
165. 肝内钙化灶（   ）
166. 肝癌（   ）

（167～171题共用备选答案）
A. Ⅰ型胆管囊状扩张
B. Ⅱ型胆管囊状扩张
C. Ⅲ型胆管囊状扩张
D. Ⅳ型胆管囊状扩张
E. Ⅴ型胆管囊状扩张

167. 胆总管下端在十二指肠壁内扩张并突入肠腔,可见于（   ）
168. 胆总管囊状扩张,可见于（   ）
169. 肝内胆管囊状扩张,可见于（   ）
170. 胆总管单发憩室,可见于（   ）
171. 肝内外胆管囊状扩张,应考虑（   ）

（172～176题共用备选答案）
A. 胆管癌
B. 胆管结石
C. 胆囊癌
D. 胰头癌
E. 胆管囊状扩张

172. 胆总管局限性扩张,以上胆管无扩张,常见于（   ）
173. 胆管造影显示胆管充盈缺损,其梗阻端呈杯口状,常见于（   ）
174. 胆囊壁局限性增厚并明显强化,常见于（   ）
175. 胆管造影示胆管充盈缺损,其梗阻端呈不规则状,常见于（   ）
176. 双管征常见于（   ）

（177～178题共用备选答案）
A. 胰腺局部实性肿块
B. 胰腺肿块远端腺体萎缩
C. 胰周脂肪消失
D. 胰管不规则钙化
E. 胰管扩张

177. 慢性胰腺炎最具特征的诊断依据是（   ）
178. 不属于胰腺癌改变的是（   ）

（179～182题共用备选答案）
A. 双管征
B. 胰腺周围脂肪密度增高
C. 胰腺实质内多发钙化
D. 囊壁菲薄,无强化
E. 胰体部囊性密度影,其内并可见分割

179. 胰腺囊腺瘤 （ ）
180. 急性胰腺炎 （ ）
181. 慢性胰腺炎 （ ）
182. 胰头癌 （ ）

（183～187题共用备选答案）
A. 脾脏内类圆形低密度影,增强后自边缘向中心强化
B. 脾脏内低密度影,其内可见气体密度影
C. 脾脏内低密度影,尖端朝向脾门
D. 脾脏弥漫性肿大并实质内多发低密度区
E. 脾脏内类圆形低密度,增强后均未见强化

183. 脾囊肿 （ ）
184. 脾血管瘤 （ ）
185. 淋巴瘤 （ ）
186. 脾梗死 （ ）
187. 脾脓肿 （ ）

（188～190题共用备选答案）
A. 小肠呈阶梯状液平
B. 在中下腹部或右下腹部
C. 肠管充气呈咖啡豆征
D. 全部肠管轻度充气,并有小液平
E. 腹腔内有游离气体

188. 绞窄性肠梗阻的典型X线表现是 （ ）
189. 单纯性肠梗阻的可靠X线征象是 （ ）
190. 胃、十二指肠穿孔的可靠X线征象是 （ ）

【X型题】

191. 腔外龛影与憩室相同之处为 （ ）
A. 均为良性病变
B. 均为管壁薄弱所致
C. 均突出于胃肠轮廓之外
D. 均有胃及肠黏膜进入
E. 均为恶性病变

192. 食管静脉曲张的诊断要点包括 （ ）
A. 肝硬化及门静脉高压史
B. 有无呕血史
C. 食管黏膜呈蚯蚓状
D. 食管壁边缘呈锯齿状
E. 食管黏膜破坏、中断

193. 胃肠钡餐检查禁忌证包括 （ ）
A. 疑有胃肠道梗阻或穿孔者
B. 对碘剂过敏者
C. 近期内胃肠道大出血者
D. 老年人行动不便者
E. 食管-胃底静脉曲张的患者

194. 胃肠钡餐造影时,胃良性溃疡的特征包括 （ ）
A. 黏膜线
B. 项圈征
C. 狭颈征
D. "V"字裂隙（尖角征）
E. 指压迹征

195. 胃肠钡餐造影时,恶性溃疡的特征包括 （ ）
A. 胃腔内不规则形充盈缺损
B. 半月形或不规则形腔内龛影
C. 胃壁僵硬,胃腔狭窄
D. 黏膜皱襞破坏、中断
E. 可见黏膜线

196. 早期胃癌的诊断需综合 （ ）
A. 临床表现
B. 胃肠钡餐造影检查
C. 胃镜检查
D. 活组织病理检查
E. 病变多侵犯肌层

197. 食管癌的病理（大体）形态分型为 （ ）
A. 浸润型   B. 混合型
C. 增生型   D. 溃疡型
E. 结节型

198. 食管-胃底静脉曲张受累及的血管有 （ ）
A. 胃短静脉
B. 胃冠状静脉
C. 食管黏膜下静脉
D. 食管周围静脉丛
E. 以上均不正确

199. 克罗恩(Crohn)病的并发症有（ ）
    A. 肠癌   B. 脓肿形成
    C. 瘘管形成   D. 肠梗阻
    E. 肠结核

200. 小肠淋巴瘤的 X 线表现为 （ ）
    A. 伴有溃疡的多发大小不一的结节状充盈缺损
    B. 范围较长的管腔不规则狭窄与扩张夹杂存在
    C. 伴有管壁僵硬
    D. 可伴有肠套叠
    E. 可伴有肠扭转

201. 结直肠癌的大体病理分型为 （ ）
    A. 增生型   B. 浸润型
    C. 结节型   D. 溃疡型
    E. 混合型

202. 结直肠癌 CT 检查的意义在于（ ）
    A. 结肠癌的术前分期
    B. 鉴别直肠癌治疗后的纤维组织增生与肿瘤复发
    C. 癌肿与周围组织的关系
    D. 局部淋巴结有无肿大
    E. 判断病理分型

203. 慢性胃溃疡发生恶变时,可在良性胃溃疡的基础上出现的恶性征象是
    （ ）
    A. 局部胃壁平坦,蠕动异常
    B. 龛影周围出现小结节状充盈缺损,犹如指压迹
    C. 龛影周围黏膜皱襞呈杵状增粗或中断
    D. 龛影变为不规则或边缘出现尖角征
    E. 可见黏膜线

204. 早期胃癌的概念 （ ）
    A. 是指癌限于黏膜
    B. 不论其大小
    C. 不论其有无转移
    D. 是指癌限于黏膜下层
    E. 可以侵犯肌层

205. 胃癌的基本 X 线表现有 （ ）
    A. 环堤   B. 皮革胃

    C. 半月征   D. 袖口征
    E. 项圈征

206. 肝脏 CT 增强扫描的意义在于（ ）
    A. 增加肝脏组织或病变的密度,扩大两者的对比度
    B. 提高病变的发现率
    C. 使病变的细节显示更清楚
    D. 观察病变的血运
    E. 无助于判断肝癌病理分型

207. 肝脏的脏面有左、右两条纵沟和一条横沟,下列关于横沟的说法不正确的是 （ ）
    A. 横沟包括:肝管、肝固有动脉、门静脉、淋巴管与神经出入
    B. 横沟形成肝门肝裂
    C. 横沟左右宽 2.2~7.4cm,平均 4cm
    D. 横沟前方是尾状叶,后方是方叶
    E. 横沟由胆囊窝和肝静脉构成

208. 下列关于第二肝门平面 MRI 所见的描述,正确的是 （ ）
    A. 下腔静脉表现为类圆形无信号结构
    B. 可见右、中、左肝静脉主干走行及其汇入下腔静脉的情况
    C. 肝右静脉位于门静脉右支的前、后分支之间
    D. 膈肌脚后方含有脂肪为高信号
    E. 以上均不正确

209. 下列关于门静脉的描述,正确的是
    （ ）
    A. 门静脉分为肝内和肝外两部分
    B. 脾静脉和肠系膜上静脉在第 2 腰椎水平汇合成门静脉
    C. 门静脉与肝动脉、胆总管一起进入肝门
    D. 门静脉分为左、右两支
    E. 由肠系膜上、下静脉汇合成

210. 肝门三件是指 （ ）
    A. 肝固有动脉   B. 门静脉
    C. 肝静脉   D. 胆管
    E. 胆囊

211. 肝、胆、胰、脾常规 CT 为横断面扫描，其优点是 （　　）
   A. 避免了普通 X 线检查时解剖结构的前后重叠
   B. 各器官互不干扰，清楚地显示在 CT 横断面图像上
   C. CT 对密度的分辨率比 X 线平片高 10 倍
   D. 一层层连续观察，善于将各层连贯性分析
   E. 空间分辨率高

212. 下列关于肝脏弥漫性信号改变的描述,正确的是 （　　）
   A. T_1WI、T_2WI 上弥漫性信号增强应考虑脂肪肝
   B. T_2WI 上弥漫性信号增强应考虑脂肪肝
   C. 肝脏信号弥漫性明显减低应考虑血色素沉着症
   D. 肝脏信号弥漫性明显升高应考虑血色素沉着症
   E. 肝脏信号在 T_1WI 和 T_2WI 都高于脾脏信号

213. 肝海绵状血管瘤的 CT 诊断标准是 （　　）
   A. 呈"早出晚归"征象
   B. 增强扫描从中央部开始增强,增强密度接近同层大血管的密度
   C. 随时间延续增强范围向中心扩展,且增强密度逐渐下降
   D. 最后增强密度下降变成等密度
   E. 呈"快进快出"征象

214. 较大的肝血管瘤因纤维化增多,血流减少,与恶性肿瘤鉴别困难时,可采用以下哪些方法来明确诊断 （　　）
   A. 尽量增加对比剂剂量
   B. 尽量减少对比剂剂量
   C. 做较长时间的延迟扫描
   D. 做较短时间的延迟扫描
   E. 呈"快进快出"征象

215. 原发性肝癌组织学上可分为 （　　）
   A. 肝细胞癌
   B. 胆管上皮细胞癌
   C. 混合性肝癌
   D. 导管细胞癌
   E. 腺癌

216. 早期肝癌常需与下列哪些疾病相鉴别 （　　）
   A. 血管瘤
   B. 肝硬化再生结节
   C. 转移性肝癌
   D. 肝腺瘤
   E. 肝脓肿

217. 转移至肝脏的肿瘤其转移途径主要有 （　　）
   A. 邻近器官肿瘤的直接侵犯
   B. 经肝门部淋巴路转移
   C. 经门静脉转移
   D. 经肝动脉转移
   E. 以上均不正确

218. 下列关于肝棘球蚴病 CT 表现的描述,正确的是 （　　）
   A. 肝实质内单发或多发、大小不等、圆形或类圆形的低密度囊性病灶
   B. 可见环状、半环状、条索状或结节状钙化
   C. 囊壁强化
   D. 于母囊内有大小不一、数目不等的子囊,形成多房或蜂窝状
   E. 增强扫描呈"早出晚归"征象

219. 肝硬化所引起的继发性改变包括 （　　）
   A. 脾大　　　B. 门静脉扩张
   C. 腹水　　　D. 食管静脉曲张
   E. 肝脓肿

220. 正常肝内的管道系统包括 （　　）
   A. 胆管　　　B. 肝动脉
   C. 门静脉　　D. 肝静脉
   E. 下腔静脉

221. Couinaud 肝脏分段法正确的叙述是 （　　）
   A. 以肝中静脉将肝脏分为左、右叶

B. 以肝纵裂或圆韧带裂再将左肝分为内侧段及外侧段

C. 肝右静脉为界分右叶为右肝前、后段

D. 这四个段又以门静脉左、右分支主干的横线分为上、下段

E. 根据 Couinaud 分段法,肝脏分为 4 个段

222. 肝棘球蚴病的 CT、MRI 典型征象包括（　　）

A. 双边征
B. 水上百合征
C. 水蛇征
D. 囊内囊征
E. 对比增强后囊肿均匀性强化,但囊壁一般不显示

223. 早期肝脓肿未出现液化时需要与肝癌鉴别,其主要的鉴别点在于（　　）

A. CT 上出现环征或三环征
B. 应结合临床是否有炎症表现
C. 抗感染治疗后复查脓肿是否吸收
D. 穿刺活检确诊
E. 增强扫描呈"快进快出"表现

224. 根据化学成分不同,胆结石分为（　　）

A. 胆固醇性胆结石
B. 色素性胆结石
C. 单纯性胆结石
D. 混合性胆结石
E. 以上均不正确

225. 下列关于胆道系统的 MRI 信号表现的描述,正确的是（　　）

A. 肝外胆管 T_1WI 上肝管呈低信号
B. 肝外胆管 T_2WI 上肝管为高信号
C. 胆囊 T_1WI 为低信号
D. 胆囊 T_2WI 为高信号
E. 常用的序列是脂肪抑制成像序列

226. 磁共振胰胆管造影(MRCP)的正常表现包括（　　）

A. 肝内胆管从周围向肝门集中、由细变粗
B. 左、右肝管汇合成肝总管

C. 胆囊为卵圆形囊袋影
D. 胆囊管与肝总管汇合成胆总管
E. 胆囊管与肝总管汇合成肝总管

227. 胆结石正确的 MRI 表现包括（　　）

A. 胆囊结石为胆囊内低信号影
B. 胆管结石为 T_1WI 和 T_2WI 上低信号
C. 部分胆结石可在 T_1WI 上呈高信号
D. MRCP 可以清楚显示结石
E. 不会引起胆囊体积扩张

228. 胆管癌的正确 MRI 表现包括（　　）

A. 胆管局限性狭窄
B. 病变上方胆管扩张
C. 扩张的胆管末端胆管突然狭窄
D. 扩张的胆管末端管壁不规则增厚
E. 肝外胆管壁厚度 >3mm 是胆管癌的可靠表现

229. 急性胆囊炎较常见的致病因素是（　　）

A. 胆结石嵌顿
B. 胆道蛔虫阻塞
C. 暴饮暴食
D. 酗酒
E. 以上均不正确

230. 胆管癌按照肿瘤的生长方式分为（　　）

A. 乳头型　　B. 结节型
C. 溃疡型　　D. 浸润型
E. 混合型

231. 胆囊癌的 CT 表现可分为（　　）

A. 胆囊壁增厚型　B. 腔外型
C. 肿块型　　　　D. 结节型
E. 混合型

232. 胆管囊状扩张分为（　　）

A. Ⅰ型为胆总管囊肿
B. Ⅱ型为胆总管憩室
C. Ⅲ型为壁内段胆总管囊状膨出
D. Ⅳ型为多发性肝内、外囊肿
E. 胆管囊状扩张分为 4 种类型

233. 临床上将胆管梗阻的部位分为（　　）

A. 肝门段　　B. 胰上段

C. 胰腺段　　D. 壶腹段
E. 以上均不正确

234. 慢性胰腺炎的主要CT表现包括
（　　）
A. 胰腺体积变化
B. 胰管扩张
C. 胰管结石
D. 胰腺实质钙化
E. 胰腺假囊肿形成

235. 下列关于慢性胰腺炎MRI表现的描述,正确的是　　　　　　　　（　　）
A. T_2WI可呈混杂信号
B. 胰腺内肿块
C. 胰腺内的钙化呈无信号区
D. 扩张的胰管在T_2WI上为高信号条状影
E. 胰腺周围肿大淋巴结多发

236. 胰头癌引起的十二指肠环的改变包括　　　　　　　　　　（　　）
A. 降部充盈缺损
B. 降部双边缘
C. 降部小弯侧黏膜皱襞破坏、消失
D. 降部出现反"3"征
E. 肠环缩小

237. 在胰头癌CT诊断中的双管征是指
（　　）
A. 胰管　　　B. 胆囊管
C. 胆总管　　D. 肝总管
E. 以上均不正确

238. 黏液性囊腺瘤在CT上出现以下哪些征象时应考虑恶性倾向　　（　　）
A. 直径超过8cm
B. 有转移灶
C. 不规则厚壁
D. 突向腔内的壁结节
E. 多数囊壁合并有乳头状物

239. 慢性胰腺炎的CT征象为　　（　　）
A. 轻型患者CT可完全正常
B. 胰腺大小正常、缩小,但不增大
C. 胰管不扩张

D. 胰管结石和胰腺实质钙化
E. 以上均正确

240. 与胰腺毗邻关系密切的大血管有
（　　）
A. 肠系膜上动脉
B. 肠系膜上静脉
C. 脾动脉、脾静脉
D. 腹腔动脉、腹主动脉
E. 肠系膜下静脉

241. 急性单纯性胰腺炎的CT征象为
（　　）
A. 少数轻型患者,CT可无阳性表现
B. 胰腺体积呈弥漫性增大
C. 胰腺密度正常或轻度下降
D. 胰腺轮廓清楚或模糊
E. 增强扫描胰腺不均匀增强

242. 下列关于慢性胰腺炎的描述,错误的是　　　　　　　　　　（　　）
A. 慢性胰腺炎与胰腺癌均可在十二指肠降部出现反"3"字征
B. 慢性胰腺炎常不并发假性胰腺囊肿
C. 可合并网膜积液积脓
D. 胰腺肿大,形态不规则,轮廓模糊
E. 不引起胰腺内、外分泌功能不足

243. 下列关于脾恶性淋巴瘤的描述,正确的是　　　　　　　　　　（　　）
A. 分为脾本身的原发恶性淋巴瘤和全身恶性淋巴瘤脾浸润两种
B. 恶性淋巴瘤脾浸润的发生率达40%~70%
C. 病理分4型:弥漫性脾肿大型、粟粒型、多发结节型肿块和孤立大肿块型
D. 影像学表现没有特征性
E. 以外科手术治疗为主

244. 脾恶性淋巴瘤的病理分型有（　　）
A. 弥漫性脾肿大型
B. 粟粒型
C. 多发结节型

D. 孤立大肿块型
E. 以上均不正确

245. 脾梗死的原因主要有 （ ）
A. 血栓形成　　B. 动脉粥样硬化
C. 慢性白血病　D. 镰状细胞性贫血
E. 动脉痉挛

246. 原发性腹膜腔肿瘤包括 （ ）
A. 腹膜间皮瘤
B. 原发浆液性乳头状癌
C. 纤维瘤
D. 脂肪瘤
E. 以上均不正确

247. 急性腹膜炎的X线表现 （ ）
A. 小肠、大肠充气扩张
B. 肠壁增厚
C. 肠管活动明显活跃
D. 腹肌紧张而平直
E. 腹肌松弛

248. 急性腹膜炎典型的CT表现包括（ ）
A. 腹腔积气
B. 气腹和小气泡征
C. 腹腔积液
D. 腹膜外脂肪水肿增厚
E. 以上均正确

249. 下列急腹症中,CT检查更有优势的包括 （ ）
A. 脏器挫裂伤　B. 器官周围出血
C. 腹腔内积液　D. 急性阑尾炎
E. 急性消化道大出血

250. 异常腹部影像学表现一般包括
（ ）
A. 腹腔异常积气
B. 腹腔积液
C. 腹内肿块
D. 假性肿瘤
E. 判断病理分型

251. 下列哪一种疾病引发的钙化灶出现在腹部中央区 （ ）
A. 胰腺钙化
B. 胆囊钙化

C. 主动脉钙化
D. 脊柱结核伴脊柱旁脓肿
E. 输尿管结石

252. 急腹症患者CT检查异常表现,应从下列哪几个方面进行分析 （ ）
A. 异常密度改变,CT值的测量是必需的
B. 对比增强扫描改变
C. 腹腔脏器大小改变
D. 形态、轮廓改变
E. 病变区相邻脏器改变无须观察

253. 绞窄性肠梗阻是肠系膜血管发生狭窄、血运障碍而引起小肠坏死。常见的原因是 （ ）
A. 小肠扭转　　B. 粘连带压迫
C. 内疝　　　　D. 小肠淋巴瘤
E. 以上都不是

254. 麻痹性肠梗阻常见的原因是 （ ）
A. 腹部手术后
B. 肠系膜动脉血栓形成
C. 腹部炎症
D. 腹膜炎
E. 蛔虫团

255. 脾破裂的动脉造影征象包括 （ ）
A. 对比剂外溢
B. 脾内血肿,脾内动脉受压移位
C. 脾实质完整,未见受压
D. 脾破裂呈碎块,脾的轮廓呈楔形中断、碎裂
E. 出现液气平面

256. 在观察分析胃肠道CT图像时应遵循
（ ）
A. 了解扫描技术与方法,是平扫还是对比增强扫描
B. 对每帧图像进行观察
C. 结合系列多帧图像的观察
D. 立体了解被检查部位管腔大小、形状和周围器官间的解剖关系
E. 当发现病变时,要分析病变的位置、大小、形状、数目和边缘

二、名词解释
1. 狭颈征
2. 半月征
3. 环堤
4. 裂隙征
5. 皮革胃
6. 充盈缺损
7. 龛影
8. 黏膜线
9. 项圈征
10. 早期胃癌
11. 卵石征
12. 第二肝门
13. 灯泡征
14. 牛眼征
15. 中心点征
16. 环靶征
17. 软藤征
18. 双管征
19. 脾梗死
20. 双泡征
21. 串珠征
22. 咖啡豆征
23. 假肿瘤征
24. 鸟嘴征

三、填空题
1. 弥漫性脂肪肝超声检查中，肝实质回声普遍性增高，表现为_____。
2. 肝脓肿特征性超声表现是_____。
3. 肝血管瘤与肝癌的 MRI 信号相似，T_1WI 可能表现低信号，但前者的 T_2WI 表现为_____信号。
4. CT 表现为肝密度弥漫性降低和弥漫性增高的两个疾病分别是_____、_____。
5. 原发性肝癌分为巨块型、结节型和弥漫型，其中结节型肿块直径_____。
6. 肝转移瘤典型的影像学表现为_____。
7. 根据肿瘤的生长方式，胆管癌分为_____、_____和_____3型，以_____最多见。
8. 胆囊结石合并胆囊炎时，超声检查常出现_____、_____和_____三联征。
9. 胰腺癌转移最常发生的脏器是_____。
10. 胰头癌多同时合并有胰管和胆总管扩张，形成所谓的_____征。
11. 腹部钝性伤最容易累及的器官是_____。
12. 原发性腹膜肿瘤包括_____、_____、_____和_____。

四、简答题
1. 简述食管静脉曲张的 X 线表现。
2. 简述小肠间质瘤的 CT 表现。
3. 简述 Couinaud 肝脏分段法。
4. 简述腹部异常的影像学表现。

五、论述题
1. 试述肝转移瘤的 CT 与 MRI 表现。
2. 试述脾淋巴瘤的 CT 及 MRI 表现。
3. 急腹症患者在哪些情况下应采用 CT 检查？

六、病例分析题
1. 患者，男，44 岁。剑突下疼痛伴呕吐半年余，加重 1 周。胃钡剂造影检查见下图。
   问题：请做出诊断并给出诊断依据。

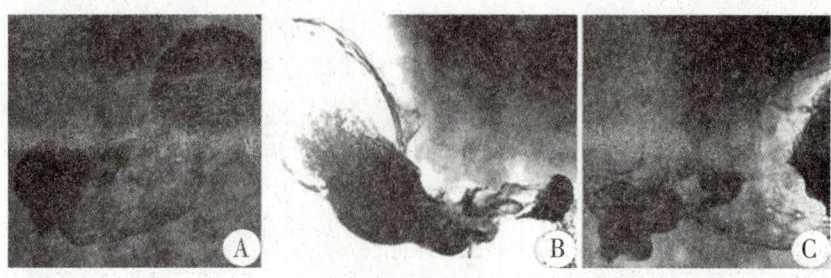

2. 患者,男,44岁。间断乏力4年,头晕1个月,呕血1次。食管钡剂造影及胸部CT扫描见下图。

问题:请做出诊断并给出诊断依据。

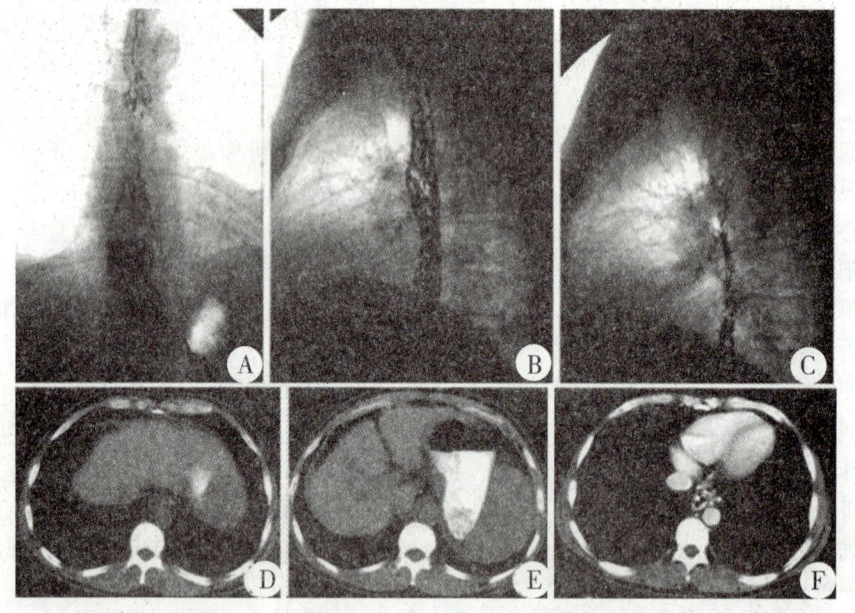

A~C:食道钡剂造影;D、E:上腹部CT平扫;F:食管下段CT增强扫描门静脉期

3. 患者,男,63岁。胸痛,进行性吞咽困难伴消瘦20天。食道钡剂造影及胸部CT扫描见下图。

问题:请做出诊断并给出诊断依据。

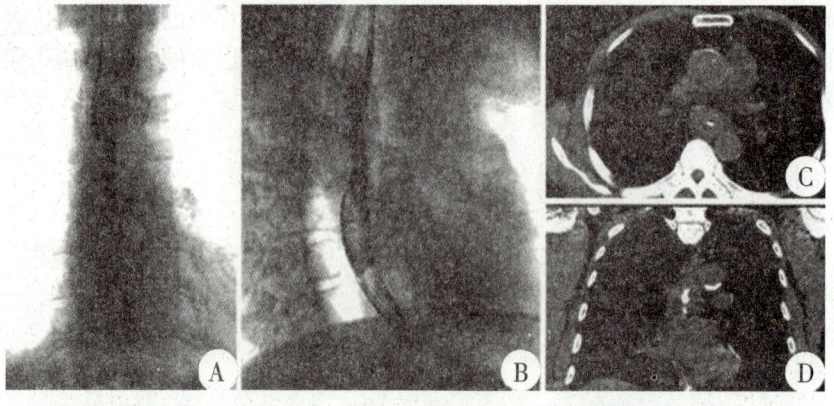

A、B:食道钡剂造影;C:食管中段CT平扫;D:胸部CT经食管冠状面重建

4. 患者,男,64岁。大便性状改变伴便后带血7月。钡灌肠X线检查及盆腔CT扫描见下图。
   问题:请做出诊断并给出诊断依据。

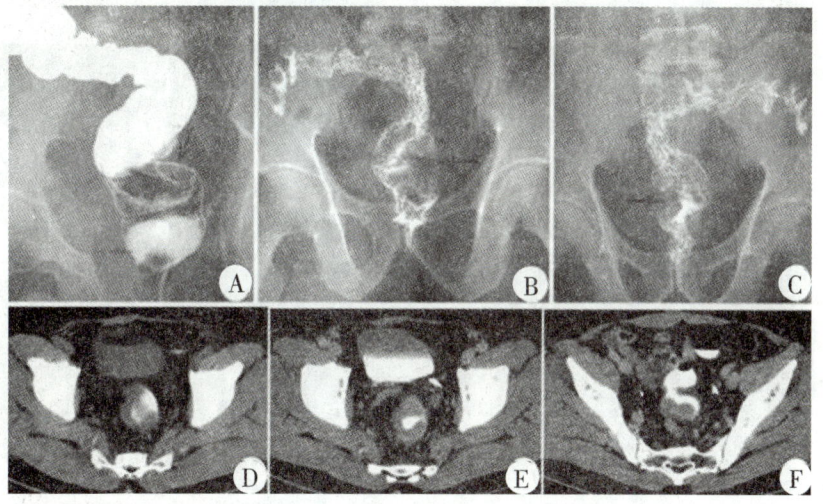

   A~C:钡灌肠成像;D:盆腔CT平扫;E、F:盆腔CT增强扫描

5. 患者,男,63岁。甲状腺功能亢进、甲状腺功能亢进心脏病20余年,发热10天。体温最高达38.9℃,血白细胞25×10^9/L,上腹部CT扫描如下图。
   问题:请做出诊断并给出诊断依据。

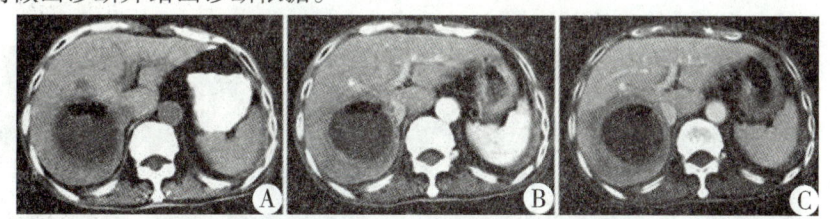

   A:平扫;B:同层面动态增强扫描动脉期;C:静脉期

6. 患者,女,70岁。上腹闷胀10多年,加重1月。上腹部MR检查如下图。
   问题:请做出诊断并给出诊断依据。

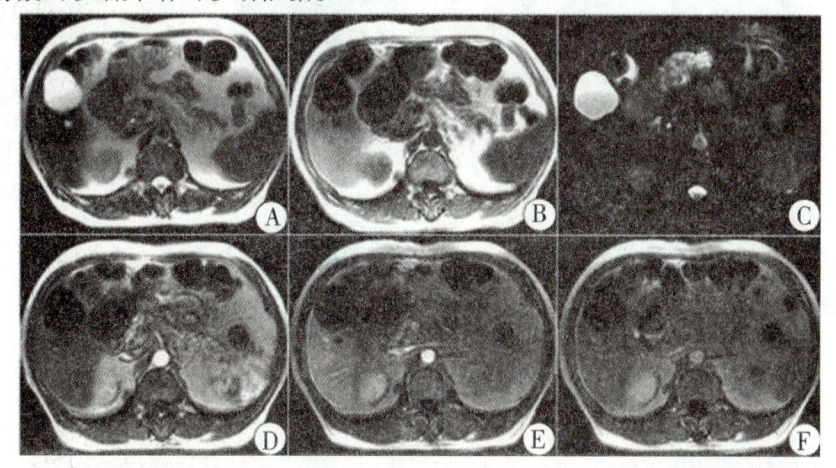

   A~C:平扫,依次为T_2WI、T_1WI、T_2脂肪抑制;D~F:同层面动态增强扫描,依次为动脉期、门静脉期、平衡期

7. 患者,女,37岁。右上腹部阵发性闷痛,劳累后加重,休息可自行缓解,无放射痛。上腹部 MR 检查如下图。

问题:请做出诊断并给出诊断依据。

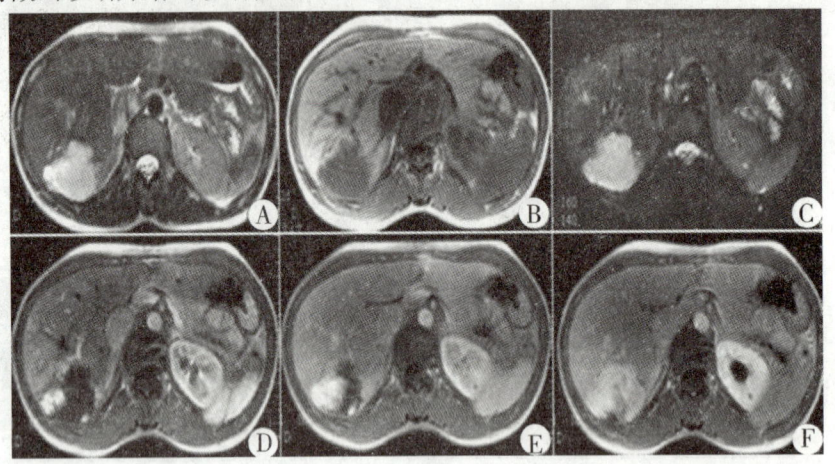

A~C:平扫,依次为 T_2WI、T_1WI、T_2 脂肪抑制;D~F:同层面动态增强扫描,依次为动脉期、门静脉期、平衡期

8. 患者,男,47岁。慢性乙肝活动期伴全身乏力、食欲减退、尿黄1年余。CT 扫描见下图。

问题:请做出诊断并给出诊断依据。

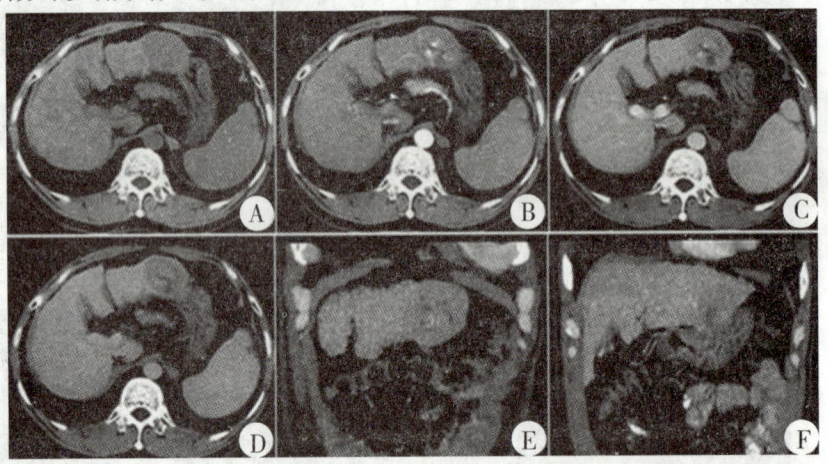

A:平扫;B~D:同层面动脉增强扫描,依次为动脉期、门静脉期、平衡期;E、F:冠状面重建

9. 患者,女,39岁。卵巢浆液性乳头状囊腺癌侵及直肠全层术后2个月,左下肢麻木1月余。影像资料如下图。

问题:请做出诊断并给出诊断依据。

· 090 ·

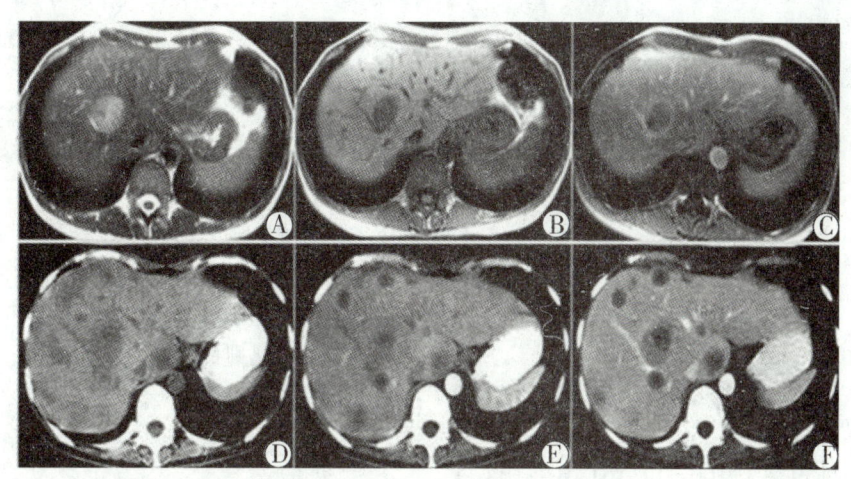

A~C:3个月前MRI图像,依次为T_2WI、T_1WI、增强T_1WI;D~F:本次同层面CT扫描,依次为平扫动脉期、增强动脉期、门静脉期

10. 患者,男,50岁。以剑突下偏右为主疼痛2月余,未向其他部位放射。超声及CT检查见下图。
问题:请做出诊断并给出诊断依据。

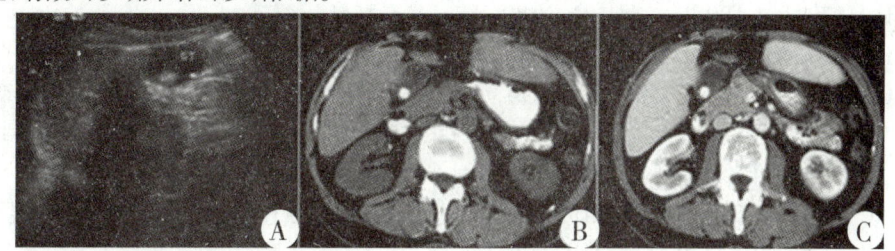

A:超声;B:平扫;C:同层面CT增强扫描

【参/考/答/案】

一、选择题

【A型题】

1. A	2. B	3. E	4. B	5. E	51. E	52. B	53. D	54. A	55. E
6. B	7. A	8. C	9. E	10. D	56. E	57. E	58. D	59. A	60. E
11. A	12. E	13. C	14. E	15. E	61. C	62. D	63. D	64. A	65. B
16. D	17. C	18. B	19. C	20. D	66. C	67. A	68. D	69. A	70. A
21. A	22. E	23. C	24. E	25. E	71. B	72. D	73. D	74. A	75. C
26. B	27. B	28. C	29. E	30. B	76. B	77. D	78. A	79. B	80. E
31. B	32. D	33. D	34. B	35. A	81. B	82. C	83. B	84. C	85. C
36. A	37. B	38. D	39. C	40. D	86. E	87. C	88. D	89. B	90. B
41. E	42. E	43. A	44. C	45. C	91. A	92. C	93. A	94. B	95. A
46. B	47. C	48. B	49. C	50. C	96. A	97. C	98. D	99. D	100. D
					101. E	102. E	103. C	104. E	105. A
					106. A	107. D	108. A	109. D	110. E
					111. A	112. B	113. A	114. E	115. C

116. E	117. D	118. D	119. A	120. E
121. D	122. C	123. A	124. B	125. D
126. E	127. E	128. E	129. E	130. D
131. E	132. E	133. E	134. A	135. C
136. B	137. B	138. E	139. D	140. A
141. A	142. C	143. B	144. A	145. E
146. B	147. B			

【B型题】

148. A	149. B	150. C	151. E	152. D
153. B	154. C	155. A	156. D	157. E
158. C	159. E	160. D	161. B	162. A
163. D	164. C	165. E	166. B	167. C
168. A	169. E	170. B	171. D	172. E
173. B	174. C	175. A	176. D	177. D
178. D	179. B	180. C	181. C	182. A
183. E	184. A	185. D	186. C	187. B
188. C	189. A	190. E		

【X型题】

191. AC	192. ABCD	193. AC
194. ABC	195. ABCD	196. BCD
197. ABCD	198. ABCD	199. BCD
200. ABCD	201. ABD	202. ACD
203. BCD	204. ABCD	205. ABCD
206. ABCD	207. ABCD	208. ABCD
209. ABCD	210. ABD	211. ABCD
212. AC	213. ACD	214. AC
215. ABC	216. ABCD	217. ACD
218. ABCD	219. ABCD	220. ABCD
221. ABCD	222. ABCD	223. BCD
224. ABCD	225. ABCD	226. ABCD
227. ABCD	228. ABCD	229. AB
230. ABD	231. ACD	232. ABCD
233. ABCD	234. ABCD	235. ACD
236. ABCD	237. AC	238. ABCD
239. AD	240. ABCD	241. ABCD
242. ABCD	243. ABCD	244. ABCD
245. ABCD	246. ABCD	247. ABD
248. ABCDE	249. ABCD	250. ABCD
251. ACD	252. ABCD	253. ABC
254. ACD	255. ABD	256. ABCE

2. B【解析】右前斜位可以显示食管三个生理性压迹。

3. E【解析】食管的第三蠕动波是老年人多见的一种生理性的蠕动波,也可以是病理性的,多见于食管下段,是食管环状肌的局限性、不规则的牵缩性收缩运动。

5. E【解析】食管的全长有3个生理性狭窄:第1个狭窄位于食管的起端,即咽与食管的交接处,相当于环状软骨和第6颈椎体下缘;第2个狭窄位于左主支气管后方与之交叉处,该部位是食管内异物易存留处;第3个狭窄是食管通过膈肌的裂孔处。

7. A【解析】胃分为三部分:胃底、胃体、胃窦。两边缘:胃小弯、胃大弯。两个门:贲门、幽门。四种形态:钩型、牛角型、瀑布型、长型。

8. C【解析】胃小弯侧的黏膜皱襞平行整齐,胃大弯黏膜皱襞粗,呈横行或斜行,胃底黏膜皱襞粗而弯曲,略呈网状,胃窦黏膜皱襞主要与胃小弯平行,也可呈斜行。

9. E【解析】气钡双对比造影检查,胃小区显示清晰度:胃窦部 > 胃体部 > 胃底部(难以显示)。

11. A【解析】长期的间歇性下咽困难,食欲明显缺乏,初步考虑食管癌。钡餐检查:病灶附近黏膜破坏可以判断食管癌;食管壁扩张性尚可,考虑早期食管癌。

13. C【解析】半圆形充盈缺损,边缘光滑是良性溃疡的典型征象。

15. E【解析】溃疡性胃癌的表现:腔内龛影、环堤、裂隙、指压迹、胃壁僵硬、边缘毛糙。

17. C【解析】淋巴转移是胃癌的主要转移途径,进展期胃癌的淋巴转移率高达

70%左右,早期胃癌也可有淋巴转移。

18. B【解析】癌瘤沿胃壁浸润生长,常侵犯胃壁各层,使胃壁增厚、僵硬、弹性消失。黏膜表面平坦而粗糙,与正常区分界不清,病变可只侵犯胃的一部分,或者侵及胃的全部。形成"革袋状胃"。

19. C【解析】关于早期胃癌是局限于黏膜或黏膜下层,不管有无淋巴转移。

20. D【解析】血行转移发生在晚期,癌细胞进入门静脉或体循环向身体其他部位播散,形成转移灶。常见转移的器官有肝、肺、胰、骨骼等处,以肝转移为多。

21. A【解析】CT检查胃时,须注意一定要用对比剂或清水将胃充分扩张才能观察胃壁正确厚度。CT表现直接反映了肿瘤的大体形态,还能评估转移情况。如果胃周围脂肪线消失提示肿瘤已突破胃壁浆膜层。

23. C【解析】见下表。

良、恶性溃疡的鉴别

项目	良性溃疡	恶性溃疡
龛影形态	圆或椭圆形、边缘光整	不规则、半月形扁平、尖角征
龛影位置	突出于胃轮廓之外	位于胃轮廓之内
龛影周围与口部	龛口水肿带和黏膜纠集	指压充盈缺损、不规则环堤、黏膜破坏
龛影大小	较小,<2cm	较大,>2cm
附近胃壁	蠕动,柔软	胃壁僵硬

24. E【解析】龛影,分良性龛影即溃疡,恶性龛影即溃疡性癌。良性溃疡直接征象为龛影,是良性溃疡的特征。部位——多见于胃小弯角切迹,腔外;形态——切线位呈乳头状、锥状等,正位呈圆形高密度钡斑;边缘——光滑整齐;密度——均匀高密度。慢性溃疡龛口见黏膜皱襞均匀性纠集。

26. B【解析】龛影口部改变为良性溃疡的特征性表现:黏膜线——水肿带宽 1~2mm;狭颈征——口部明显狭小;项圈征——水肿带宽 5~10mm。

30. B【解析】肩胛征为胃窦癌在X线上的影像表现,胃呈角钩形,胃窦狭窄,窦大弯侧见范围较广的不规则充盈缺损,即为"肩胛征",可见胃窦黏膜皱襞破坏紊乱,窦壁粗糙僵硬。

31. B【解析】早期胃癌局限于黏膜或黏膜下层,不管有无淋巴转移。

35. A【解析】溃疡型胃癌的影像学表现:癌瘤常深达肌层,形成大而浅的盘状溃疡,其边缘有一圈堤状隆起称环堤,溃疡型癌又称恶性溃疡,表现为腔内龛环堤、裂隙、指压迹,胃壁僵硬,边缘毛糙。

42. E【解析】梳征为腹部增强CT中,多发管状、迂曲的血管影,在小肠的系膜侧呈梳齿状排列。受累节段的小肠肠壁增厚、分层。梳征主要见于克罗恩病,在克罗恩病中肠系膜经常受累。在已知克罗恩病患者中出现梳征,通常提示病变处于活动期。梳征亦可见于其他肠系膜血管炎的病例(如多发大动脉炎、Henoch-Schonlein综合征、多发小血管炎、Behcet综合征等),但一般不见于小肠淋巴瘤患者。

44. C【解析】克罗恩(Crohn)病病因不明,可能与感染、遗传、体液免疫和细胞免疫有一定关系。

45. C【解析】小肠腺癌好发于十二指肠及空肠。经研究认为,十二指肠和空肠近端的腺癌或许与胆汁中的某些胆酸

（如脱氧胆酸、原胆酸等）在细菌作用下的降解产物与致癌作用有关。

46. B【解析】浸润性结肠癌常引起肠梗阻，甚至钡剂止于肿瘤的下界完全不能通过。

51. E【解析】位于肝门附近的门静脉、胆管和肝动脉主干较粗大，平扫显示为低密度树枝状阴影，增强扫描均显示为高密度树枝状阴影。

57. E【解析】胆管在 T_2WI 上，由于含有静止的胆汁而呈高信号，与流空效应的血管截然不同。

62. D【解析】肝脏密度是否异常一般用肝脾密度比较、肝与肝内血管密度比较的方法来确定。肝脾密度比倒置提示肝脏密度减低，当肝/脾 CT 值的比值<0.85时，可以判断为脂肪肝；严重脂肪肝时，肝脏实质密度低于肝内血管密度，出现肝脏实质密度与血管密度比倒置。

64. A【解析】弥漫性脂肪肝时，肝实质回声呈弥漫性密集增强，即"明亮肝"。

67. A【解析】肝硬化时，早期肝脏可能表现增大，CT 平扫不具有特异性；肝硬化晚期 CT 平扫肝外形改变：边缘呈波浪状，肝体积缩小，肝各叶比例失调，肝裂增宽。肝再生结节：平扫表现为略低密度，动脉期强化不明显，静脉期与正常肝组织密度一致。

69. A【解析】肝脓肿的直接征象：CT 平扫，脓腔可表现为低密度区，其内可有分隔，也可有小气泡或气液平面。

71. B【解析】肝海绵状血管瘤 MRI 检查直接征象：因为海绵状血管瘤是由血窦组成，其内血流速度缓慢，MRI 信号在 T_1WI 上表现为均匀低信号，而 T_2WI 及其脂肪抑制序列上表现为均匀高信号，且随回波时间延伸，高信号表现更为显著，呈"灯泡征"。

72. D【解析】出现典型 CT 和 USG 的特征，诊断不难。90% 海绵状血管瘤 CT 可以确诊。若同时发现 MRI 的"灯泡征"；超声的肿瘤边缘裂开征、血管进入或血管贯通征，则可提高正确诊断率。血管造影一般只在诊断有困难，尤其计划同时进行介入治疗时选用，由于是有创性检查，尚不能成为常规检查手段。海绵状血管瘤常需与多血供的肝细胞癌或转移性肝癌相鉴别。肝癌 CT 也出现早期明显强化，但持续时间多较短，多数在静脉期出现明显消退，接近于平扫密度。

73. D【解析】肝转移瘤 CT 增强扫描可见肿瘤边缘环状强化，而中央坏死区无强化，呈"牛眼征"表现。

75. C【解析】原发性肝癌是指源于肝细胞或肝内胆管上皮细胞的恶性肿瘤，其中80%~90%为肝细胞癌。

76. B【解析】脾脏 CT 检查正常前后径 10cm、宽径 6cm、上下径 15cm；在脾最大的横断层面上，正常脾外缘通常少于 5 个肋单位（肋单位为同层 CT 上肋骨和肋间隙的数目之和）。

77. D【解析】全身各组织器官的恶性肿瘤有 30%~50% 可转移到肝，形成转移性肝癌，以消化道和胰腺肿瘤多见，CT 平扫表现：大小不等的多发类圆形低密度灶，边缘光整或不光整，可有坏死、出血、钙化。CT 增强扫描：多数病灶有不同程度的不均匀强化，但密度通常低于正常肝，其典型表现是动脉期病灶中心为低密度灶，边缘呈环状强化，最外缘密度又低于正常肝，呈"牛眼征"。

78. A【解析】胆囊超声检查超声横切面和纵切面上，胆囊呈圆形、类圆形或长圆形，胆囊壁为边缘光滑高回声，胆囊腔表现为无回声。正常胆囊超声探测长径不超过 9cm，前后径不超过 3.5~4cm，壁厚 2~3mm。

80. E【解析】USG 和 CT 为目前诊断胆囊癌最常用的影像学检查方法,两者比较容易显示胆囊壁不规则增厚、胆囊腔内大小不等的肿块,诊断大多不难。动脉造影比较少用。晚期,PTC 对观察胆囊癌侵犯胆管有一定帮助。MRI 特异性不高。已经波及周围肝实质的肿块型胆囊癌,易与肝癌混淆。胆囊癌引起的胆道侵犯,扩张比较明显。相反,肝癌发生胆道扩张较轻,出现门静脉侵犯、栓塞较多。

82. C【解析】胆系结石超声检查典型表现为胆囊或胆管腔内一个或多个形态固定的强回声团、光斑或弧形强光带,后方伴有声影;如果是胆囊结石,强回声可随体位改变移动;泥沙型结石表现为胆囊后壁处细小的强回声光点带,后方伴较宽声影。

83. E【解析】胆结石平扫 CT 可对 80%~90% 的胆结石做出诊断;CT 检查结石分类;CT 值可大致反映结石成分;胆管内结石,应用薄层扫描可提高检出率。

84. C【解析】胆总管结石可引起上部胆管扩张,CT 平扫在结石部位的层面,可见圆形高密度结石周围环有低密度胆汁,构成"靶征",若部分围绕,则形成"新月征"。

85. C【解析】MRI 是利用氢质子共振成像的,而结石里氢质子含量很少,所以表现为 T_1WI 低信号,T_2WI 低信号。

86. E【解析】急性胆囊炎常见的症状为:右上腹部持续性疼痛并阵发性绞痛,放射至背部和右肩胛下区;伴有畏寒、高热、呕吐;检查右上腹压痛,墨菲(Murphy)征阳性;严重者可出现黄疸;实验室检查白细胞数增高。

87. C【解析】急性胆囊炎 CT 检查:胆囊增大,直径>5cm,胆囊增厚>3mm。

89. B【解析】急性胆囊炎胆囊壁会有水肿,水肿的胆囊壁富含氢质子,因此,胆囊壁出现 T_1WI 低信号,T_2WI 高信号。

90. B【解析】在胆汁淤滞和胆道感染等因素的影响下,胆汁固体成分析出、凝集而形成胆结石,胆结石在胆囊或胆管内引起胆汁淤滞,易继发梗阻和感染,继而又促进结石形成和发展,因此,胆囊炎和胆石症往往互为因果。

91. A【解析】胆囊癌是胆系最常见的恶性肿瘤,多发生于 50 岁以上肥胖女性。

92. C【解析】胆囊癌是胆系最常见的恶性肿瘤,多发生于 50 岁以上肥胖女性;其中 70%~90% 为腺癌,常发生在胆囊底部或颈部;80% 呈浸润性生长,胆囊壁呈环形增厚;20% 呈乳头状生长,突入胆囊腔,肿瘤增大,可占据整个胆囊,形成软组织肿块,可侵犯周围肝组织;约 70% 合并胆囊结石。临床表现为右上腹持续性疼痛、黄疸、消瘦、肝大和上腹部包块。

93. A【解析】胆管癌组织学类型 95% 为腺癌,少数为鳞癌。

94. B【解析】胆囊癌在 CT 上表现为三种类型:①肿块型,胆囊腔大部或完全消失,被实性软组织肿块代替,邻近肝实质密度减低且与之分界不清。②厚壁型,胆囊壁局限性或弥漫性不规则增厚。③结节型,表现为自胆囊壁向腔内突出的乳头状或菜花状肿块,单发或多发,其基底部胆囊壁增厚。

95. A【解析】胆囊癌 MRI 表现与 CT 所见相似,T_1WI 和 T_2WI 上均显示胆囊壁增厚和(或)胆囊内实性肿块,DWI 上肿块呈高信号,若 T_2WI 上胆囊周围的肝实质有不规则高信号带,提示肿瘤已侵犯肝脏;也可同时显示肝内转移灶、淋巴结转移和胆系扩张。

96. A【解析】胆管癌为左、右肝管至胆总管下端的恶性肿瘤,不包括肝内胆管癌。见下表。

胆管癌的分类

分类	位置	发病比例
上段胆管癌	左、右肝管及汇合部、肝总管(肝门)	50%~75%
中段胆管癌	肝总管与胆囊管汇合以下至胆总管中段	10%~25%
下段胆管癌	胆总管下段、胰腺段及十二指肠壁内段	10%~20%

98. D【解析】胆管癌根据肿瘤的形态分为结节型、浸润型、乳头型,以浸润型最常见。结节型和乳头型肿瘤在胆管内生长,形成肿块;浸润型则引起胆管局限性狭窄,晚期均发生胆系梗阻。

99. D【解析】MRCP 可显示胆管扩张,同时可显示胆管内和(或)胆管外不规则异常信号软组织结节,以及胆管狭窄或阻塞。

100. D【解析】先天性胆管扩张根据扩张的形态、部位、临床特点等分为五型。见下表。

先天性胆管扩张分型、部位、形态及临床特点

分型	部位	形态	临床特点
Ⅰ型 (先天性胆总管囊肿)	胆总管	囊状或梭形扩张	常见(儿童、青年),占80%~90%。主要表现为黄疸、腹痛和右上腹包块
Ⅱ型	胆总管	憩室,可与胆总管相通或不通	较少见
Ⅲ型	胆总管十二指肠壁内段	囊状扩张	较少见
Ⅳ型	肝内、外胆管,或者肝外胆管	多发囊状扩张	较少见
Ⅴ型 (caroli 病)	肝内胆管(肝周围部为主)	多发囊状扩张	常见(儿童、青年)。"中心点征",常合并胆管炎、肝脓肿和肝纤维化

102. E【解析】先天性胆管扩张 V 型,CT 平扫表现为以肝周围部为主的多发囊状低密度灶,CT 增强扫描因扩张的胆管将血管包绕其内,而呈中心点状强化,称为"中心点征"。

103. C【解析】胆管癌时,CT 检查显示胆管扩张,并在扩张胆管远端发现胆管突然狭窄和中断、管壁不规则增厚或腔内和(或)外软组织结节,增强扫描有强化。

104. E【解析】胆囊阳性结石表现为右上腹大小不等、边缘高密度而中央低密度的环形、菱形、多角形致密影,聚集成堆时则呈石榴籽状,阴性结石平片不能显示。

105. A【解析】胰腺是腹膜后器官,为实质性器官,位置深,难以触及,胰腺疾病有多种类型,诊断主要依靠超声、CT 和 MRI 检查。

106. A【解析】磁共振胰胆管造影(MRCP)是利用重 T_2 加权脉冲序列来显示具有非常长 T_2 弛豫时间组织结构的技术。MRCP 可清晰显示胆管系统和胰管的形态结构。

107. D【解析】MRI 常用于胰腺癌的鉴别诊断,直接征象:T_1WI 上胰腺肿块信号

强度稍低于正常胰腺,抑脂 T_1WI 上病灶低信号更为显著,T_2WI 信号多呈等或稍高;多期增强抑脂 T_1WI 检查,强化不明显。

108. A【解析】超声检查正常胰腺边缘整齐,胰腺内部呈均匀细小光点回声,多数回声相近或稍高于肝,并随年龄增长而增高。

109. D【解析】慢性胰腺炎合并假性囊肿时可见边界清楚的囊状改变,T_1WI 低信号、T_2WI 高信号影。

110. E【解析】胰腺内钙化灶是慢性胰腺炎的表现,CT 检查效果优于 MRI。

111. A【解析】胰腺癌通常指胰腺导管癌,约占全部胰腺原发恶性肿瘤的 90%。60%~70% 的肿瘤发生在胰头,余见于体、尾部,也可累及胰腺大部甚至全胰。

112. B【解析】十二指肠呈"C"形包绕胰头。胰头癌时,常常侵犯十二指肠。

114. E【解析】浆液性囊腺瘤无恶变倾向,分为微囊型、多囊型和寡囊型。

115. C【解析】黏液性囊腺瘤体积常较大,为单囊或几个大囊组成,囊内充满黏液,囊腔内常有分隔,为潜在恶性肿瘤,好发人群以 40~50 岁女性多见,易发生在胰体部,多无明显临床症状。

116. E【解析】MRI 显示囊内液体在 T_1WI 上呈低信号,T_2WI 上呈高信号,黏液性囊性肿瘤的厚壁和不规则结节。

117. D【解析】急性胰腺炎 CT 平扫,可见胰腺局限或弥漫性肿大,前缘多模糊不清,胰周脂肪常因炎性渗出而密度增高,左肾前筋膜增厚是常见表现。

119. A【解析】慢性胰腺炎患者临床上多有上腹痛,可合并糖尿病,常伴有胆系疾患。

120. E【解析】见下表。

脾脏增大的影像诊断标准

检查方法	诊断标准
CT	最大横断面上,脾外缘超过 5 个肋单元
B 超(满足条件之一者考虑脾大)	脾向下增大——肝下缘消失的层面上,仍能见到脾下缘 厚径 >4.5cm,同时脾下移超过肋缘线 传统长径 >12cm 上下端径 >11cm 脾门处脾静脉内径 <0.8cm

121. D【解析】见下表。

脾海绵状血管瘤 CT 表现

项目	表现
平扫	肝内境界清楚的低密度肿块,CT 值约 30HU
动脉期	肿瘤从周边部开始强化,多为结节状明显强化
门静脉期	强化向肿瘤中心扩展
平衡期和延迟期	强化仍持续向中心扩展,程度减低,但密度仍大于或等于周围正常肝实质密度,最终达到全部肿瘤均一强化

122. C【解析】脾梗死较为典型的CT表现为,脾内楔形低密度影,基底位于脾的外缘,尖端指向脾门,边缘可清楚或略模糊。一般增强后病灶无强化,但轮廓较平扫时清楚。少数梗死灶可呈不规则形。大的梗死灶中央可以伴有囊性变。少数梗死可伴有包膜下积液,表现为脾周新月形低密度影。

123. A【解析】脾肿瘤较少见,恶性肿瘤分为原发恶性肿瘤、转移性肿瘤和淋巴瘤,淋巴瘤多见,可以是全身性淋巴瘤累及脾,也可以原发于脾,临床上脾淋巴瘤多见于40岁以上,可有长期发热、浅表淋巴结肿大、脾大、左上腹疼痛等症状。

124. B【解析】脾脓肿少见,为局限性化脓性感染,多继发于全身性感染的血源性播散或脾周感染的蔓延,也可为外伤、梗死后的并发症。

125. D【解析】脾脓肿CT:平扫,表现为脾内圆形或椭圆形界清低密度区,单发或多发,CT值差别较大,一般<30HU,有时脓肿内有气体影;增强,脓肿壁呈环状强化,脓肿中心不强化。

126. E【解析】脾梗死,病灶多呈楔形,底部位于被膜面,尖端指向脾门,脾梗死可无症状或有左上腹疼痛、左侧胸腔积液、发热等表现。CT平扫,典型表现为尖端朝向脾门、边界清楚的楔形低密度区;增强,低密度区无强化,与周围正常强化脾实质对比更加清楚。

128. E【解析】脾脏局限性包膜下血肿的CT表现有以下几方面:呈新月形或半月形病变,位于脾缘处;相邻脾实质受压变平或呈内凹状;新鲜血液的CT值略高或相近于脾的密度,血肿随着时间延长而CT值逐渐降低而低于脾CT值;对比增强扫描,脾实质强化而血肿不强化。

129. E【解析】腹部平片:钡剂造影检查,空肠位于左上中腹,黏膜皱襞密集,呈羽毛状,空肠与回肠之间没有明确的分界;回肠位于右下腹和盆腔,肠腔较窄,黏膜皱襞少而浅。结肠气钡双重对比造影时,结肠的主要特征是充钡时可见多个大致对称的袋状凸出,称为结肠袋。

130. D【解析】气腹:胃肠道穿孔时,以游离气腹最常见,其中胃、十二指肠球部及结肠,正常时有气体,因此穿孔后大都有游离气腹表现;胃肠道穿孔常继发于溃疡、外伤破裂、炎症及肿瘤,其中胃、十二指肠溃疡穿孔最为常见。

133. E【解析】胃肠道穿孔时,以游离气腹最常见,但游离气腹不是胃肠道穿孔所特有,也可见于输卵管通气检查、腹部手术后、腹部产气菌感染后等。而且,没有游离气腹征象并不能排除肠道穿孔。见下表。

胃肠道不同部位穿孔临床表现

穿孔部位	临床表现
胃、十二指肠球部及结肠穿孔	正常时可有气体,因此穿孔后大都有游离气腹表现
小肠及阑尾穿孔	正常时一般无气体,穿孔后很少有游离气腹表现
胃后壁溃疡穿孔	胃内气体可进入小网膜囊,如网膜孔不通畅,则气体局限在网膜囊内,立位腹平片于中腹部可显示气腔或气液腔
腹膜间位肠管向腹膜后间隙穿孔	可出现腹膜后间隙充气征象,而腹腔内并无游离气体

135. C【解析】腹腔脓肿：局限性腹膜炎可形成腹腔脓肿，多位于腹腔间隙或隐窝处，常以腹壁、器官及韧带形成脓腔壁。主要表现为①可见气液空腔或气泡影；②脓腔无气体时，表现为组织肿块影；③脓肿周围炎性浸润，相邻脂肪线（带）增宽、密度增高或消失；④上腹腔淋巴炎性引流，可出现胸腔积液、肺底炎症及下叶肺不张等。

136. B【解析】乙状结肠扭转发生于乙状结肠过长或肠系膜附着处过短的患者，多见于老年人。病理上分为闭袢性和非闭袢性两种。典型的X线表现为"鸟嘴征"。"假肿瘤征""咖啡豆征""8字征""鱼肋征"见于肠梗阻征象。

137. B【解析】脾破裂多为暴力或刀枪直接损伤所至。CT是脾破裂的首选检查。脾局限性包膜下积血的CT表现为：呈新月形或半月形病变，位于脾缘处；相邻脾实质受压变平或呈内凹状；新鲜血液的CT值略高或相近于脾的密度，逐渐降低而低于脾CT值；对比增强扫描，脾实质强化而血肿不强化。CT对比增强扫描是有一定价值的。

138. E【解析】见下表。

肠梗阻分类

分类		临床特点
机械性肠梗阻	单纯性	有肠管通过障碍，无血液循环障碍
	绞窄性	有肠管通过障碍，也有血液循环障碍
动力性肠梗阻	麻痹性肠梗阻	肠管本身无导致通过障碍的器质性病变
	痉挛性肠梗阻	
血运性肠梗阻		见于肠系膜血栓形成或栓塞，有血循环障碍和肠肌运动功能失调

139. D【解析】肿瘤性病变可见扩张肠管与正常肠管之间的"移行带"处肠壁增厚或肿块影，但是肠粘连时则不显示肿块。

141. A【解析】脾曲截断征主要是由肠系膜上动脉主干梗死所导致的，其受累脾曲以上大小肠及结肠积气、扩张、液平，脾曲以下无积气、积液。

142. C【解析】腹膜腔肿瘤分为原发性与继发性。原发性肿瘤比较罕见，包括腹膜间皮瘤、假性黏液瘤、纤维瘤、纤维组织细胞瘤及脂肪瘤等。腹膜恶性肿瘤及继发性比较常见。X线表现缺乏特异性。典型CT表现为脏腹膜和壁腹膜结节状、扁平状软组织肿块或腹膜不规则弥漫性增厚。

143. B【解析】腹部透视可以动态观察腹膜腔变化，但是不能显示腹膜、网膜和系膜，仅能发现腹腔积气、大量积液和较大的腹腔肿块，应用价值有限。

144. A【解析】急性腹膜炎时，可出现麻痹性肠梗阻，X线检查可显示肠管充气、扩张。

146. B【解析】腹腔脓肿一般均循腹腔解剖间隙分布，但是由于各解剖间隙的连通性对腹腔积液及脓肿的引流影响，以及脓肿的局限化，所以脓肿累及范围与解剖间隙之间不一定一致。

147. B【解析】腹膜转移瘤通常表现为腹胀、腹腔积液和胃肠功能障碍。

191. AC【解析】二者均为良性病变。龛影：为消化性溃疡及肿瘤坏死性溃疡形成的腔壁凹陷，使钡剂充填滞留其内所致，没有正常黏膜。憩室：表现为薄弱黏膜向壁外的囊袋状膨出，有正常黏膜通入，与龛影不同。

192. ABCD【解析】食管黏膜的破坏、中断是食管癌的表现。

194. **ABC**【解析】龛影口部常有一圈黏膜水肿所造成的透明带,是良性溃疡的特征,表现为:黏膜线、项圈征、狭颈征。"V"字裂隙(尖角征)、指压迹征是恶性溃疡的征象。

196. **BCD**【解析】早期胃癌:指局限于黏膜或黏膜下层的肿瘤,气钡双重造影可显示一些异常表现,诊断需综合X线造影、胃镜和活检结果。

197. **ABCD**【解析】食管癌大体分为浸润型、增生型、溃疡型三型。①浸润型:管壁呈环状增厚,管腔狭窄。②增生型:肿瘤向腔内生长,形成肿块。③溃疡型:肿块形成一局限性大溃疡,深达肌层。以上各型可混合出现。

199. **BCD**【解析】克罗恩(Crohn)病病变早期为浅表溃疡、肠壁水肿,继而出现裂隙状溃疡,呈纵横交错状;肠壁的炎症及纤维化,导致肠壁增厚、肠腔狭窄、肠梗阻;炎症可累及肠壁全层形成穿透性溃疡,引起腹腔脓肿和肠瘘。

200. **ABCD**【解析】小肠淋巴瘤X线造影表现如下:①黏膜皱襞改变,黏膜皱襞不同程度的变平、增宽、破坏消失。②弥漫多发小结节状或肿块样充盈缺损,缺损区表面黏膜平坦或不规则。③病变部位可有大小不等的溃疡龛影。④胃肠壁多柔软,内腔狭窄不明显。

204. **ABCD**【解析】早期胃癌:指局限于黏膜或黏膜下层的肿瘤,无论有无淋巴转移。

212. **AC**【解析】弥漫性肝脏病变MRI检查:肝硬化时可表现弥漫分布的T_1WI中高信号、T_2WI低信号结节;重度脂肪浸润,T_1WI和T_2WI上均呈稍高信号,脂肪抑制信号降低,化学位移成像反相位图上呈较明显低信号;肝脏血色病,则T_1WI和T_2WI都表现为弥漫性低信号。

215. **ABC**【解析】原发性肝癌是指源于肝细胞或肝内胆管上皮细胞的恶性肿瘤,其中80%~90%为肝细胞癌。

217. **ACD**【解析】肝转移瘤是肝脏常见的恶性肿瘤。转移途径主要有:①经血行转移,肿瘤细胞经肝动脉、门静脉循环到达肝脏;②邻近器官肿瘤的直接侵犯。

218. **ABCD**【解析】肝棘球蚴病的CT表现:①细粒棘球蚴为大小不一、单发或多发、圆形或类圆形、呈水样密度的囊性病灶,境界清楚,边缘光滑,囊壁较薄。②母囊内出现子囊是该病的特征性表现,使病灶呈现出轮辐状、蜂窝状等多房状的外观。③内外囊剥离表现为双环征、飘带征、水蛇征,亦具有特征性。④囊壁钙化常见,呈弧线状甚至壳状,囊内母囊碎片、头节及子囊钙化常呈条片状,增强扫描后病灶无明显强化。

219. **ABCD**【解析】肝硬化的间接征象:脾大,腹腔积液,胃底与食管静脉曲张等门静脉高压征象。

222. **ABCD**【解析】肝棘球蚴病是棘球绦虫的幼虫寄生于肝脏而发生的寄生虫病。主要在牧区。临床表现呈慢性过程,早期可无症状。典型的CT表现为"双边征""水上百合征""水蛇征"。典型的MRI表现为囊内囊征象。

223. **BCD**【解析】细菌性肝脓肿一般都有肝大、肝区疼痛以及全身感染的表现,CT和USG发现厚壁的囊性病灶,特别出现典型的"环征"和脓肿内的小气泡则可诊断。MR能反映脓肿各个时期的病理改变,对诊断和治疗效果观察有较高价值。但早期肝脓肿未出现液化时,需要与肝癌鉴别,从影像表现上有一定困难,应结合临床是否有炎症表现,或抗感染治疗后复查脓肿是否吸收可以鉴别,必要时穿刺活检确诊。

224. **ABCD**【解析】在胆汁淤滞和胆道感染等因素的影响下,胆汁中胆色素、胆固醇、黏液物质和钙盐等析出、凝集而形成胆结石,胆结石分为胆固醇性、胆色素性和混合性。

225. **ABCD**【解析】MRI检查,正常胆囊内含有胆汁,T_1WI呈低信号,T_2WI呈高信号,边缘光滑;正常胆管内含有胆汁,肝外胆管T_1WI呈低信号,T_2WI呈高信号,表现为圆形或柱状影。

226. **ABCD**【解析】MRCP能清楚地显示T胆管正常,胆管显影密度均匀,边缘光滑,肝内胆管呈树枝状分布,走行自然,经逐级汇合后形成左、右肝管,再联合为肝总管;肝总管与胆囊管汇合向下续为胆总管;胆总管末端与胰管汇合后共同开口于十二指肠乳头部。

227. **ABCD**【解析】MRI检查胆系结石在T_1WI上为低信号,部分为高信号或混杂信号;T_2WI上均为低信号;MRCP可整体直观显示胆系内低信号结石的部位、大小、形态、数目等。

230. **ABD**【解析】胆管癌组织学类型95%为腺癌,少数为鳞癌;依肿瘤的形态分为结节型、浸润型、乳头型。

231. **ACD**【解析】胆囊癌在CT上表现三种类型:①肿块型——胆囊腔大部或完全消失,被实性软组织肿块代替,邻近肝实质密度减低且与之分界不清。②厚壁型——胆囊壁局限性或弥漫性不规则增厚。③结节型——表现为自胆囊壁向腔内突出的乳头状或菜花状肿块,单发或多发,其基底部胆囊壁增厚。

234. **ABCD**【解析】慢性胰腺炎典型的CT征象:串珠状扩张的胰管,胰管结石和胰腺实质钙化,假性囊肿形成。弥漫性胰腺萎缩符合慢性胰腺炎。

235. **ACD**【解析】慢性胰腺炎MRI表现:①平扫检查:胰腺大小、形态、胰管和胰周改变均同于CT检查所见;由于胰腺纤维化,故在T_1WI抑脂像和T_2WI上均表现为弥漫性或局限性信号减低;扩张的胰管和假性囊肿表现为T_1WI低信号、T_2WI高信号;②增强检查,同CT增强检查所见;钙化是

慢性胰腺炎的重要表现,但在MRI上难以识别。

237. **AC**【解析】胰头癌多同时并有胰管和胆总管扩张,形成所谓"双管征"。

239. **AD**【解析】慢性胰腺炎典型的CT征象:串珠状扩张的胰管,胰管结石和胰腺实质钙化,假性囊肿形成。

241. **ABCD**【解析】急性单纯性胰腺炎的CT征象:平扫检查可见胰腺局限或弥漫性肿大,前缘多模糊不清,胰周脂肪常因炎性渗出而密度增高,左肾前筋膜增厚是常见表现;增强检查,胰腺均匀轻度强化,胰周渗出显示更加清楚。

244. **ABCD**【解析】脾恶性淋巴瘤病理分四型:弥漫性脾肿大型、粟粒型、多发结节型肿块、孤立大肿块型。影像学表现没有特征性。必须结合其他临床资料,必要时做穿刺活检明确。

245. **ABCD**【解析】脾梗死为脾动脉或其分支栓塞所造成的局部脾组织缺血坏死,病因包括:动脉粥样硬化、血栓形成、慢性白血病所致脾动脉内皮细胞下白细胞浸润、镰状细胞性贫血所致微循环凝血和血流停滞、左心附壁血栓脱落等。

246. **ABCD**【解析】原发性腹膜肿瘤,主要为腹膜间皮瘤、原发浆液性乳头状癌、纤维瘤和脂肪瘤。

247. **ABD**【解析】急性腹膜炎X线:显示肠管充气、扩张、胁腹线增宽、密度增高或消失;可有腹腔积液征象;若为胃肠道穿孔,还可见腹腔内游离气体。

248. **ABCDE**【解析】急性腹膜炎CT表现:可以直接显示腹腔内不同程度的积液;若有胃肠道穿孔,还可见游离积气;受累的肠系膜发生水肿增厚,显示密度增高,并有散在条片状致密影;腹膜增厚一般比较均匀。可并有肠壁增厚、肠扩张等表现。

249. **ABCD**【解析】急腹症的CT检查有优势的病变:①异常气体及液体——在普通X线检查难以确认者,如急性胰

腺炎的炎性渗出液或其他原因造成的积气、积液,且所居位置较深在时,CT检查可确切检出;胃肠道等空腔脏器穿孔时,少量气体X线无法检查时,CT亦可明确诊断。②异常钙化灶——CT对病灶钙化的检出比X线平片敏感,如对腹内部分肿瘤的钙化及结石的检出。③腹内脏器外伤——如肝脾和肾破裂出血以及其他脏器损伤,CT检查可直接显示有无破裂出血及其范围,并可大致判断出血的时间及出血量。④腹内肿块——CT检查可准确判断肿块的有无、位置及其与周围脏器的关系,对肿块的鉴别常具有重要价值。

255. ABD【解析】脾破裂多为暴力或刀枪直接损伤所致。动脉造影征象:①对比剂外溢;②脾内血肿;③脾实质受压移位;④脾破裂成碎块;⑤血管损伤。

二、名词解释

1. 狭颈征:溃疡四周围的炎性水肿向龛影内突出,切线位示龛影口部局限性狭窄("狭颈征");若水肿明显,适当加压,龛影口部还可见到0.5~1cm宽,形态规则的密度减低影,狭颈征、项圈征都是良性胃溃疡征象。

2. 半月征:即切线位横跨角切迹或胃小弯垂直部的半月形,龛底向内周围有环堤的溃疡性病变,提示溃疡为恶性。

3. 环堤:指恶性溃疡周围隆起的癌组织形成的结节状不规则环形透亮带。

4. 裂隙征:溃疡周边癌结节向溃疡口凸出,使龛影呈不规则树根状,谓之"裂隙征"或"角状征",是恶性溃疡的特征影像。

5. 皮革胃:胃癌侵犯胃大部或全胃时,使胃腔缩小,黏膜平坦,胃壁僵硬,蠕动消失的现象。

6. 充盈缺损:由于消化管内占位性结构,造影时其位置造影剂无法充填,是造影剂缺损的现象。

7. 龛影:溃疡形成的管壁凹陷谓之"壁龛",充盈钡剂后形成的影像就是"龛影"。

8. 黏膜线:良性溃疡的征象,为龛影口部一条宽1~2mm的光滑整齐的透明线,又称为汉普顿(Hampton)线。

9. 项圈征:良性溃疡的征象,龛影口部的透明带,宽0.5~1cm,犹如一项圈。

10. 早期胃癌:癌限于黏膜或黏膜下层,而不论其大小或有无转移者。

11. 卵石征:克罗恩(Crohn)病时,病变进一步发展,由纵横交错的裂隙状溃疡围绕水肿的黏膜形成"卵石征",弥漫分布于病变肠段。

12. 第二肝门:位于肝脏顶部下腔静脉周围,可见右、左、中肝静脉主干的走行及其汇入下腔静脉。

13. 灯泡征:肝海绵状血管瘤MRI检查时,T_1WI肿瘤表现为均匀的低信号,T_2WI肿瘤表现为均匀的高信号,随着回波时间延长信号强度增高,呈所谓"灯泡征"。

14. 牛眼征:少数的肝转移瘤中央见无增强的低密度,边缘强化呈高密度,外周有一稍低于肝密度的水肿带,形如"牛眼"状。

15. 中心点征:肝内胆管扩张在CT增强检查时,因扩张的胆管将与之并行的血管包绕其内,而呈中心点状强化,称为"中心点征"。

16. 环靶征:胆总管结石可引起上段胆管扩张,在结石部位的层面,可见圆形或半圆形高密度结石周围伴有低密度胆汁环绕。

17. 软藤征:常见肝外胆管阻塞时,肝内胆管扩张、迂曲,甚至呈串珠状而富有弹性,酷似山中蜿蜒的青藤样X线表现,故称为"软藤征",常见于胆管癌。

18. 双管征:多为胰头癌所致,即胰管和胆总管均受累扩张。

19. 脾梗死:脾内动脉的分支阻塞,造成局部组织的缺血坏死。CT表现为脾内三角形低密度影,基底位于脾的外缘,尖端指向脾门,增强后病灶无强化。
20. **双泡征**:十二指肠扩张的征象,十二指肠器质性狭窄(肿瘤或外压性)或炎症性反射所引起。胃和十二指肠球表现为明显胀气扩大,器质性狭窄在立位时可见胃和十二指肠各有一个气液面。
21. **串珠征**:肠曲内大量积液,气体量较少,则气体可积聚于肠腔边缘部位,位于水肿增粗的黏膜皱襞之下方,立位平片上,可见一连串小液平面,斜行排列于小肠肠腔边缘,为大量积液的表现之一。
22. **咖啡豆征**:见于不完全性绞窄性肠梗阻。近端肠管内的大量气体和液体进入闭袢肠曲,致使闭袢肠曲不断扩大显示呈椭圆形,边缘光滑,中央有一条分隔带的透亮阴影。因形如咖啡豆,故称"咖啡豆征"。
23. **假肿瘤征**:见于完全闭袢性肠梗阻。是由于闭袢肠曲全为液体充满所造成。该充满液体的肠曲,在周围肠曲衬托下,显示略呈圆形、轮廓较清晰、软组织密度肿块阴影。假肿瘤的位置较固定。
24. **鸟嘴征**:乙状结肠扭转钡剂灌肠,完全梗阻时,钡剂充盈乙状结肠下部,向上逐渐变细,并指向一侧,呈鸟嘴状。

三、填空题
1. 前方回声增强,后方衰减
2. 晕环征
3. 高
4. 脂肪肝　肝血色素沉着
5. <5cm
6. 牛眼征
7. 结节型　浸润型　乳头型　浸润型
8. 胆囊壁弱回声　结石强回声　声影
9. 肝脏
10. 双管
11. 脾脏
12. 腹膜间皮瘤　纤维瘤　原发浆液性乳头状癌　脂肪瘤

四、简答题
1. **简述食管静脉曲张的X线表现。**
答 ①早期下段食管黏膜皱襞增粗或稍迂曲,管腔边缘略呈锯齿状,管壁软,钡剂通过良好。②进一步发展,典型者为呈串珠状或蚯蚓状的充盈缺损,管壁边缘不规则,食管管腔扩张,蠕动减弱,排空延迟。③胃底静脉曲张则表现为胃底贲门附近黏膜皱襞呈多发息肉状,即为卵圆、类圆形或弧形充盈缺损,偶呈团块状。此时若行CT增强扫描,呈均一强化。

2. **简述小肠间质瘤的CT表现。**
答　小肠间质瘤的CT表现:①表现为胃肠壁起源的实性肿块,较小的肿块其内密度均匀,较大肿块内部可见坏死。②增强扫描后显示肿块中度或明显强化,强化不均匀,边界不清。③当肿瘤坏死与肠管相同时,其内可见液气平面。

3. **简述Couinaud肝脏分段法。**
答　以肝中静脉为界将肝脏分为左、右叶;肝左静脉为界分左叶为左肝内、外侧段;肝右静脉为界分右叶为右肝前、后段;这四个段又以门静脉左、右分支主干的横线为界分为上、下段。各段序号分别为:第Ⅰ段肝尾叶,第Ⅱ段为上外侧段,第Ⅲ段左下外侧段,第Ⅳ段左内侧段,第Ⅴ段右前下段,第Ⅵ段右后下段,第Ⅶ段右后上段,第Ⅷ段右前上段。

4. **简述腹部异常的影像学表现。**
答　腹部异常影像学表现:①腹腔积气。②腹腔积液。③实质器官增大。④胃肠道积气、积液及管腔扩大。⑤腹腔内肿块影。⑥腹腔内高密度阴影。⑦胁腹线及腹肌张力改变。⑧下胸部改变。

五、论述题
1. **试述肝转移瘤的CT与MRI表现。**
答　肝转移瘤的CT与MRI表现:
(1) 肝转移瘤的CT检出率为

77%~96%。平扫可见肝实质内小而多发圆形或类圆形的低密度肿块,少数可见单发。肿块密度均匀,发生钙化或出血可见肿瘤内有高密度灶,肿瘤液化坏死、囊变则肿瘤中央呈水样密度。对比增强扫描动脉期出现不规则边缘增强,门静脉期可出现整个瘤灶均匀或不均匀增强,平衡期对比增强消退。少数肿瘤中央见无增强的低密度,边缘强化呈高密度,外周有一稍低于肝密度的水肿带,构成所谓"牛眼征"。有时肿瘤很小也发生囊变,表现为边缘增强,壁厚薄不一的囊状瘤灶。

(2)MRI 显示肝内多发或单发、边缘清楚的瘤灶。T_1WI 常表现均匀的稍低信号,T_2WI 则呈稍高信号。25%肿瘤在 T_2WI 上中心呈高信号,T_1WI 呈低信号,称为"环靶征"。有时肿瘤周围 T_2WI 表现呈高信号环,称为"亮环征"或"晕征",这可能与肿瘤周边水肿或丰富血供有关。

2. 试述脾淋巴瘤的 CT 及 MRI 表现。

答 CT:脾脏增大,也可显示脾脏内单发或多发的低密度灶,伴或不伴脾增大。增强扫描病灶呈不均匀强化,与周围强化脾脏实质分界清晰。如果是全身淋巴瘤累及脾时,在显示脾异常表现的同时,可发现邻近或全身淋巴结肿大。

MRI:脾脏增大,也可显示脾脏内单发或多发的混杂信号的圆形结节或肿块,边界不清。增强扫描病灶呈轻度强化,与周围强化脾脏实质分界清晰。典型者呈"地图"样分布,可伴有邻近或全身淋巴结肿大。

3. 急腹症患者在哪些情况下应采用 CT 检查?

答 急腹症患者在下列情况下应采用 CT 检查:①异常气体及液体积留。在普通 X 线检查难以确认者,如急性胰腺炎的炎性渗出液及其他原因造成的积气、积液且所居位置比较深时,CT 检查可确切检出。②异常钙化灶的检出。由于 CT 对钙化病灶的检出比 X 线平片敏感,如对腹内部分肿瘤的钙化及结石的检查,常可以做出明确诊断。③腹内脏器外伤。如肝脾破裂、肾包膜下出血以及其他脏器损伤等,CT 检查可以直接显示破裂后的裂隙和损伤的范围,并可判断出血的时间及出血量。④腹内肿块。CT 检查可以明确肿块的有无、肿块的位置及其与周围脏器的关系,并对肿块的鉴别诊断具有重要价值。

六、病例分析题

1. 问题:请做出诊断并给出诊断依据。

答 诊断:胃癌。

诊断依据:①患者有剑突下疼痛并呕吐半年的病史。②钡餐见胃腔内龛影(图 A),并可见"半月综合征"(图 B),胃壁局部充盈缺损,黏膜破坏现象(图 C)。

2. 问题:请做出诊断并给出诊断依据。

答 诊断:食管静脉曲张。

诊断依据:①患者有上消化道出血病史。②有肝硬化,CT 显示肝脏大小比例失调,肝表面结节样不平,肝裂增宽;脾大。③X 线吞钡:食管下段迂曲,管壁呈锯齿状改变,黏膜皱襞增宽、扭曲呈蚯蚓状充盈缺损,食管稍扩张,钡剂排空延迟,但管壁柔软,舒缩功能良好。④CT 平扫见食管内多发类圆形稍低密度病灶,增强扫描门脉期强化明显,显示病灶为血管性病变。

3. 问题:请做出诊断并给出诊断依据。

答 诊断:食管(中、下段)癌。

诊断依据:①患者有进行性吞咽困难伴消瘦。②食管吞钡见食管中段充盈缺损,管腔不规则狭窄,管壁僵硬,黏膜扭曲破坏,与正常食管壁分界清晰;狭窄以上食管轻度扩张。③CT 表现为食管壁明显增厚,管腔狭窄;食管与周围结构分界不清。

4. 问题:请做出诊断并给出诊断依据。

答 诊断:直肠癌。

诊断依据：①老年患者,大便性状改变伴便后带血7个月。②钡灌肠见直肠与乙状结肠起始部有不规则充盈缺损(图A),肠管见偏心性狭窄；黏膜皱襞紊乱,破坏(图B、C)。③CT显示直肠壁不均匀增厚,见软组织影突入直肠腔内,增强扫描病灶中度强化,周围脂肪间隙欠清楚,直肠后方可见肿大淋巴结(图F)。

5. **问题**：请做出诊断并给出诊断依据。

答 诊断：肝右后叶脓肿。

诊断依据：①患者有高热病史,白细胞计数较高。②CT扫描见肝右后叶类圆形占位灶,边界尚清,可见厚壁,低于肝组织密度,内部以液性密度为主,其上部可见积气影及气液平面。③增强扫描病变周围可见环状强化晕及外层未强化的水肿环,门静脉右支受压前移。

6. **问题**：请做出诊断并给出诊断依据。

答 诊断：肝右叶囊肿。

诊断依据：①肝右后叶可见大小不一的2个类圆形病灶,边界清楚、光滑锐利,T_1WI呈均匀低信号,T_2WI为均匀高信号,抑脂像呈高信号。②GD-DTPA增强后病灶无强化,境界更为清晰。

7. **问题**：请做出诊断并给出诊断依据。

答 诊断：肝右叶后段海绵状血管瘤。

诊断依据：①肝右后叶见一病灶,形态不规则,边界尚清楚,T_1WI呈略低信号,T_2WI及抑脂像呈高信号,信号尚均匀。②GD-DTPA增强扫描：动脉期病灶边缘呈结节状强化,门静脉期病灶强化范围扩大,延迟扫描病灶基本全部强化,稍不均匀。

8. **问题**：请做出诊断并给出诊断依据。

答 诊断：诊断原发性肝癌。

诊断依据：①患者有乙肝病史。②CT可见肝硬化。肝脏体积减小、包膜不光滑,肝裂增宽,肝内密度欠均匀,呈多发小结节状；脾大于7个肋单元。③CT平扫见肝左叶外侧段一类圆形低密度灶,边界尚清,密度不均匀,内可见更低密度区；增强后动脉期病灶呈不均匀点条状血管样强化,门脉期强化程度下降,延迟扫描病灶呈低密度。

9. **问题**：请做出诊断并给出诊断依据。

答 诊断：肝转移瘤。

诊断依据：①患者有卵巢恶性肿瘤病史。②CT见肝左右叶多发散在分布、大小不一的圆形病灶,平扫呈低密度,边界欠清,病灶密度不均匀,中央可见更低密度区；增强扫描病灶环状强化,中央不强化,呈现"牛眼征"。

10. **问题**：请做出诊断并给出诊断依据。

答 诊断：慢性胆囊炎并胆囊结石。

诊断依据：①患者有剑突下偏右为主疼痛2月余病史。②声像图示胆囊体积尚可,囊壁增厚>3mm,回声稍增强；胆汁透声尚可；于胆囊体部见强回声光团,大小约$3.5mm×3.2mm$,后方伴声影,胆总管未见扩张。③CT示胆囊大小尚可,壁稍厚,胆囊体部可见类圆形致密影,密度均匀,边界清楚,增强后胆囊壁强化。

(从国彬 杨树利)

第8章 泌尿生殖系统与腹膜后间隙

【学/习/要/点】

一、掌握

1. 泌尿系统与腹膜后间隙的正常影像学表现。
2. 泌尿系统与腹膜后间隙的检查技术及方法的优选。
3. 肾与输尿管结石的影像学表现。
4. 肾结核、肾囊肿、肾癌及肾盂癌的影像学表现与诊断。
5. 子宫肌瘤及子宫癌的影像学表现与诊断。
6. 良性前列腺增生与前列腺癌的影像学表现与诊断。

二、熟悉

1. 生殖系统与腹膜后间隙的异常影像学表现。
2. 肾与输尿管先天异常的影像学表现。
3. 膀胱癌的影像学表现。
4. 肾上腺肿瘤的诊断要点和鉴别诊断要点。
5. 卵巢囊肿与卵巢肿瘤的诊断要点和鉴别诊断要点。
6. 腹膜后肿瘤的影像学表现。

【应/试/考/题】

一、选择题

【A型题】

1. 下列关于肾脏 X 线解剖的描述,错误的是 （　　）
   A. 肾脏呈蚕豆形,其长轴指向外下方
   B. 成人肾脏长径 12～13cm,宽径 5～6cm
   C. 儿童肾脏位置较成人略高
   D. 左肾比右肾高 1～2cm
   E. 婴儿肾脏表面呈分叶状
2. 正常肾脊角的范围为 （　　）
   A. 5°～15°　　　　B. 15°～25°

C. 25°～35°　　　D. 35°～45°
E. 45°～55°
3. 多数肾盂的形态呈　　　　　　（　）
   A. 纺锤形　　　　B. 喇叭状
   C. 壶腹状　　　　D. 分支状
   E. 鹿角状
4. 肾窦的组成包括　　　　　　　（　）
   A. 肾盏、肾盂
   B. 肾盏、肾盂、肾血管
   C. 肾血管及脂肪
   D. 肾盏、肾盂、肾血管和脂肪
   E. 肾周脂肪
5. 肾实质与肾盂之间的间隙称为（　）
   A. 肾门　　　　　B. 肾窦
   C. 肾皮质　　　　D. 肾柱
   E. 肾乳突
6. 每个肾脏其肾小盏数为　　　（　）
   A. 5～6个　　　　B. 6～10个
   C. 6～14个　　　D. 8～10个
   E. 10～15个
7. 每个肾脏其肾大盏数为　　　（　）
   A. 1～3个　　　　B. 2～4个
   C. 3～5　　　　　D. 4～6个
   E. 5～7个
8. 输尿管全长为　　　　　　　（　）
   A. 20～40cm　　　B. 20～30cm
   C. 30～40cm　　　D. 10～30cm
   E. 40～50cm
9. 输尿管生理狭窄区中最窄的部位位于
   　　　　　　　　　　　　　　（　）
   A. 肾盂起始部　　B. 输尿管起始部
   C. 平髂动脉处　　D. 通过骨盆缘处
   E. 膀胱入口处
10. 下列关于输尿管走行的描述,错误
    的是　　　　　　　　　　　（　）
    A. 在腹膜后,沿脊椎旁向前下行
    B. 入盆腔后,在骶髂关节外侧走行
    C. 过骶骨水平后弯向外
    D. 最后斜行进入膀胱
    E. 走行柔和,可有折曲
11. 逆行肾盂造影的优点不包括　（　）
    A. 造影剂量少,显影清楚
    B. 碘过敏者同样可以运用

C. 禁忌证少
D. 不通过血液循环,全身反应少
E. 能同时了解肾功能情况
12. 排泄性尿路造影时,正常肾盏、肾盂于
    注入对比剂后几分钟开始显影（　）
    A. 1～2分钟　　　B. 2～3分钟
    C. 3～4分钟　　　D. 4～5分钟
    E. 5～6分钟
13. 排泄性尿路造影,正常肾盏、肾盂最佳
    显影时间是注入对比剂后　　（　）
    A. 5～15分钟　　B. 15～30分钟
    C. 30～45分钟　　D. 40～50分钟
    E. 45～60分钟
14. 下列关于静脉性肾盂造影(IVP)检查
    前所做准备的描述,错误的是（　）
    A. 首先需了解有无应用对比剂的禁
       忌证
    B. 需行碘过敏试验
    C. 备好急救药物
    D. 应清除肠管内的气体和粪便
    E. 12小时内限制饮食和饮水
15. 下列关于KUB腹部平片的描述,错误
    的是　　　　　　　　　　　（　）
    A. 是泌尿系统常用的初查方法
    B. 常规摄取立位前后位片
    C. 前后位片见肾影一般位于第12胸
       椎至第3腰椎之间
    D. 侧位片上,肾影与腰椎重叠,上极较
       下极略偏后
    E. 正常输尿管不能显示
16. 泌尿系统疾病摄取腹部平片的目的
    在于　　　　　　　　　　　（　）
    A. 观察有无肾、输尿管或膀胱的阳性
       结石
    B. 观察泌尿系统占位病变的性质
    C. 在优质X线平片上观察肾脏轮廓有
       无明显变化
    D. 在优质平片上观察肾脏位置
    E. 观察腹部钙化的大小、形态
17. IVP的绝对禁忌证是　　　　（　）
    A. 多发性骨髓瘤
    B. 甲状腺功能亢进症
    C. 妊娠妇女

D. 碘过敏性特异性体质
E. 严重肝肾功能不全

18. 正常肾动脉造影连续摄片,依次显示的是 （ ）
  A. 肾动脉期、肾静脉期、肾实质期
  B. 肾动脉期、肾实质期、肾静脉期
  C. 肾静脉期、肾实质期、肾动脉期
  D. 肾静脉期、肾动脉期、肾实质期
  E. 肾实质期、肾动脉期、肾静脉期

19. 肾盂、输尿管重复畸形,检查方法一般不选择 （ ）
  A. 尿路平片
  B. USG
  C. 排泄性尿路造影
  D. 逆行肾盂造影
  E. CT尿路成像

20. 异位肾的表现不包括 （ ）
  A. 肾脏位于盆腔内
  B. 肾脏位于髂窝内
  C. 肾脏位于第 $T_{12} \sim L_3$
  D. 立卧位肾脏位置不变
  E. 常伴输尿管过长或过短

21. IVP显示双肾长轴呈倒"八"形排列,应考虑 （ ）
  A. 游走肾   B. 异位肾
  C. 肾旋转不良   D. 肾挫伤
  E. 马蹄肾

22. 下列肾脏疾病中,不属于先天性异常的是 （ ）
  A. 肾缺如   B. 肾发育不良
  C. 马蹄肾   D. 肾自截
  E. 异位肾

23. 下列关于单纯异位肾的描述,错误的是 （ ）
  A. 为肾脏在发育过程中未上升、上升不足或过度上升所致
  B. 仍在同侧腹膜后
  C. 常伴有旋转不良
  D. 低位异位肾,同侧输尿管也较短
  E. 同侧肾上腺位置也随之变动

24. 无临床病理意义的是 （ ）
  A. 海绵肾   B. 马蹄肾

  C. 驼峰肾   D. 多囊肾
  E. 异位肾

25. 平片已确诊为肾鹿角形结石,最需要做的进一步检查是 （ ）
  A. 肾功能   B. 尿细菌培养
  C. 心电图   D. CT
  E. MRI

26. 鹿角状结石多发生在 （ ）
  A. 膀胱   B. 输尿管
  C. 肾盂   D. 肾盏
  E. 肾盂与肾盏

27. 我国最常见的泌尿系结石类型是（ ）
  A. 磷酸盐   B. 草酸盐
  C. 尿酸盐   D. 光氨酸盐
  E. 碳酸盐

28. 尿路阴性结石是指 （ ）
  A. X线检查时,不能显示的尿路结石
  B. 不引起临床症状的结石
  C. X线平片检查时,不能显示的尿路结石
  D. USG和CT检查能发现的尿路结石
  E. 能透过X线的尿路结石

29. 下列关于逆行肾盂造影对诊断可疑输尿管阴性结石的描述,错误的是 （ ）
  A. 导管插入输尿管时可触及结石
  B. 结石可使导管前进受阻
  C. 阴影与导管前后位、左右斜位均在一条线上
  D. 结石的刺激可引起局部输尿管痉挛,导管不能接近结石,相距1~2cm
  E. 导管前进不受阻,可顺利通过,可否定有结石存在

30. 输尿管结石多为 （ ）
  A. 原发于输尿管的结石
  B. 肾结石脱入所致
  C. 输尿管血肿钙化所致
  D. 肾输尿管结核钙化所致
  E. 膀胱结石逆行所致

31. 检查泌尿系结石首选的影像方法是 （ ）
  A. CT   B. MRI

C. USG　　　D. IVP
E. KUB

32. 引起输尿管梗阻最常见的原因是
（　　）
A. 结核　　　B. 结石
C. 炎症　　　D. 输尿管囊肿
E. 肿瘤

33. 腹部X线透视检查时，肾结石最具特征性的表现是（　　）
A. 致密结石影随呼吸上下移动于肾影内
B. 侧位致密结石影与脊柱重叠
C. 结石呈鹿角状致密影
D. 结石呈圆形致密影
E. 肾影增大，轮廓不整

34. 肾结核最早的病灶位于（　　）
A. 肾乳头部　　　B. 肾小球内
C. 肾小管内　　　D. 肾盏内
E. 肾盂内

35. 肾结核的X线平片征象为（　　）
A. 肾影呈倒"八"字形
B. 病侧肾下垂
C. 肾影不清
D. 肾区可见不规则钙化灶
E. 肾外形不光整

36. 下列关于肾结核的描述，错误的是
（　　）
A. 可累及输尿管与膀胱
B. 90%肾结核系由血行感染所致
C. 肾乳头部见边缘模糊的低密度病灶或空洞
D. 可见肾盂积水
E. 晚期钙化表明肾结核病变完全愈合

37. 下列关于肾自截的描述，错误的是
（　　）
A. 静脉肾盂造影可见肾盏破坏和脓腔形成
B. 全肾为干酪坏死物质和空洞所替代
C. 肾大部或全肾钙化
D. 肾功能完全丧失
E. 静脉尿路造影不显影

38. 一侧肾盂不显影，膀胱显著缩小，边缘毛糙，应首先考虑（　　）
A. 慢性肾炎　　　B. 肾膀胱结核

C. 膀胱癌　　　D. 肾腺癌
E. 膀胱神经机能障碍

39. 泌尿系最常见的疾病是（　　）
A. 尿石症　　　B. 肾结核
C. 肾癌　　　D. 多囊肾
E. 肾挫伤

40. 肾结核尿路造影的最早期征象是
（　　）
A. 肾小盏闭塞，空洞形成
B. 肾小盏边缘不整，如虫蚀状
C. 肾实质内有云絮状或环状钙化
D. 肾盂肾盏模糊，边缘不整
E. 肾盂肾盏不规则扩大变形

41. 典型输尿管结核尿路造影表现为
（　　）
A. 输尿管变细
B. 输尿管"串珠"状改变
C. 输尿管变粗
D. 输尿管无改变
E. 输尿管内充盈缺损

42. 泌尿系结核的扩散途径多是（　　）
A. 血行感染　　　B. 上行感染
C. 淋巴感染　　　D. 直接扩散
E. 接触感染

43. 下列关于成人型多囊肾的描述，错误的是（　　）
A. 为遗传性疾病，但通常30～50岁发病
B. 表现为双肾有多发大小不等囊肿，常合并多囊肝
C. 系常染色体隐性遗传病，有家族史
D. 本病为双侧发病，但两肾发展可不一致
E. 本病出现症状越早，预后越差，晚期症状为高血压、肾衰竭

44. 成人型多囊肾的影像学表现不包括
（　　）
A. 尿路造影呈"抱球样"改变
B. CT见双肾布满多发大小不等圆形水样低密度灶
C. 增强检查病变无强化
D. 肾的体积常增大，边缘呈分叶状
E. 常有多囊肝表现

45. 下列关于成人型多囊肾与双侧性多发单纯性囊肿鉴别诊断的描述,错误的是（　　）
   A. 后者肾脏增大不明显
   B. 后者囊肿数目少
   C. 前者常合并有肝、脾或胰腺囊肿
   D. 后者无家族史
   E. 前者CT强化时不见正常肾实质

46. 不属于肾细胞癌CT表现的是（　　）
   A. 平扫多呈等密度或略低密度
   B. 较大肾癌密度不均匀
   C. 中心或边缘可有钙化
   D. 增强扫描实质期肿瘤强化多高于肾实质
   E. 肾静脉和下腔静脉内可有癌栓

47. 下列关于肾细胞癌的描述,错误的是（　　）
   A. 肾区可扪及包块
   B. 主要见于中老年人,男性多于女性
   C. 临床典型表现为腰部疼痛伴有尿痛、血尿
   D. 起源于肾小管上皮细胞
   E. CT平扫为略低、略高或等密度肿块

48. 下列关于肾盂癌的描述,错误的是（　　）
   A. 为最常见的肾恶性肿瘤
   B. 肾盏充盈缺损
   C. 肾窦内软组织肿物
   D. 可见种植转移
   E. 可侵犯输尿管

49. 对肾盂癌诊断具有决定意义的检查是（　　）
   A. 腹部平片
   B. 立位透视
   C. 选择性肾动脉造影
   D. 逆行肾盂造影
   E. IVP

50. CT诊断肾血管平滑肌脂肪瘤的关键是（　　）
   A. 肿瘤境界清楚
   B. 合并结节硬化
   C. 肿瘤血管组织增强
   D. 瘤内容易出血
   E. 瘤内有脂肪成分

51. 下列关于肾盂癌的描述,错误的是（　　）
   A. 平扫肾窦内不规则软组织密度肿物
   B. 肿物周围常有肾窦脂肪包绕
   C. 侵入肾实质,局部呈低密度肿块
   D. 以增强扫描常掩盖肾盂内肿物
   E. 需除外肾盂内阴性结石及凝血块

52. 有助于鉴别小的肾血管平滑肌脂肪瘤与小肾癌的检查是（　　）
   A. 薄层连续扫描以发现脂肪成分
   B. 增强扫描观察肿瘤强化情况
   C. 螺旋CT扫描
   D. 冠状位重建
   E. 超声

53. 膀胱三角区是指（　　）
   A. 膀胱两侧壁至膀胱颈
   B. 膀胱两侧壁至膀胱顶
   C. 膀胱底部两侧输尿管开口间至膀胱颈
   D. 膀胱底部两侧输尿管开口间至膀胱顶
   E. 膀胱底部两侧壁至膀胱颈

54. 膀胱的正常容量为（　　）
   A. 150～300ml　　B. 250～400ml
   C. 350～500ml　　D. 450～600ml
   E. 550～700ml

55. 膀胱肿瘤CT扫描的主要目的是（　　）
   A. 早期诊断
   B. 显示肿瘤突入腔内的情况
   C. 鉴别良、恶性肿瘤
   D. 鉴别肿瘤与非肿瘤性病变
   E. 显示肿瘤侵犯膀胱周围组织和淋巴结转移

56. 最易导致膀胱壁增厚,体积变小,形成所谓挛缩性膀胱的疾病是（　　）
   A. 前列腺增生并膀胱炎
   B. 膀胱结石继发尿路感染
   C. 膀胱外伤
   D. 泌尿系结核感染
   E. 急性膀胱炎

57. 膀胱癌的细胞类型多为 ( )
    A. 鳞癌　　　　B. 腺癌
    C. 透明细胞癌　D. 移行细胞癌
    E. 复层上皮癌

58. 下列关于膀胱癌的 CT 表现的描述，错误的是 ( )
    A. 突入膀胱腔内的结节肿物
    B. 肿瘤可以是单发，也可是多发
    C. 肿瘤可以是带蒂生长
    D. 肿瘤累及黏膜下层和肌层表现为膀胱壁增厚
    E. 可区分肿瘤限于黏膜内或侵入黏膜下层

59. 下列关于膀胱恶性肿瘤的描述，错误的是 ( )
    A. 肿瘤表现为膀胱壁局限性增厚和（或）突入膀胱的肿物
    B. T_2 加权像肿瘤信号强度比肌肉信号低
    C. 肿瘤附着处膀胱壁呈低信号说明肿瘤尚未侵及深肌层
    D. 肿瘤侵犯周围脂肪表现为脂肪界面不清并有软组织块
    E. 肿瘤侵犯前列腺、尿道表示已为 T_4 期

60. 正常肾上腺侧肢的厚度应小于 ( )
    A. 2mm　　　　B. 4mm
    C. 5mm　　　　D. 8mm
    E. 10mm

61. 正常肾上腺面积应小于 ( )
    A. 50mm^2　　B. 100mm^2
    C. 150mm^2　 D. 200mm^2
    E. 250mm^2

62. 下列关于肾上腺 CT 检查的描述，错误的是 ( )
    A. 肾上腺位于肾筋膜囊内，周围有丰富的脂肪，因而显示清楚
    B. 正常肾上腺密度类似肾脏密度
    C. 肾上腺边缘多平直，但也可轻度一致性外凸或内凹
    D. 正常侧肢厚度为 6~8mm，最大横断面积为 30~150mm^2
    E. 增强检查，正常肾上腺均匀强化，能分辨皮质、髓质

63. 肾上腺病变首选影像学检查方法为 ( )
    A. CT　　　　B. MRI
    C. USG　　　 D. ECT
    E. PET

64. 下列关于肾上腺皮质增生的描述，错误的是 ( )
    A. 一般表现为双侧肾上腺弥漫性增大
    B. 侧肢厚度 >10mm 和（或）横断面最大面积 >150mm^2
    C. 增大的肾上腺的密度和形态保持正常
    D. 如果 CT 检查显示肾上腺形态小于正常则可排除肾上腺功能亢进
    E. 有时，增生肾上腺边缘可有一些小结节影

65. 肾上腺皮质腺瘤的 CT 表现不包括 ( )
    A. 密度均匀的类圆形实性肿块
    B. 边缘光滑、清楚，与肾上腺相连
    C. 可见条或斑片状钙化
    D. 常因含有脂类物质而呈低密度
    E. 增强扫描呈轻度强化

66. 下列关于 Conn 综合征的描述，错误的是 ( )
    A. 即原发醛固酮增多症
    B. 即原发皮质醇增多症
    C. Conn 腺瘤瘤体通常较小，直径多为 1~2cm
    D. Conn 腺瘤病理切面为橘黄色
    E. 腺瘤内含有丰富的脂类物质

67. 下列关于 Conn 综合征 CT 表现特征的描述，错误的是 ( )
    A. Conn 腺瘤呈类圆或椭圆形，与肾上腺相连
    B. 病灶较小，直径多在 2cm 以下，偶可达 3cm 左右
    C. 常呈水样密度，边界清楚
    D. 增强可呈轻度均一强化
    E. 病侧肾上腺清楚地显示受压、变形或萎缩

68. 原发性醛固酮增多症多由下列哪种肾上腺病变引起的 ( )
    A. 皮质腺瘤　　B. 皮质腺癌

C. 肾上腺皮质增生　D. 嗜铬细胞瘤
E. 肾上腺炎

69. 下列关于肾上腺嗜铬细胞瘤的描述，正确的是　　　　　　　　　　（　）
   A. 常为圆或卵圆形囊性肿块
   B. 多为混杂密度肿块
   C. 肿块中心无坏死、囊变
   D. 无钙化
   E. 多无症状

70. 下列关于肾上腺嗜铬细胞瘤的描述，正确的是　　　　　　　　　　（　）
   A. 超声上，肿块实性部分呈实性中等回声
   B. CT 平扫检查，密度类似于水
   C. CT 增强检查，肿块强化且廓清迅速
   D. T_1WI 上为高信号
   E. T_2WI 上为低信号

71. 常累及双侧肾上腺的病变为　　（　）
   A. 肾上腺皮质增生
   B. Cushing 腺瘤
   C. 肾上腺出血
   D. Conn 腺瘤
   E. 肾上腺皮质癌

72. 最常发生的肾上腺转移癌的原发肿瘤是　　　　　　　　　　　　　（　）
   A. 甲状腺癌　　　B. 黑色素瘤
   C. 肺癌　　　　　D. 脑膜瘤
   E. 淋巴瘤

73. 下列关于子宫解剖及 MRI 表现的描述，错误的是　　　　　　　　（　）
   A. 联合带是子宫肌内层
   B. 子宫厚度为 2～3mm
   C. 联合带 T_2WI 呈明显高信号
   D. 联合带位于子宫肌外层与子宫内膜之间
   E. 子宫肌外层 T_1WI 呈低信号，T_2WI 呈中等信号

74. 输卵管全长为 10～14cm，由内向外分为　　　　　　　　　　　　（　）
   A. 子宫部、峡部、壶腹部、漏斗部
   B. 峡部、子宫部、漏斗部、壶腹部
   C. 子宫部、壶腹部、峡部、漏斗部
   D. 峡部、漏斗部、子宫部、壶腹部
   E. 漏斗部、子宫部、峡部、壶腹部

75. 下列兼有治疗作用的检查方法是（　）
   A. 子宫输卵管造影
   B. 盆腔充气造影
   C. 盆腔动脉造影
   D. 盆腔静脉造影
   E. 腹部平片

76. 子宫输卵管造影的目的不包括（　）
   A. 诊断子宫位置、形态、发育状况
   B. 了解宫腔情况
   C. 确定妊娠
   D. 诊断输卵管阻塞
   E. 了解输卵管走行、粗细、长度

77. 子宫输卵管碘油造影的禁忌证不包括　　　　　　　　　　　　　　（　）
   A. 严重肝肾功能障碍
   B. 清宫术后 4 周
   C. 内生殖器急性炎症
   D. 子宫输卵管结核非活动期
   E. 妊娠

78. 女性生殖系统疾病首选和主要的影像检查方法是　　　　　　　　（　）
   A. 子宫输卵管碘油造影
   B. CT
   C. 核素扫描
   D. MRI
   E. USG

79. CT 扫描子宫呈　　　　　　　　（　）
   A. 横置梭形或椭圆形软组织密度影
   B. 倒置三角形软组织密度影
   C. 正置三角形软组织密度影
   D. 圆形倒置三角形软组织密度影
   E. 椭圆形低密度影

80. 子宫先天性形态异常不包括　　（　）
   A. 幼稚子宫　　　B. 双角子宫
   C. 双子宫　　　　D. 单角子宫
   E. 后置子宫

81. 卵巢囊肿较有意义的检查是　　（　）
   A. MRI
   B. 子宫血管造影
   C. 盆腔充气造影
   D. 子宫输卵管造影
   E. 盆腔动脉造影

82. 下列关于卵巢囊腺瘤的描述,错误的是 （　　）
   A. 多见于中年女性
   B. 分为浆液和黏液性
   C. CT 扫描一般可区分浆液性或黏液性
   D. 黏液性者壁较厚
   E. 可为单房或多房性

83. 与MRI相比,CT在显示卵巢畸胎瘤时的主要优点是能显示肿瘤内 （　　）
   A. 脂肪组织
   B. 皮肤附件
   C. 钙化和骨化
   D. 上皮组织
   E. 囊壁厚度

84. 单纯性卵巢囊肿的MRI表现为（　　）
   A. T_1WI 呈高信号,T_2WI 呈低信号
   B. T_1WI 呈低信号,T_2WI 呈高信号
   C. T_1WI 呈高信号,T_2WI 呈高信号
   D. T_1WI 呈低信号,T_2WI 呈低信号
   E. T_1WI 呈等信号,T_2WI 呈高信号

85. 患者,女,43岁。影像学检查示:盆腔内囊实性肿块,以囊性为主,含脂肪和钙化。首先考虑诊断为 （　　）
   A. 卵巢囊肿　　B. 囊性畸胎瘤
   C. 卵巢囊腺瘤　D. 卵巢囊腺癌
   E. 滤泡

86. 患者,女,19岁。左下腹疼痛1个月。CT示:左下腹111mm×120mm椭圆形囊性团块,边缘光滑,包膜完整,密度均匀,CT值26HU,无强化,病变推移子宫、肠管。首先考虑诊断为 （　　）
   A. 卵巢囊肿　　B. 卵巢囊腺瘤
   C. 卵巢畸胎瘤　D. 卵巢皮样囊肿
   E. 卵巢脓肿

87. 恶性卵巢肿瘤的指征不包括 （　　）
   A. CDFI 显示肿物内有丰富的血流信号
   B. 常可发生腹膜转移
   C. 肿物同时具有囊性和实性部分
   D. 肿物的边缘不清晰
   E. 增强扫描时,实性成分无强化或强化不明显

88. 库肯勃瘤(印戒细胞癌)是 （　　）
   A. 良性卵巢肿瘤
   B. 原发于胃肠道的卵巢转移性肿瘤
   C. 囊性肿瘤
   D. 子宫肿瘤
   E. 原发性卵巢恶性肿瘤

89. 下列关于子宫肌瘤CT表现的描述,错误的是 （　　）
   A. 子宫呈分叶状增大或自子宫向外突出的实性肿块
   B. 良性肿瘤不发生坏死
   C. 子宫轮廓呈波浪状
   D. 可发生钙化
   E. 增强扫描肌瘤伴有变性时密度可低于正常子宫肌层

90. 下列关于子宫内膜癌的描述,错误的是 （　　）
   A. 是子宫内膜最常见的恶性肿瘤
   B. 多为腺癌
   C. CT 扫描是子宫内膜癌的主要诊断方法
   D. 发病高峰年龄在55～65岁
   E. CT 可见子宫不对称增大

91. 确定宫颈癌局部浸润范围,首选的检查是 （　　）
   A. CT　　　　　B. USG
   C. MRI　　　　D. 血管造影
   E. 子宫输卵管造影

92. 下列关于宫颈癌CT表现的描述,错误的是 （　　）
   A. 宫颈增大,形成不规则软组织肿块
   B. 可局限子宫颈或蔓延至子宫体和宫旁
   C. 向子宫外延伸出的分叶状肿块及盆壁软组织增厚
   D. CT 扫描盆腔淋巴结阴性不能除外淋巴转移
   E. CT 在宫颈癌分期上优于MRI

93. 男性尿道最狭窄的部位是 （　　）
   A. 尿道内口　　B. 尿道外口
   C. 海绵体部　　D. 尿道膜部
   E. 前列腺部

94. 下列关于良性前列腺增生的描述,正确的是 (　　)
   A. 良性前列腺增生好发于外周带,并压迫尿道引起梗阻
   B. 多见于中、老年人,由前列腺腺体、结缔组织和平滑肌不同程度增生引起
   C. 增大的前列腺可突向膀胱颈部,膀胱壁不规则增厚
   D. 最佳影像学检查方法是CT平扫及增强
   E. 首选的影像学检查方法是MRI平扫及增强扫描

95. 大多数前列腺癌发生在 (　　)
   A. 中央带　　　B. 外周带
   C. 移行带　　　D. 尿道周围腺体
   E. 无一定规律

96. 下列关于前列腺癌影像特点的描述,错误的是 (　　)
   A. 膀胱精囊角消失
   B. 前列腺增大,边缘不规则
   C. 薄层CT扫描,前列腺内可见稍低密度处
   D. 常累及直肠
   E. 病灶多位于周围带

97. 不在肾旁前间隙内的器官是 (　　)
   A. 胰腺　　　　B. 肾上腺
   C. 十二指肠　　D. 升结肠
   E. 降结肠

98. 腹膜后间隙不包括 (　　)
   A. 胰腺　　　　B. 十二指肠升段
   C. 肾脏　　　　D. 肾上腺
   E. 输尿管

【B型题】

(99~103题共用备选答案)
   A. 输尿管长度正常,输尿管扭曲
   B. 输尿管过短或过长
   C. 输尿管长度正常,改变体位时扭曲
   D. 输尿管短,在肾脏前面下行
   E. 输尿管细小,开口异位

99. 马蹄肾表现为 (　　)
100. 肾发育不全表现为 (　　)
101. 异位肾表现为 (　　)
102. 肾下垂表现为 (　　)
103. 游走肾表现为 (　　)

(104~105题共用备选答案)
   A. 肾结石
   B. 胆结石
   C. 胰腺结石
   D. 肠系膜淋巴结钙化
   E. 肾结核钙化

104. X线平片呈鹿角状,侧位片与脊柱重叠的是 (　　)
105. 形态不规则,密度不均匀,位于肾皮质内的是 (　　)

(106~107题共用备选答案)
   A. 静脉石
   B. 前列腺结石
   C. 输尿管下端结石
   D. 膀胱结石
   E. 子宫肌瘤钙化

106. 平片显示膀胱区有致密影,呈圆形、椭圆形、同心圆和桑葚形,外缘光整,大小不一,一般单发,也可多发。首先考虑为 (　　)
107. 阴影密度较浓,中心较淡,位置接近盆腔边缘,外缘光滑,呈圆形,常多发,体积小。首先考虑为 (　　)

(108~112题共用备选答案)
   A. 种植转移　　B. 血行转移
   C. 成骨性转移　D. 肺转移
   E. 淋巴结转移

108. 肾盂癌易发生 (　　)
109. 肾癌易发生 (　　)
110. 前列腺癌易发生 (　　)
111. 肾母细胞瘤易发生 (　　)
112. 膀胱癌易发生 (　　)

(113~115题共用备选答案)
   A. 水样密度类圆形肿块,不发生强化
   B. 低密度类圆形肿块,发生强化
   C. 双侧均一软组织密度肿块,发生不同程度均匀强化

D. 密度不均匀CT表现为肿块,内有脂肪性低密度灶
E. 较大软组织密度肿块,中心有不规则坏死、囊变,并呈不均匀强化

113. 肾上腺皮质腺瘤CT表现为 （   ）
114. 肾上腺转移瘤CT表现为 （   ）
115. 肾上腺嗜铬细胞瘤CT表现为（   ）

（116～119题共用备选答案）
A. 单侧肾上腺类圆形肿块,MRI T_1WI和T_2WI上信号轻度均类似于肝实质
B. 单侧肾上腺类圆形肿块,MRI T_1WI和T_2WI上信号轻度均类似于脑脊液
C. 单侧肾上腺类圆形肿块,MRI T_1WI呈低信号,T_2WI上信号强度较高并囊变
D. 双侧肾上腺不规则肿块,MRI T_1WI呈低信号,T_2WI为混杂高信号
E. 双侧肾上腺弥漫性增大,MRI T_1WI及T_2WI上信号强度均类似于肝实质

116. 肾上腺皮质腺瘤MRI表现为 （   ）
117. 肾上腺转移瘤MRI表现为 （   ）
118. 肾上腺增生MRI表现为 （   ）
119. 嗜铬细胞瘤MRI表现为 （   ）

（120～121题共用备选答案）
A. 子宫肌瘤
B. 卵巢畸胎瘤
C. 卵巢滤泡囊肿
D. 卵巢库肯勃瘤
E. 子宫颈癌

120. 女性生殖系统最常见的良性肿瘤是 （   ）
121. 女性生殖系统最常见的恶性肿瘤是 （   ）

（122～123题共用备选答案）
A. 卵巢　　　　B. 宫体
C. 宫颈　　　　D. 输卵管
E. 盆腔

122. 子宫肌瘤好发部位是 （   ）
123. 畸胎瘤好发部位是 （   ）

（124～125题共用备选答案）
A. 好发于老年人,多发生于前列腺周围区,MRI T_2WI多表现为低信号结节
B. 好发于老年人,多发生于前列腺周围区,MRI T_2WI多表现为高信号结节
C. 好发于老年人,多发生于前列腺周围区,MRI T_2WI多表现为信号高低不等
D. 好发于老年人,多发生于前列腺移行区,MRI T_2WI多表现为信号高低不等
E. 好发于老年人,多发生于前列腺移行区,MRI T_2WI多表现为高信号

124. 前列腺癌表现为 （   ）
125. 良性前列腺增生表现为 （   ）

（126～127题共用备选答案）
A. 中央带　　　B. 周围带
C. 移行带　　　D. 前纤维基质区
E. 射精管

126. 前列腺癌多起源于 （   ）
127. 良性前列腺增生多起源于 （   ）

【X型题】

128. 检查泌尿系统疾病时摄取腹部X线平片的目的包括 （   ）
A. 观察有无肾、输尿管或膀胱的阳性结石
B. 观察有无包括泌尿系统在内的腹部钙化
C. 在优质平片上观察肾脏位置、轮廓有无明显变化
D. 作为造影前的对照片
E. 清晰地看到实质器官病变的位置及形态

129. 逆行性尿路造影时,如注射压力过高,会造成对比剂的肾脏回流,常见的回流类型为 （   ）
A. 血管周围回流　B. 肾小管回流

· 115 ·

C. 肾窦回流　　D. 淋巴管回流
E. 输尿管回流
130. 在泌尿系统影像学检查中,尿路造影是常用的检查方法,主要包括（　　）
A. X 线排泄性尿路造影
B. X 线逆行性尿路造影
C. CT 尿路造影
D. MR 尿路造影
E. DSA 尿路造影
131. 在排泄性尿路造影检查中,肾大盏的表现有 （　　）
A. 边缘光滑整齐
B. 形态呈长管状
C. 顶端与肾小盏相连
D. 基底部与肾盂相连
E. 分为顶端、峡部和基底部
132. 下列关于正常排泄性尿路造影表现的描述,正确的是 （　　）
A. 可以显示肾实质、肾盏和肾盂、输尿管、膀胱及尿道
B. 肾小盏包括体部、穹隆部
C. 肾小盏和肾大盏形态可有较大差别
D. 肾大盏边缘光滑整齐,呈长管状
E. 肾大盏可分为顶端、峡部和基底部
133. 下列关于肾盂的描述,正确的是（　　）
A. 最佳显影时间是注入对比剂后 15~30 分钟
B. 肾盂上连肾大盏,下连输尿管
C. 肾盂位置差异不大
D. 肾盂形态差异不大
E. 肾盂形态可分为常见型、分支型及壶腹型
134. 在 X 平片检查中,能够显示肾脏的异常改变包括 （　　）
A. 肾区内高密度钙化影
B. 肾影位置异常
C. 肾影大小改变
D. 肾影轮廓改变
E. 肾脏囊肿
135. 尿路造影中,常见的异常征象有（　　）
A. 肾实质显影异常
B. 肾盏肾盂受压变形

C. 肾盏肾盂破坏
D. 肾盏、肾盂、输尿管扩张积水
E. 肾盂输尿管重复畸形
136. 尿路梗阻的 X 线征象包括 （　　）
A. 肾脏增大,肾盏呈球形扩大
B. 肾脏缩小,肾盏杯口变钝
C. 肾脏长径变长,肾盂与输尿管交界处扭曲狭窄
D. 输尿管延长、迂曲、狭窄,近段扩张
E. 扩张的输尿管突然中断
137. 肾脏变异通常无临床症状的是（　　）
A. 肾缺如　　B. 马蹄肾
C. 驼峰肾　　D. 异位肾
E. 多囊肾
138. 肾先天性发育异常通常包括 （　　）
A. 数目的异常　　B. 形态的异常
C. 位置的异常　　D. 大小的异常
E. 密度异常
139. 异位肾可位于 （　　）
A. 盆腔　　B. 下腹部
C. 膈下　　D. 膈上
E. 全身各处
140. 常累及双侧的病变有 （　　）
A. 多囊肾　　B. 慢性肾盂肾炎
C. 肾细胞癌　　D. 肾上腺转移瘤
E. 急性肾小球肾炎
141. 与泌尿系结石形成有关的因素有（　　）
A. 尿路感染　　B. 尿路梗阻
C. 尿路损伤　　D. 尿路异物
E. 尿路肿瘤
142. 肾结核的 X 线表现有 （　　）
A. 肾小盏边缘不整,呈虫蚀状
B. 肾脏增大,轮廓不规则,凹凸不平
C. 肾小盏受压移位
D. 肾盂肾盏内充盈缺损
E. 肾实质内云絮状钙化
143. 能显示肾结核早期肾盏改变的检查不包括 （　　）
A. KUB　　B. MRI 检查
C. 超声检查　　D. CT 平扫检查
E. 尿路造影检查
144. 肾结核的钙化灶形态包括 （　　）
A. 多发囊状钙化　B. 片状钙化

C. 弧线形钙化　　D. 斑点状钙化
E. 云絮状钙化

145. 下列关于肾细胞癌CT检查的描述，正确的是　　　　　　　　　　（　　）
   A. CT表现与病理分期有关，而与组织亚型无关
   B. 肾脏肿块主要呈囊性时，则可除外肾细胞癌
   C. 10%~20%肾细胞癌肿块内有点状或不规则形钙化
   D. 增强时，实质期、排泄期肿瘤表现为较低密度
   E. 边界模糊，密度可呈低密度、等密度或高密度

146. 下列关于肾盂癌的描述，正确的是（　　）
   A. 静脉性肾盂造影表现为肾盂肾盏内充盈缺损
   B. 静脉性肾盂造影表现为肾盂肾盏内充盈缺损，即可诊断为肾盂癌
   C. 平扫表现为肾窦区肿块密度高于尿液，低于肾实质
   D. 增强延迟扫描可清楚显示肾盂癌所造成的充盈缺损
   E. 增强扫描肾窦肿块有轻度强化

147. X线检查中膀胱癌有定性诊断价值的表现是（　　）
   A. 膀胱区充盈缺损
   B. 肾盂积水
   C. 输尿管积水
   D. 膀胱壁不规整、僵直
   E. 膀胱壁增厚

148. 显示肾上腺较佳的方法包括（　　）
   A. CT　　　　　B. 腹膜后充气造影
   C. IVP　　　　D. 肾上腺血管造影
   E. MRI

149. 在肾上腺疾病影像学检查过程中，CT检查的特点包括（　　）
   A. CT是肾上腺疾病最佳影像检查方法
   B. CT密度分辨力高，可以检出小的功能性病变
   C. CT平扫可以显示病变的某些组织特征，如脂肪、钙化、液体等
   D. 通过重建可以显示病变的解剖关系
   E. CT增强检查可以了解病变的强化特点

150. 轴位肾上腺形态包括（　　）
   A. 斜线状　　　B. 倒"V"形
   C. 倒"Y"形　　D. 三角状
   E. 类圆形

151. 肾上腺病变可依对肾上腺功能影响而分为（　　）
   A. 功能亢进性　B. 功能低下性
   C. 功能正常性　D. 非功能性
   E. 全功能性

152. 可累及双侧肾上腺的病变包括（　　）
   A. 肾上腺结核
   B. 肾上腺增生
   C. 肾上腺皮质腺瘤
   D. 肾上腺转移瘤
   E. 嗜铬细胞瘤

153. 下列关于肾上腺增生的描述，正确的是（　　）
   A. CT检查是诊断肾上腺增生的首选影像学检查方法
   B. CT的软组织分辨力较高，可以显示软组织成分
   C. MRI判断肾上腺病变内的组织成分优于CT，是CT检查的必要补充
   D. 超声检查是婴幼儿肾上腺异常的首选影像学检查方法
   E. MRI的软组织分辨力较高，可以显示软组织成分

154. 下列关于肾上腺皮质腺瘤的描述，正确的是（　　）
   A. 超声上，腺瘤呈低回声或弱回声
   B. T_2WI上，肿瘤信号强度略高于肝实质
   C. CT增强检查，肿块强化且廓清迅速
   D. T_1WI上，肿瘤信号强度类似于肝实质
   E. CT平扫表现为圆形或类圆形低密度

155. 膀胱癌 X 线膀胱造影的表现包括
 ( )
 A. 突入腔内的菜花状或乳头状充盈缺损
 B. 病灶基底较宽
 C. 局部壁较僵硬、凹凸不平
 D. 输尿管和肾积水
 E. 膀胱形态不规整

156. 下列关于肾上腺转移瘤的描述,正确的是 ( )
 A. 单侧或双侧肾上腺肿块
 B. 转移瘤的诊断很大程度上依赖临床资料
 C. 伴有原发肿瘤
 D. 双侧肾上腺肿块而无原发瘤,应与肾上腺结核、嗜铬细胞瘤等鉴别
 E. 增强扫描肿块均匀或不均匀强化

157. 先天性子宫异常类型包括 ( )
 A. 双子宫   B. 纵隔子宫
 C. 单角子宫   D. 鞍状子宫
 E. 无子宫

158. 子宫输卵管造影的主要适应证包括
 ( )
 A. 不孕症
 B. 寻找子宫出血的原因
 C. 了解子宫输卵管通畅情况
 D. 观察宫腔内情况
 E. 观察阴道通畅情况

159. 下列关于 MRI 在女性生殖系统检查中价值的描述,正确的是 ( )
 A. 为女性生殖系统的重要检查方法
 B. 对子宫内膜癌的分期有很高的价值
 C. 对宫颈癌的分期有很高价值
 D. 多方位、多参数、多序列的成像有利于盆腔肿块的发现
 E. 可将宫体分为三层结构

160. 下列关于卵巢癌的描述,正确的是
 ( )
 A. T_1WI 上实性部分呈中等信号,囊性部分呈低信号
 B. 常有腹膜种植
 C. 增强时实性部分有增强,囊腔无强化
 D. 盆腔或下腹部肿块,多呈囊实性,肿块内回声杂乱
 E. 囊腺癌囊内容物的 CT 值为 10~20HU

161. 下列关于卵巢浆液性囊腺癌和黏液性囊腺癌的描述,正确的是 ( )
 A. 为卵巢最常见的恶性肿瘤
 B. 黏液性囊腺癌为多房状,囊内有乳头状增生
 C. Ⅰ 期肿瘤限于卵巢
 D. 增强检查,肿瘤的间隔、囊壁和实体部分可显著强化
 E. 卵巢癌的淋巴结转移,表现为主动脉周围淋巴结及髂外淋巴结、髂总淋巴结肿大

162. 下列关于卵巢畸胎瘤临床表现的描述,正确的是 ( )
 A. 为卵巢常见的良性肿瘤
 B. 少数囊性畸胎瘤无明确脂肪成分和钙化
 C. 肿块内可见脂-液平面
 D. 内含皮脂样物质、脂肪、毛发,可有浆液、牙齿或骨组织
 E. MRI 表现为混杂信号肿块,内含脂肪成分为畸胎瘤的特点

163. 下列关于早期前列腺癌的描述,正确的是 ( )
 A. 在 MRI T_2WI 上多表现为周围带内出现低信号结节,包膜完整
 B. 前列腺癌病灶周围形成完整光滑的假包膜
 C. 首选影像学检查方法为 MRI
 D. 两侧精囊角不对称或消失,精囊内出现低信号病灶
 E. CT 对发现早期前列腺癌有优势

164. 前列腺癌包膜穿破的可靠征象包括
 ( )
 A. 前列腺包膜局部隆起,表面光滑
 B. 前列腺包膜变形、中断
 C. 前列腺肿块侵犯直肠
 D. 精囊 T_2WI 上呈高信号
 E. 膀胱精囊角消失

二、名词解释

1. IVP
2. 挛缩膀胱
3. 肾自截
4. 肾盂积水
5. 马蹄肾
6. 鹿角结石
7. 联合带
8. 库肯勃瘤
9. 精囊角
10. 腹膜后间隙

三、填空题

1. 某患者 IVP 显示右肾集合系统受压变形,可能的诊断有_____、_____。
2. 泌尿系统的先天性发育异常有_____、_____、_____、_____和_____。
3. 泌尿系结石中阳性结石占_____。
4. 肾结石典型的 X 线表现为_____、_____和_____。
5. 尿路梗阻主要表现为_____、_____。
6. IVP 示右肾不显影,可能的原因有_____、_____、_____和_____。
7. 肾脏囊性病变包括_____、_____。
8. T_2WI 上子宫体分三层信号:中心高信号代表_____;中间薄的低信号代表_____;周围呈中等信号,代表_____。
9. 检查子宫输卵管炎的基本方法是_____,该检查还有分离粘连的作用。
10. 子宫较常见的畸形有_____、_____、_____和_____等。
11. 男性生殖系统影像学检查的基本病变包括_____、_____和_____。
12. 睾丸原发肿瘤最常见的是_____。

四、简答题

1. 简述静脉尿路造影一侧肾脏不显影的常见原因。
2. 简述泌尿系统结石各种检查方法的优缺点。
3. 简述肾结核的 X 线表现。
4. 简述肾上腺皮质腺瘤的 CT 表现。
5. 简述肾上腺嗜铬细胞瘤的 CT 表现。
6. 简述卵巢畸胎瘤的 CT 表现。
7. 简述子宫肌瘤的影像学表现。
8. 简述正常前列腺在 T_2WI 上的表现。
9. 简述泌尿系各种造影检查及用途。
10. 简述肾占位性病变影像学检查方法的选择。
11. 简述卵巢囊腺瘤的影像学特征及与囊腺癌的鉴别诊断。

五、论述题

1. 试述肾、输尿管、膀胱结核的 X 线表现。
2. 试述泌尿系统结石的影像学表现。
3. 试述前列腺癌的影像学表现。

【参考答案】

一、选择题

【A 型题】
1. C 2. B 3. B 4. D 5. B
6. C 7. B 8. B 9. E 10. B
11. E 12. B 13. B 14. E 15. B
16. A 17. D 18. B 19. A 20. C
21. E 22. D 23. E 24. C 25. D
26. E 27. B 28. C 29. E 30. B
31. E 32. B 33. C 34. A 35. D
36. E 37. A 38. B 39. A 40. B
41. B 42. D 43. C 44. A 45. E

46. D	47. C	48. A	49. E	50. E
51. D	52. A	53. C	54. C	55. E
56. D	57. D	58. E	59. B	60. E
61. C	62. E	63. A	64. D	65. C
66. B	67. E	68. A	69. B	70. A
71. A	72. C	73. C	74. A	75. A
76. C	77. D	78. E	79. A	80. E
81. A	82. C	83. B	84. B	85. B
86. A	87. E	88. B	89. B	90. C
91. C	92. E	93. B	94. B	95. B
96. D	97. B	98. B		

【B型题】

99. D	100. E	101. B	102. A	103. C
104. A	105. E	106. D	107. A	108. A
109. B	110. C	111. D	112. E	113. B
114. C	115. C	116. A	117. A	118. E
119. C	120. A	121. E	122. B	123. E
124. A	125. D	126. B	127. C	

【X型题】

128. ABCD	129. ABCD
130. AB	131. ABCDE
132. ABCDE	133. ABE
134. ABCD	135. ABCDE
136. ABCDE	137. ABCD
138. ABCD	139. ABCD
140. ABDE	141. ABD
142. ABCDE	143. ABCD
144. ABCDE	145. CDE
146. ACDE	147. AD
148. ABDE	149. ABCDE
150. ABCD	151. ABD
152. ABDE	153. ACDE
154. ABCDE	155. ABCDE
156. ABCDE	157. ABCDE
158. ABCD	159. ABCDE
160. ABCDE	161. ABCDE
162. ABCDE	163. AC
164. BCE	

1. C【解析】肾脏X线正位呈"八"字状位于脊柱两侧,故其长轴指向外下方。婴儿肾脏位置较成人低,其肾脏下极可低至髂嵴以下第4腰椎水平,2岁以后始达髂嵴以上,接近成人。婴儿肾脏表面呈分叶状,至2~4岁时,分叶完全消失。

9. E【解析】输尿管的三个生理狭窄部位为:第一个在肾盂与输尿管移行处(输尿管起始处),第二个在越过小骨盆入口处,最后一个在膀胱入口处(进入膀胱壁的内部)。其中最狭窄的部位在膀胱入口处。

10. B【解析】输尿管入盆后在骶髂关节内侧走行。

11. E【解析】逆行肾盂造影不能了解肾功能。

14. E【解析】造影前3小时不能饮水及进流质食物。

15. B【解析】泌尿系统腹部平片常采用仰卧前后位,称为KUB。

16. A【解析】腹部平片可显示肾脏、输尿管及膀胱是否有结石,对肾脏轮廓及位置以及占位性病变显示不佳。

17. D【解析】造影检查对比剂过敏为绝对禁忌证。

19. A【解析】IVP是发现和诊断肾与输尿管先天性异常的主要方法,USG、CT和MRI检查常有助于进一步确诊。尿路平片主要检查泌尿系阳性结石,对肾盂及输尿管显示不佳。

21. E【解析】马蹄肾是最常见的肾融合畸形,为两肾上极或下极相互融合(多为下极,呈"ᐯ"样),状如马蹄而得名。

22. D【解析】肾自截为肾结核引起的疾病表现。

23. E【解析】异位肾同侧肾上腺不发生移位。

24. C【解析】驼峰肾,属于正常肾脏变异,见于左侧肾脏。

29. E【解析】有些结石体积较小,不能通过导管可顺利通过而断定为无结石。

34. A【解析】肾结核主要位于肾髓质锥体深部和乳头部。早期肾结核可见肾乳头浅层及黏膜表面的结核结节或结核性肉芽肿发生干酪性坏死,坏死物由肾乳头排出形成细小空洞。进展期肾结核可见干酪性空洞继续进展扩大,相互融合,形成较大空洞,累及肾盂肾盏,形成多个空洞或肾盂积脓。晚期肾结核可见肾结核在愈合过程中出现纤维性改变,造成肾盂肾盏变形狭窄,可继发肾盏积水。晚期病变钙化,严重者肾脏钙化广泛,肾功能丧失,为"肾自截"。

35. D【解析】晚期肾结核可见肾区不规则钙化灶,可呈云絮状、斑点状或环状钙化。

36. E【解析】肾结核晚期肾实质钙化广泛,肾功能丧失,并不是愈合表现。

38. B【解析】一次肾脏不显影,为肾自截表现;膀胱边缘毛糙,为膀胱结核表现。

43. C【解析】多囊肾包括常染色体显性遗传性多囊肾和常染色体隐性遗传多囊肾。成人型多囊肾为前者。

44. A【解析】尿路造影呈"蜘蛛足"改变。

45. E【解析】成人性多囊肾强化可见囊间肾实质正常增强。

46. D【解析】增强扫描实质期肿瘤强化多低于肾实质,肿瘤呈相对低密度。

47. C【解析】肾细胞癌临床表现为无痛性血尿。

48. A【解析】最常见的肾恶性肿瘤为肾细胞癌。

49. E【解析】IVP,可清晰显示出肾盂内充盈缺损。

50. E【解析】瘤内有脂肪成分,可见混杂密度影,脂肪呈低密度。

51. D【解析】增强扫描可显示肿块轻度强化,可显示肿瘤。

52. A【解析】薄层连续扫描以发现脂肪成分,肾血管平滑肌显示脂肪瘤有脂肪密度。

56. D【解析】膀胱结核会引起膀胱壁增厚,不规则,膀胱变小。

58. E【解析】不可区分肿瘤限于黏膜内或侵入黏膜下层,MRI 可显示肿瘤侵犯深度。

59. B【解析】肿瘤 T_2WI 比膀胱壁肌肉信号高。

62. E【解析】CT 不能分辨肾上腺皮、髓质。

63. A【解析】CT 检查,可清晰显示肾上腺的结构及位置。

64. D【解析】肾上腺皮质功能亢进也可表现肾上腺大小正常而功能亢进,因而无肾上腺增大,并不能否定临床上肾上腺功能亢进的诊断。

67. E【解析】肿瘤体积较小,为小于 2cm,不会压迫肾上腺。

69. B【解析】肾上腺嗜铬细胞瘤多为单侧混杂密度肿块,肿瘤较大,可发生出血、坏死、钙化及囊变,密度不均匀,可分泌肾上腺素和去甲肾上腺素,出现三高征(高血压、高代谢、高血糖)和三联征(头痛、心悸、出汗)等。

70. A【解析】CT 平扫多为肿块影,密度不均匀,增强囊变坏死不强化;T_1WI 瘤体呈低信号,少数等信号,T_2WI 高信号,接近水信号。

73. C【解析】联合带 T_2WI 呈低信号。

75. A【解析】子宫卵管碘油造影,有分离输卵管粘连的治疗作用。

77. D【解析】子宫输卵管造影禁忌证:①急性、亚急性生殖器炎症或盆腔炎性疾病。②严重的全身性疾病,不能耐受手术。③妊娠期、月经期。④产后、流产、刮宫术后 6 周内。⑤碘过敏者。内生殖器结核非活动期为该检查的适应证。

80. E【解析】后置子宫是子宫位置异常,不属于形态异常。

82. C【解析】MRI 可区分浆液性和黏液性的信号不同。

83. C【解析】钙化和骨化在 CT 上呈高密度影,CT 可清晰显示。

85. B【解析】囊性畸胎瘤,可见脂肪和钙化不均匀密度影。

86. A【解析】卵巢囊肿多为囊性肿块,囊肿较大,呈水样密度影。

87. E【解析】恶性肿瘤实性部分可明显强化。

89. B【解析】子宫肌瘤血供不足可变性坏死。

90. C【解析】细胞学检查为子宫内膜癌的主要诊断方法。

92. E【解析】MRI在宫颈癌分期上优于CT,可显示子宫内部的解剖带。

94. B【解析】良性前列腺增生主要发生在前列腺体的移行带。良性前列腺增生首选影像学检查方法为超声,最佳方法为MRI。

96. D【解析】前列腺癌常侵犯前列腺周围脂肪、精囊和膀胱等。

98. B【解析】腹膜后间隙包括十二指肠降段和水平段,不包括十二指肠升段。

133. ABE【解析】肾盂形态差异大,多为喇叭状,少数为分支状或壶腹状。其位置可有较大变异,有完全位于肾门外的肾外肾盂。

134. ABCD【解析】平片可显示肾脏位置、大小及轮廓是否发生改变,还可清晰显示阳性结石,不可显示囊肿等。

135. ABCD【解析】尿路梗阻的X线表现:肾脏增大,肾脏长径变长,肾盏呈球形扩大,肾盂与输尿管交界处扭曲狭窄以及输尿管延长、迂曲、狭窄,近段扩张;如果梗阻时间过长,肾脏缩小,肾盏杯口变钝。

137. ABCD【解析】多囊肾可表现为腹部肿块、高血压和血尿等。

138. ABCD【解析】密度异常多由于病变引起,如外伤以及肿瘤改变等。

140. ABDE【解析】肾细胞癌常累及一侧肾,多单发。

141. ABD【解析】泌尿系统结石,常见病因为尿路感染、尿路梗阻、尿路异物及代谢异常、药物因素。

143. ABCD【解析】肾结核早期,尿路造影表现为肾小盏杯口形态消失,常呈"虫蚀"状改变,A、B、C、D项检查不易显示早期肾盏病变。

145. CDE【解析】肾细胞癌形态因其组织亚型和病理分期不同而各异,因此其CT表现也各异。肾细胞癌发生囊变坏死时可呈囊性,多房囊性肾细胞癌,也呈囊性,发病比例小,所以不能因为肾脏肿块呈囊性就排除肾细胞癌。

146. ACDE【解析】肾盂内可见充盈缺损,不能断定一定为肾盂癌,结石或异物都可表现为充盈缺损。

147. AD【解析】肾盂积水及输尿管积水可见结石,膀胱壁增厚可由膀胱结核引起,因此,不能以此作为膀胱癌的定性诊断。

158. ABCD【解析】阴道通畅情况不用子宫输卵管造影检查。

163. AC【解析】B项为良性前列腺增生的典型表现。D项提示肿瘤累及精囊,不属于早期前列腺癌的表现。E项早期前列腺癌,CT检查意义不大。

二、名词解释

1. IVP:即静脉性肾盂造影。利用有机碘液,静脉注射含碘水溶性对比剂后,药液经尿路系统排泄,使其显示肾盂、肾盏及输尿管影像的方法。

2. 挛缩膀胱:膀胱慢性炎症或膀胱结核可造成整个膀胱变形和纤维化收缩,使膀胱容积缩小,边缘不规整,称挛缩膀胱。

3. 肾自截:肾结核病变波及全肾形成肾大部或全肾钙化,肾功能丧失,称为肾自截。

4. 肾盂积水:尿路梗阻引起其上方管腔内尿液聚集,压力增高,肾盂肾盏扩大,晚期可使肾皮质逐渐萎缩。常见原因为结石、肿瘤或炎性狭窄。

5. 马蹄肾:两侧肾脏的上极或下极相融合成马蹄铁样。马蹄肾发生在胚胎早期,是两侧肾脏胚胎在脐动脉之间被挤压而融合的结果。

6. 鹿角结石:指较大的肾结石,其形态与肾盂肾盏形态一致,典型表现呈鹿角形或珊瑚形。

7. **联合带**：T$_2$WI上,宫体中间薄的低信号带,称为联合带,为子宫肌内层。
8. **库肯勃瘤**：即印戒细胞癌,为原发于胃肠道的卵巢转移性腺癌。占卵巢全部恶性肿瘤的5%~10%,常为双侧性。
9. **精囊角**：两侧精囊于中线部汇合,精囊的前缘与膀胱后壁之间为尖端指向内的锐角形低密度脂肪间隙,称为精囊角。
10. **腹膜后间隙**：位于后腹膜与横膈之间的解剖部分,上至横膈,下至盆腔入口水平。

三、填空题

1. 肾脏肿瘤　肾脏囊肿
2. 重复畸形　异位肾　肾缺如　马蹄肾
3. 90%
4. 桑葚状　鹿角状　分层状
5. 梗阻以上尿路积水　肾功能损害
6. 结石　炎症　肿瘤　外压
7. 单纯性肾囊肿　多囊肾
8. 子宫内膜和分泌物　子宫肌内层　子宫肌外层
9. 子宫输卵管造影
10. 单角子宫　双角子宫　双子宫　幼稚子宫
11. 前列腺增大　精囊肿块　睾丸肿块
12. 精原细胞瘤

四、简答题

1. 简述静脉尿路造影一侧肾脏不显影的常见原因。

答　静脉尿路造影一侧肾脏不显影,常见原因如下：①先天性孤立肾或一侧肾脏手术摘除。②异位肾,肾脏常异位于盆腔或胸腔。③一侧肾脏发育不全。④肾盂积水,继发于结石、肿瘤、炎性狭窄所致尿路阻塞。⑤肾脏疾病,例如肾结核肾自截、肾盂肾炎后萎缩、肾血管疾病等。但需注意,常规静脉尿路造影未显影者尚不能判定该肾无功能,如采取双剂量造影及延迟摄片仍有可能显影。

2. 简述泌尿系统结石各种检查方法的优缺点。

答　X线平片结合IVP依然是泌尿系统结石的首选影像学检查方法；超声没有辐射,操作简便易行,且发现结石敏感,尤其超声有显示阴性结石的能力,虽然对于输尿管结石因为有腹部肠管的影响应用受限,依然是对X线平片有重要的补充作用。CT成像范围大,扫描速度快,可三维成像,称为本病的确证性影像学检查方法。MRI没有辐射,但操作过程复杂,只在必要时应用。

3. 简述肾结核的X线表现。

答　肾结核的X线表现为：①早期病变位于肾皮质,形成结核结节；继而中心部干酪坏死形成脓腔。此时因未与肾盏相通,造影上无异常改变。②皮质脓肿侵犯邻近肾盏,引起该肾盏轻度扩大,杯口模糊,显影浅淡,如与肾盏穿通,则见不规则脓腔充盈显影。③病变涉及大部分肾盏,可见多发大小不等的脓腔显影,称为结核性脓肾；输尿管可呈串珠状改变,膀胱挛缩。④晚期肾萎缩并钙化,肾功能丧失,为肾自截。

4. 简述肾上腺皮质腺瘤的CT表现。

答　常为单侧性,表现为肾上腺圆形或椭圆形肿块,边缘光滑,由于富含脂质而密度低,可类似于水。增强检查,肿块强化明显且廓清迅速。库欣腺瘤直径为2~3cm,可有同侧残部和对侧肾上腺萎缩。Conn腺瘤直径多在2cm以下。非功能腺瘤常为3~5cm,甚至更大。

5. 简述肾上腺嗜铬细胞瘤的CT表现。

答　表现为单侧,偶为双侧性肾上腺肿块,呈圆形或类圆形,常较大,直径多在3cm以上,肿瘤密度类似肾脏,较大肿瘤易发生出血、坏死和囊变,增强后肿块实体部分明显强化。

6. 简述卵巢畸胎瘤的 CT 表现。

答 ①平扫:瘤体内脂肪密度组织是最常见的 CT 征象,也是特征性的 CT 表现。②肿瘤的钙化、牙齿或骨骼是本病的重要征象。③增强后肿瘤实体部分及囊壁强化,脂肪、牙齿、骨骼常无强化。

7. 简述子宫肌瘤的影像学表现。

答 子宫呈分叶状增大会局部向外突起的实性肿块,质地较为均匀,边界清晰。其内可有坏死、钙化。增强检查,肌瘤有不同程度强化。

8. 简述正常前列腺在 T_2WI 上的表现。

答 中央区呈低信号,代表移行带和中央带;外周区为新月形较高信号,代表周围带;前纤维间质呈低信号;包膜为细环状低信号影。

9. 简述泌尿系各种造影检查及用途。

答 ①IVP:显示肾盂、肾盏、输尿管、膀胱内腔的形态,了解双肾排泄功能。②逆行肾盂造影:用于 IVP 显示不良(如肾功能不良等)或不适于 IVP(如肝肾功能差,碘过敏)。③膀胱造影:排泄法适用于尿道狭窄不能插管或同时须检查上尿路,逆行性适用于观察膀胱大小、形态、位置以诊断膀胱疾病。④尿道造影:多用于尿道狭窄、结石、先天畸形等。⑤腹膜后充气造影:显示肾、肾上腺轮廓及腹膜后肿块及与肾脏的关系。⑥动脉造影:血管性病变及肾上腺肿瘤性病变的诊断。

10. 简述肾占位性病变影像学检查方法的选择。

答 超声检查经济、便捷而经常作为肾脏检查的一线手段,超声造影对于病灶血供特点的显示在诊断与鉴别方面具有一定的潜力。超声发现肾脏病灶后建议行多排 CT 或 MRI 检查。多排 CT 或 MRI 多期增强扫描是肾脏病灶的首选检查方法。多排 CT 时间、空间分辨率高,并且成像范围大,结合三维重建,可为临床诊断及治疗提供充足的临床信息。MRI 的优势在于软组织对比分辨率高,可以更好地检出病灶、显示病灶特征,并且无电离辐射的损害,不应用含碘对比剂。

11. 简述卵巢囊腺瘤的影像学特征及与囊腺癌的鉴别诊断。

答 卵巢囊腺瘤:①较大的囊性分房性肿块。②单房或多房。③囊壁和内隔薄而均匀。④其内呈液体密度或信号。

囊腺癌:多为囊实性,有明显的实体部分,囊壁和内隔薄而不规则,往往伴有腹腔积液,可有直接延伸或转移征象,可与囊腺瘤鉴别。

五、论述题

1. 试述肾、输尿管、膀胱结核的 X 线表现。

答 (1)肾结核:①肾区钙化:多发斑点状或团块状不均匀高密度影,全肾钙化时肾脏无功能为肾自截。②脓袋:肾实质脓肿腔与集合系统相通时,尿路造影显示肾脏外侧不规则形腔隙与肾盏相连。③集合系统破坏,肾盂、肾盏轮廓不光滑,肾小盏正常结构消失。④集合系统狭窄。⑤肾积脓:排泄性造影常不显影,逆行造影显示肾盏与肾盂共同形成一大而不规则的囊腔。⑥肾功能损害:排泄性造影集合系统显影延迟、浅淡或不显影。

(2)输尿管结核:表现为管腔边缘不整、僵直或形成不规则的串珠状表现。

(3)膀胱结核:偶可见膀胱壁不规则线状钙化;尿路造影见膀胱壁边缘不规则呈锯齿状,膀胱缩小形成挛缩膀胱;挛缩膀胱可致输尿管口狭窄或开放引起反流造成输尿管、肾积水。

2. 试述泌尿系统结石的影像学表现。

答 无论发生在泌尿系何处的结石,其影像学表现均分为直接征象和间接征象。直接征象即结石本身,表现为高密度影或充盈缺损;间接征象即结石引起的继发改变,以泌尿系梗阻为主。不同部位的结石各有其特点。

(1)肾结石:超声直接征象是肾窦内出现点状或团块状强回声,伴有声影;间接征象为伴有肾积水时出现肾盂、肾盏扩张,肾窦光带分离。

X线平片和IVP像可见肾影内有圆形、卵圆形或鹿角形,均匀或不均匀的高密度灶。

CT图像上直接征象是高密度病灶;间接征象还可以显示泌尿系梗阻产生的积水,表现为肾盂肾盏扩张、肾皮质变薄和肾功能减退等异常改变。

MRI结石在T_1WI和T_2WI上均显示为低信号,MRU可显示肾积水。

(2)输尿管结石:输尿管结石绝大部分来源于肾脏,多停留在3个生理狭窄处。因输尿管管腔纤细,因此容易引起结石以上输尿管和肾积水。输尿管结石的特点是结石一般较小,长轴与输尿管走行方向一致。

超声检查可发现在扩张输尿管的远端出现强回声,与管壁分界清楚,后方伴有声影,同侧肾脏多有不同程度积水。

X线大部分呈圆形或卵圆形高密度影,位于输尿管走行区域,其长轴与输尿管走行一致。静脉肾盂造影可见明确高密度影是否位于输尿管内,还能显示结石上段扩张的输尿管、肾盂、肾盏。逆行尿路造影可显示结石以下的输尿管。

CT能清楚显示结石部位、形状、大小、数目等,并可观察结石周围软组织炎症水肿,输尿管扩张、肾盂肾盏积水的程度等。CTU可以立体三维显示整个泌尿系扩张等情况。

3.试述前列腺癌的影像学表现。

答 超声:早期前列腺癌表现为周围带低回声结节,边界多为模糊不清,少数肿瘤可为等回声或不均质高回声结节,体积较大者可使前列腺轮廓局部外凸。晚期前列腺癌可见前列腺不规则增大,内部回声不均匀,内外腺分界不清;包膜不完整,回声连续性中断。彩色多普勒血流检测可见病变区血流信号丰富。周围组织受累征象,比如膀胱、精囊或直肠不规则增厚或肿块形成。

CT:早期前列腺癌,前列腺大小、形态、密度可无明显改变,或仅表现为前列腺局部轮廓的外凸;增强扫描肿瘤与邻近正常前列腺组织强化程度相仿,容易漏诊。晚期前列腺癌表现为正常前列腺形态消失,边缘不规则,或代之以分叶状肿块,平扫及增强扫描密度不均匀;累及精囊时,表现为双侧精囊不对称增大和精囊角消失;累及膀胱时,表现为膀胱颈增厚并可见不规则肿块突向膀胱内;此外,CT还可清晰显示盆腔淋巴结转移、成骨性转移以及其他脏器转移。

MRI:T_1WI上对病变显示不佳。T_2WI脂肪抑制序列上,典型的前列腺癌表现为高信号的周围带内出现片状、结节状低信号灶;发生于内腺的前列腺癌表现为均匀稍低信号的结节,边缘低信号的包膜模糊或中断。由于肿瘤内水分子活动受限,病灶在DWI图呈高信号,ADC图呈低信号。动态增强扫描前列腺癌早期明显强化达峰值后迅速下降,其强化信号高于邻近的前列腺组织而使病灶突显。^1H-MRS显示Cit峰和Cho峰倒置和(或)ADC值较低,为前列腺癌特异性表现,有助于前列腺癌的诊断。

(张艳辉 马瑞雪)

第9章 骨骼与肌肉系统

【学/习/要/点】

一、掌握

骨关节与软组织的正常 X 线、CT、MRI 表现。

二、熟悉

骨关节与软组织疾病的基本病变 X 线、CT、MRI 表现。

【应/试/考/题】

一、选择题

【A 型题】

1. 骨关节影像学检查最常用的方法是 （ ）
   A. MRI B. CT
   C. X 线 D. 超声成像
   E. ECT

2. 与平片相比,CT 检查的优势不包括 （ ）
   A. 不能显示石膏遮盖的骨和软组织
   B. 显示组织结构横断解剖关系
   C. 密度分辨率高
   D. 分清肌肉、脂肪组织与少量气体
   E. 显示细微钙化与骨化

3. MRI 任何序列图像骨组织均表现为低信号,这是因骨组织缺乏能发生磁共振的 （ ）
   A. 氢原子核 B. 氧原子核
   C. 氟原子核 D. 水
   E. 空气

4. 下列关于脊柱 MRI 检查优于 CT 检查的描述,错误的是 （ ）
   A. 能显示脊椎解剖结构
   B. 能显示椎间盘
   C. 能显示椎管
   D. 能显示椎管内软组织
   E. 能显示骨化与钙化

5. 疑有脊髓病变,首选检查方法是 （ ）
   A. CT B. MRI
   C. X 线 D. 脊髓造影
   E. 超声成像

6. 哈氏系统位于 （ ）
   A. 骨松质 B. 骨皮质
   C. 骨髓腔 D. 骨皮质和骨松质
   E. 骨松质和骨髓腔

7. 属于膜化骨的骨骼是 （ ）
   A. 骨盆 B. 脊椎骨
   C. 颅底骨 D. 颅盖骨和面骨
   E. 肋骨

8. 兼有膜化骨和软骨内化骨的骨骼是 （ ）
   A. 颅盖骨 B. 骨盆

C. 锁骨、下颌骨　　D. 四肢骨
E. 颅底骨、筛骨

9. 小儿长骨一般骨化中心有　　（　　）
   A. 1 个　　　　　B. 2 个
   C. 3 个　　　　　D. 3 个以上
   E. 4 个以上

10. 原始骨化中心位于骨干的　（　　）
    A. 中央　　　　　B. 近侧端
    C. 远侧端　　　　D. 近侧、远侧端
    E. 位于软骨内

11. 继发骨化中心位于骨干的　（　　）
    A. 中央　　　　　B. 骨皮质内
    C. 骨髓腔内　　　D. 远侧端、近侧端
    E. 骨松质

12. 临时钙化带位于　　　　　（　　）
    A. 原始骨化中心　B. 继发骨化中心
    C. 骨干　　　　　D. 干骺端顶端
    E. 干骺端

13. 骨骺位于　　　　　　　　（　　）
    A. 近侧干骺端
    B. 远侧干骺端
    C. 长骨未完成发育的两端
    D. 骨骺板
    E. 二次骨化中心

14. 小儿长骨不断骨化使之增长的部位是
    　　　　　　　　　　　　（　　）
    A. 骺软骨　　　　B. 骨骺
    C. 骺板　　　　　D. 干骺端
    E. 骨干

15. 正常长骨平片能显示的结构是（　　）
    A. 骨皮质　　　　B. 骨外膜
    C. 骨内膜　　　　D. 滋养动脉压迹
    E. 骨髓

16. 检查六岁儿童骨龄的主要摄片部位是
    　　　　　　　　　　　　（　　）
    A. 肘关节　　　　B. 腕关节
    C. 踝关节　　　　D. 骨盆
    E. 膝关节

17. 脊柱平片不能显示　　　　（　　）
    A. 椎间小关节　　B. 椎间孔
    C. 脊髓　　　　　D. 椎板
    E. 椎弓根

18. 下列关于脊柱 X 线表现的描述，错误的是　　　　　　　　　　　（　　）
    A. 无论正侧位，椎体均呈长方形
    B. 椎体横行骨小梁比纵行明显
    C. 椎体纵行骨小梁比横行明显
    D. 自上而下，椎体体积依次增大
    E. T_{12} 椎体可见略呈前窄后宽的楔形

19. CT 增强扫描的目的是　　　（　　）
    A. 扫描常规程序
    B. 仅为诊断囊性病变
    C. 仅为诊断血管性病变
    D. 帮助确定病变范围和性质
    E. 仅为诊断恶性病变

20. 椎管侧隐窝的前后径不小于（　　）
    A. 2.0mm　　　　B. 3.0mm
    C. 2.5mm　　　　D. 3.5mm
    E. 4.0mm

21. 下列关于椎间隙组成的描述，错误的是　　　　　　　　　　　　（　　）
    A. 椎体下部椎间盘的纤维软骨板
    B. 椎体上部椎间盘的纤维软骨板
    C. 髓核
    D. 髓核周围的纤维环
    E. 关节突

22. 下列关于 MRI 在骨骼肌肉系统应用的描述，错误的是　　　　　　（　　）
    A. 在肿瘤的定性诊断方面具有一定价值
    B. 在骨性关节炎的诊断中有重要价值
    C. 在骨肿瘤的诊断中有重要价值
    D. 在软组织肿瘤的诊断中具有独特价值
    E. 在骨折的诊断中没有价值

23. 骨质疏松是指单位体积内　（　　）
    A. 有机成分和钙盐都减少
    B. 有机成分减少，钙盐正常
    C. 有机成分正常，钙盐增多
    D. 有机成分正常，钙盐减少
    E. 有机成分正常，钙盐正常

24. 骨质疏松的主要 X 线表现是（　　）
    A. 骨密度正常
    B. 骨密度减低
    C. 骨密度增高

D. 骨松质密度减低
E. 骨皮质密度减低

25. 骨质破坏系由 ( )
   A. 术后所致
   B. 骨折后所致
   C. 局部骨质为病理组织取代所致
   D. 营养障碍所致
   E. 失用性所致

26. 下列关于骨质破坏的 X 线表现,错误的是 ( )
   A. 骨质局限性密度减低
   B. 局部骨小梁模糊
   C. 局部骨内无骨质结构
   D. 骨质局限性密度增高
   E. 局部骨小梁消失

27. 骨质增生硬化是指单位体积内( )
   A. 矿物质增多   B. 有机质增多
   C. 有机质减少   D. 骨量增多
   E. 骨量减少

28. 下列关于骨质增生硬化 X 线表现的描述,错误的是 ( )
   A. 骨质密度增高
   B. 骨小梁增粗,密度增高
   C. 骨皮质增厚、致密
   D. 长骨骨干增粗,骨髓腔变窄
   E. 长骨骨骼易弯曲变形

29. 正常骨膜的 X 线表现是 ( )
   A. 与骨皮质平行的细线阴影
   B. 与骨皮质垂直的细线阴影
   C. 呈黑色不显影
   D. 呈放射状阴影
   E. 呈层状阴影

30. 骨膜增生的早期 X 线表现是 ( )
   A. 与骨皮质平行、长短不一的细线状阴影
   B. 与骨皮质垂直的线状阴影
   C. 放射状阴影
   D. 层状阴影
   E. 花边状阴影

31. 引起骨膜增生的常见病不包括( )
   A. 恶性肿瘤   B. 外伤
   C. 炎症   D. 结核
   E. 长骨肉芽肿

32. 骨内钙化与软骨钙化的典型 X 线表现是 ( )
   A. 颗粒状、小环状无结构致密影
   B. 颗粒状、小环状有骨小梁结构
   C. 大片状无结构致密影
   D. 大片状有结构致密影
   E. 小环状有结构致密影

33. 死骨是指 ( )
   A. 发炎的骨质
   B. 骨组织局部代谢的停止
   C. 长良性肿瘤的骨质
   D. 长恶性骨肿瘤的骨质
   E. 手术后的骨质

34. 骨质坏死最早出现的 X 线征象是 ( )
   A. 无异常表现
   B. 局限性骨密度减低
   C. 局限性骨密度增高
   D. 大片状密度增高
   E. 大片状密度减低

35. 矿物质沉积骨内的 X 线表现是( )
   A. 骨弥漫性密度增高
   B. 骨弥漫性密度减低
   C. 干骺端相互平行、厚薄不一的致密带
   D. 干骺端杯口状凹陷
   E. 干骺端临时钙化带密度增高

36. 氟骨症引起骨质结构变化最明显的部位是 ( )
   A. 躯干骨   B. 上肢骨
   C. 头颅骨   D. 下肢骨
   E. 全身骨

37. 下列关于骨折的描述,正确的是 ( )
   A. 骨连续性中断
   B. 可无骨折线
   C. 儿童骨折均为青枝骨折
   D. 骨折可完全恢复正常
   E. 骨折均会出现移位

38. 下列关于骨折 X 线诊断基础的描述,错误的是 ( )
   A. 骨折是指骨的连续性中断
   B. 骨骺分离也是骨折

C. 骨折线是骨折的直接 X 线征象
D. 只要看到骨骼内透亮线即可诊断骨折
E. X 线中心线平行于骨折断面时骨折线显示清楚

39. 下列关于嵌入性骨折的描述,错误的是 （　　）
    A. 以股骨颈多见
    B. 骨皮质与骨小梁断裂相互交错
    C. 可造成骨骼缩短和变形
    D. 可见局部密度增高的条带状影
    E. 可见透亮的骨折线

40. 确定长骨骨折移位是以 （　　）
    A. 骨折近端为准
    B. 骨折远端为准
    C. 骨折近端和远端为准
    D. 骨折断端成角为准
    E. 骨折远端移位程度为准

41. 易发生青枝骨折的人群是 （　　）
    A. 老年多病者　B. 绝经后妇女
    C. 壮年　　　　D. 儿童
    E. 青年

42. 骨折对线不良是指 （　　）
    A. 骨折端内外移位
    B. 骨折端成角移位
    C. 骨折端上下移位
    D. 骨折端分离移位
    E. 骨折端重叠移位

43. 根据骨折线的形态分型的骨折不包括
     （　　）
    A. 线形骨折
    B. 星形骨折
    C. 横形及斜形骨折
    D. 螺旋形骨折
    E. 嵌入性骨折

44. 下列关于骺离骨折 X 线表现的描述,错误的是 （　　）
    A. 骺线增宽
    B. 骺与干骺端对位异常
    C. 横行骨折线
    D. 可见骨骺撕脱性骨折
    E. 可见干骺端撕脱性骨折

45. 青枝骨折的 X 线表现不包括 （　　）
    A. 骨透亮的骨折线

B. 皮质和骨小梁扭曲
C. 骨皮质皱折
D. 骨皮质凹陷
E. 骨皮质隆突

46. 疲劳骨折,最好发于 （　　）
    A. 肱骨　　　　B. 尺骨和桡骨
    C. 第 2、3 跖骨　D. 股骨
    E. 胫腓骨

47. 下列关于 Colles 骨折 X 线表现的描述,错误的是 （　　）
    A. 桡骨远端 2～3cm 横行或粉碎性骨折
    B. 桡骨远端 2～3cm 斜形骨折
    C. 远侧段向背侧、桡侧移位
    D. 可合并尺骨茎突骨折
    E. 远侧段向掌侧移位

48. 易继发缺血性骨坏死的骨折是（　　）
    A. 克雷骨折
    B. 股骨颈囊内骨折
    C. 肱骨髁上骨折
    D. 股骨粗隆间骨折
    E. 内踝骨折

49. 椎体爆裂骨折是指 （　　）
    A. 椎体垂直方向的粉碎骨折
    B. 椎体横向的粉碎骨折
    C. 椎体压缩骨折
    D. 椎体椎管骨折
    E. 椎体和椎间小关节骨折

50. 椎间盘突出最常发生的部位是（　　）
    A. 颈椎　　　　B. 上胸椎
    C. 下胸椎　　　D. 腰椎
    E. 骶椎

51. 椎间盘突出的 CT 表现不包括 （　　）
    A. 椎体后缘局限性软组织影
    B. 椎管内硬膜外脂肪层受压变形消失
    C. 椎管内一侧神经鞘受压
    D. 侧隐窝狭窄
    E. 椎间孔缩小

52. 骨折并发症不包括 （　　）
    A. 骨折延迟愈合或不愈合
    B. 骨纤维异常增殖症
    C. 失用性骨质疏松
    D. 骨缺血性坏死
    E. 骨折畸形愈合

53. 化脓性骨髓炎的常见致病菌是（　　）
   A. 链球菌　　　B. 大肠埃希菌
   C. 绿脓杆菌　　D. 金黄色葡萄球菌
   E. 白色葡萄球菌
54. 化脓性骨髓炎最常发生的部位是
   （　　）
   A. 胫骨与股骨　B. 腓骨和肱骨
   C. 跟骨和髂骨　D. 尺骨和桡骨
   E. 胫骨和腓骨
55. 急性化脓性骨髓炎发病2周后的X线表现不包括（　　）
   A. 干骺端松质骨内出现局限性骨质破坏
   B. 可有病理性骨折
   C. 骨皮质内出现虫蚀样破坏
   D. 骨膜增生
   E. 窦道形成
56. 长骨急性血源性骨髓炎多首发于
   （　　）
   A. 骨骺　　　　B. 干骺端
   C. 骨干　　　　D. 骨皮质
   E. 骨膜
57. 急性化脓性骨髓炎的特征性X线表现是（　　）
   A. 斑片状骨质破坏
   B. 软组织脓肿
   C. 骨膜反应广泛
   D. 软组织窦道形成
   E. 死骨形成
58. 急性化脓性骨髓炎的X线表现不包括
   （　　）
   A. 长骨干骺端骨质疏松脱钙，骨小梁模糊消失
   B. 骨皮质破坏
   C. 病变易穿过骺板累及骨骺
   D. 由于骨膜被分离，营养中断，皮质逐渐破坏形成死骨
   E. 病变穿破皮质，形成骨膜下脓肿，刺激骨膜增生，多为花边样骨膜增生
59. 儿童化脓性骨髓炎的脓肿不易进入关节腔的原因是（　　）
   A. 儿童的关节对化脓性炎症的抵抗力强

   B. 关节囊对关节腔具有保护作用
   C. 脓肿容易局限和吸收
   D. 骨骺端的骺板起屏障作用
   E. 脓肿容易向软组织溃烂
60. 下列关于慢性化脓性骨髓炎的描述，错误的是（　　）
   A. 骨质增生硬化明显
   B. 见不到死骨
   C. 仍可见骨质破坏
   D. 骨髓腔变窄，骨干增粗
   E. 骨内膜和骨外膜明显增生
61. 慢性硬化性骨髓炎的X线表现不包括
   （　　）
   A. 骨干增粗
   B. 骨髓腔密度增高或闭塞
   C. 骨皮质增厚
   D. 死骨、脓腔多见
   E. 骨外形不规则
62. 下列关于Garre骨髓炎的描述，正确的是（　　）
   A. 主要表现为骨质增生
   B. 发病常与外伤相关，多见于免疫力较强的青年人
   C. 好发于长骨骨干
   D. 主要临床表现为局部疼痛，夜间加重
   E. 临床较为常见的慢性骨髓炎的一种
63. 下列关于Brodie脓肿的描述，正确的是（　　）
   A. 为相对活跃的局限性感染性病变
   B. 多见于免疫力较强的成人
   C. 不伴有邻近关节肿胀和疼痛
   D. 临床症状比较轻微
   E. 表现为局限性低密度影，其内不规则的高密度死骨形成
64. 下列关于长骨结核X线表现的描述，错误的是（　　）
   A. 病变位于干骺端
   B. 松质骨中边缘清楚的圆形骨质破坏
   C. 邻近骨有明显骨质增生硬化
   D. 骨膜反应少见
   E. 破坏区内有碎屑样死骨
65. 脊椎结核最常发生的部位是（　　）
   A. 椎弓　　　　B. 横突

C. 颈椎　　　　　D. 胸椎
E. 腰椎

66. 下列关于脊柱结核的描述,错误的是
（　　）
A. 是最常见的骨结核
B. 多继发于肺结核
C. 椎体骨质破坏伴椎间隙变窄
D. 椎旁脓肿可有钙化
E. 颈椎结核无椎旁脓肿

67. 脊柱结核的 X 线征象不包括（　　）
A. 椎体破坏相互嵌入
B. 骨破坏区有死骨及增生
C. 脊柱成竹节样改变
D. 脊柱后突畸形
E. 椎旁软组织肿胀

68. 脊柱结核与转移瘤主要的鉴别点是
（　　）
A. 骨质破坏为主　B. 椎间隙狭窄
C. 椎体压缩变扁　D. 椎旁软组织影
E. 脊髓受压

69. 下列关于边缘型长骨结核的描述,错误的是
（　　）
A. 早期表现为局部骨质糜烂
B. 进展为偏心性骨质缺损
C. 周围骨质疏松明显
D. 可伴有薄层硬化缘
E. 骨质增生明显

70. 下列关于短骨结核的描述,错误的是
（　　）
A. 很少累及邻近关节
B. 短骨骨干膨胀性圆形、卵圆形或多房样骨质破坏
C. 病灶边缘轻度硬化,层状骨膜增生可见
D. 常累及单指和单骨
E. 儿童的短骨结核愈合后可以不留任何痕迹

71. 骨肿瘤的生长方式不包括（　　）
A. 种植性生长　　B. 浸润性生长
C. 膨胀性生长　　D. 弥漫性生长
E. 突出性生长

72. 下列关于良性骨肿瘤的描述,错误的是
（　　）
A. 可见病理性骨折

B. 浸润性生长
C. 一般无骨膜反应
D. 可以是多发性病变
E. 压迫邻近组织器官

73. 发病率最高的良性骨肿瘤是　（　　）
A. 软骨瘤　　　　B. 软骨母细胞瘤
C. 骨软骨瘤　　　D. 骨母细胞瘤
E. 骨样骨瘤

74. 下列关于骨软骨瘤的描述,错误的是
（　　）
A. 是最常见的良性骨肿瘤
B. 发生于软骨内化骨部位
C. 由骨性基底、软骨帽和纤维包膜三部分组成
D. 股骨上端和胫骨下端最常见
E. 多发性者恶变率高

75. 骨巨细胞瘤好发的年龄是（　　）
A. 10～25 岁　　　B. 20～40 岁
C. 10～35 岁　　　D. 20 岁左右
E. 40 岁以上

76. 骨囊肿的最好发部位是（　　）
A. 肱骨和桡骨　　B. 胫骨和腓骨
C. 肱骨和股骨　　D. 股骨和胫骨
E. 股骨和桡骨

77. "骨片陷落征"常见于（　　）
A. 骨巨细胞瘤　　B. 内生软骨瘤
C. 骨转移瘤　　　D. 骨囊肿
E. 骨软骨瘤

78. 骨肉瘤的好发年龄是（　　）
A. 15 岁以下　　　B. 11～20 岁
C. 20～40 岁　　　D. 婴幼儿
E. 40 岁以上

79. 骨肉瘤的主要转移途径是（　　）
A. 血行转移　　　B. 淋巴转移
C. 跳跃性　　　　D. 种植播散
E. 消化道转移

80. 骨肉瘤最早发生转移的部位多为（　　）
A. 骨　　　　　　B. 肺
C. 心包　　　　　D. 肝
E. 淋巴结

81. 下列关于骨肉瘤的描述,错误的是
（　　）
A. 男性比女性多见

B. 发病年龄多见于60岁以上
C. 肿瘤由数量不等的肿瘤性骨样组织和瘤骨组成
D. 骨骺板对肿瘤有相对阻挡作用
E. 常见骨膜三角（Codman三角）

82. 骨肉瘤的肿瘤骨X线表现不包括 （ ）
   A. 云絮状
   B. 与骨皮质垂直的针状
   C. 环状或半环状
   D. 斑块状
   E. 象牙质样

83. 下列恶性肿瘤很少发生骨转移的是 （ ）
   A. 肺癌   B. 前列腺癌
   C. 乳腺癌   D. 甲状腺癌
   E. 直肠癌

84. 下列关于骨转移瘤好发部位的描述，错误的是 （ ）
   A. 胸椎、腰椎
   B. 髂骨、颅骨
   C. 股骨、肱骨
   D. 肘、膝关节以下骨骼
   E. 肋骨

85. 下列关于骨转移瘤的描述，正确的是 （ ）
   A. 以长骨的干骺端多见
   B. 肺癌骨转移均为溶骨型
   C. 混合型转移比溶骨型转移多见
   D. 骨膜反应少见
   E. 没有原发肿瘤病史不能诊断骨转移瘤

86. 下列最易发生成骨性转移的肿瘤是 （ ）
   A. 肺癌   B. 乳腺癌
   C. 前列腺癌   D. 鼻咽癌
   E. 甲状腺癌

87. 下列关于溶骨性骨转移瘤X线表现的描述，错误的是 （ ）
   A. 多呈虫蚀状、鼠咬状骨质破坏
   B. 可单骨或多骨发病
   C. 骨膜反应常见
   D. 可并发病理性骨折
   E. 可合并软组织肿块

88. 脊柱转移瘤典型的影像学表现为（ ）
   A. 椎骨溶骨性骨质破坏，椎旁软组织肿块
   B. 椎体膨胀性破坏
   C. 椎管内外哑铃状肿块，椎间孔扩大
   D. 椎体呈栅栏状
   E. 椎体及椎间盘破坏，椎间隙变窄

89. 婴幼儿佝偻病X线检查宜选择的部位为 （ ）
   A. 颅骨   B. 踝部
   C. 肩部   D. 肘部
   E. 腕部

90. 下列关于佝偻病X线表现的描述，错误的是 （ ）
   A. 干骺端如毛刷状
   B. 骨膜广泛增厚
   C. 临时钙化带无变化
   D. 骨小梁模糊
   E. 长骨弯曲变形

91. 佝偻病的并发症不包括 （ ）
   A. 膝内翻（"O"形腿）
   B. 膝外翻（"X"形腿）
   C. 假性骨折
   D. 退行性骨关节病
   E. 青枝骨折

92. 下列关于巨人症及肢端肥大症的描述，错误的是 （ ）
   A. 前者发生于骨骺愈合之前
   B. 后者发生于骨骺愈合之前
   C. 二者均为腺垂体生长激素分泌过度所致
   D. 前者全身骨骼均匀性增长、变粗
   E. 后者四肢长骨及颜面骨增厚、增大

93. 肢端肥大症骨骼X线表现不包括 （ ）
   A. 颅骨增厚，鼻旁窦和乳突气化显著
   B. 蝶鞍呈方形扩大，后壁存在
   C. 下颌支延长，下颌角增大
   D. 骨质致密硬化
   E. 四肢骨增粗，指骨粗隆增大

94. 下列关于关节疾病X线表现的描述，错误的是 （ ）
   A. 关节积液：关节肿胀及关节周围软组织改变

B. 关节软骨和骨质破坏
C. 关节强直：其中无骨小梁贯穿于关节间隙者为骨性强直
D. 关节退行性变：关节间隙变窄，关节边缘骨质增生
E. 关节脱位：两骨端正常相对位置改变

95. 最易发生外伤性脱位的关节是（　）
 A. 肩关节　　　B. 膝关节
 C. 肘关节　　　D. 髋关节
 E. 腕关节

96. 诊断强直性脊柱炎，最有价值的检查是（　）
 A. 骶髂关节 MRI 检查
 B. 骨盆平片
 C. 脊柱 MRI
 D. 骶髂关节 CT 平扫
 E. 髋关节 B 超检查

97. 大量关节积液的 X 线表现为（　）
 A. 关节密度减低
 B. 关节间隙变窄
 C. 关节间隙增宽
 D. 关节间隙消失
 E. 脂肪囊消失

98. 关节软骨及其下方的骨性关节面被病理组织所侵犯、代替，称为（　）
 A. 关节肿胀　　B. 关节坏死
 C. 关节破坏　　D. 关节积液
 E. 关节脱位

99. 关节退行性变的基本病变在（　）
 A. 关节软骨　　B. 关节盘
 C. 骨性关节面　D. 滑膜
 E. 关节韧带

100. 临床检查关节活动度消失，X 线片显示关节间隙的狭窄，属于（　）
 A. 关节融合　　B. 关节脱位
 C. 关节积液　　D. 纤维性关节强直
 E. 骨性关节强直

101. 关节结核的关节面破坏首先发生在（　）
 A. 骨骺
 B. 干骺端
 C. 骨骺板

D. 关节承重部位，穿过关节呈对称性
E. 关节非持重部分，滑膜附着处

102. 下列关于关节结核的描述，错误的是（　）
 A. 儿童和青少年多见
 B. 多累及持重的大关节
 C. 滑膜型结核较骨型结核常见
 D. 关节破坏多起始于关节的持重面
 E. 病程缓慢

103. 下列关于滑膜型关节结核骨质破坏的描述，错误的是（　）
 A. 一般无死骨
 B. 关节的上下边缘对称性累及
 C. 邻近关节骨质疏松
 D. 病变愈合后产生关节强直，多为纤维性强直
 E. 起始于关节的持重面

104. 下列关于正常软组织 MRI 表现的描述，错误的是（　）
 A. 骨骼肌在 T_1WI 上呈中等偏低信号，在 T_2WI 上呈低信号
 B. 脂肪在 T_1WI 和 T_2WI 上均呈高信号
 C. 纤维组织、透明软骨在各序列上均呈低信号
 D. 血管在 T_1WI 和 T_2WI 上均呈低信号或无信号的圆形或条形结构
 E. 粗大的神经呈中等信号

105. 外伤性骨化性肌炎 X 线片所见钙化的时间是（　）
 A. 1 周内　　　B. 2 周内
 C. 2~3 周　　　D. 3~4 周
 E. 5~6 周

106. 下列关于软组织肿胀 X 线表现的描述，错误的是（　）
 A. 局部软组织肿胀
 B. 密度不同于周围软组织
 C. 肌间隙模糊或消失
 D. 皮下组织与肌间隙模糊
 E. 脓肿壁都不发生钙化

107. 软组织内急性血肿的 CT 表现是（　）
 A. 高密度　　　B. 低密度

C. 水样密度　　D. 等密度
E. 混杂密度
108. 下列关于软组织肿块 X 线表现的描述,错误的是　　　　　　　　(　)
　　A. 局部密度减低
　　B. 局部密度增高
　　C. 肿块边界模糊不清
　　D. 肿块边界清晰
　　E. 肌间隙局限性模糊或消失
109. 下列关于韧带撕裂 MRI 表现的描述,错误的是　　　　　　　　(　)
　　A. 位置异常　　B. T_2WI 呈高信号
　　C. 韧带增宽　　D. T_1WI 呈低信号
　　E. 关节积液
110. 下列关于软组织感染的描述,错误的是　　　　　　　　　　(　)
　　A. CT 表现为软组织肿块,皮下脂肪层受压移位
　　B. 病灶内可见气泡或气液平面
　　C. MRI 上,中央液化、坏死区多呈长 T_1、长 T_2 信号
　　D. 脓肿一般呈圆形或类圆形,可有分叶
　　E. 增强扫描坏死灶周围可出现环状强化
111. 下列关于脂肪瘤 MRI 表现的描述,错误的是　　　　　　　　(　)
　　A. T_1WI 呈高信号
　　B. T_2WI 信号强度高于肌肉
　　C. STIR 序列呈高信号
　　D. MRI 表现有特异性
　　E. 病变周围边界清晰
112. 下列关于软组织血管瘤 CT 征象的描述,错误的是　　　　　　(　)
　　A. 肿块边界清楚,不均质
　　B. 增强扫描明显强化
　　C. 内有静脉石
　　D. 可引起骨的侵蚀和破坏
　　E. 部分呈脂肪密度
113. 下列关于脂肪肉瘤的描述,错误的是(　)
　　A. 分化良好的脂肪肉瘤以脂肪成分为主

B. 恶性程度较高的脂肪肉瘤,所含脂肪成分较少
C. 增强扫描实性部分呈不均匀强化
D. 肿瘤内通常多发钙化
E. CT 密度越高,恶性程度越高

【B 型题】

(114~118 题共用备选答案)
　A. MRI　　　　B. CT
　C. ECT　　　　D. X 线
　E. 超声成像
114. 检查骨关节常用的方法是　(　)
115. 检查四肢软组织的首选方法是(　)
116. 检查髋关节的首选方法是　(　)
117. 检查椎间盘及脊髓的最佳方法是(　)
118. 检查颅底的最佳方法是　(　)

(119~121 题共用备选答案)
　A. 成骨与破骨的过程
　B. 原始骨化中心
　C. 继发骨化中心
　D. 软骨内化骨
　E. 膜化骨
119. 骨的生长与发育是　　　(　)
120. 颅盖诸骨、面骨属于　　(　)
121. 脊椎骨、四肢骨、骨盆属于(　)

(122~126 题共用备选答案)
　A. 骨质疏松　　B. 骨质软化
　C. 骨质增生硬化 D. 骨质破坏
　E. 骨质坏死
122. 在肌腱、韧带、骨间膜的附着部位出现骨性赘生物,属于(　)
123. X 线上表现为骨密度减低,骨皮质变薄且边缘模糊的是(　)
124. 骨组织局部代谢停止,称为(　)
125. 椎体密度减低,呈双凹状,骨皮质变清晰,纵行骨小梁可明显,见于(　)
126. X 线平片上,骨肿瘤的最主要的征象是(　)

(127~130题共用备选答案)
　A. 下腰部疼痛，X线示 L_4~L_5 间隙变窄，终板侵蚀样骨质破坏，其周围肿胀
　B. 下腰部疼痛，X线示 L_4 椎体骨质破坏，MRI示左侧椎弓根及 L_2 椎体破坏
　C. 下腰部疼痛，伴左下肢放射痛，CT示 L_4~L_5 间隙后缘有一软组织病变向左后突出
　D. 下腰部疼痛，X线示 L_4~L_5 间隙变窄，终板骨质破坏伴显著硬化
　E. 下腰部疼痛，患者有高处坠落史，X线示 L_4 椎体楔形变，但骨质边缘正常，椎间隙正常
127. 腰椎骨折表现为　　　　　（　）
128. L_4~L_5 结核表现为　　　　（　）
129. 椎间盘突出表现为　　　　（　）
130. 腰椎转移瘤表现为　　　　（　）
(131~133题共用备选答案)
　A. 良性骨肿瘤
　B. 恶性骨肿瘤
　C. 潜在恶性骨肿瘤
　D. 肿瘤样病变
　E. 继发性骨肿瘤
131. 骨囊肿属于　　　　　　　（　）
132. 软骨瘤属于　　　　　　　（　）
133. 骨巨细胞瘤Ⅱ级属于　　　（　）
(134~136题共用备选答案)
　A. 青枝骨折
　B. 股骨颈骨折
　C. 肱骨外科颈骨折
　D. 肱骨髁上骨折
　E. 椎体附件骨折
134. 多见于儿童长骨的骨折是　（　）
135. 多见于儿童肘部的骨折是　（　）
136. 多见于老年髋部的骨折是　（　）
(137~139题共用备选答案)
　A. 骨肉瘤　　B. 骨转移瘤
　C. 骨巨细胞瘤　D. 软骨瘤
　E. 骨瘤
137. 好发于长骨干骺端的是　　（　）

138. 好发于躯干骨的是　　　　（　）
139. 好发于长骨骨端的是　　　（　）
(140~141题共用备选答案)
　A. 头颅、手足粗大，智力低下
　B. 末节指骨远端甲丛增生，跟垫增厚
　C. 全身骨骼均匀性增长，变粗，骨骺愈合延迟
　D. 脊椎、扁骨、掌指骨明显骨质疏松
　E. 骨盆、肋骨分层状密度增高影
140. 巨人症常见的X线表现是　（　）
141. 肢端肥大症常见的X线表现是
　　　　　　　　　　　　　　（　）
(142~146题共用备选答案)
　A. 关节肿胀　　B. 关节破坏
　C. 关节退行性变　D. 关节强直
　E. 关节脱位
142. 构成关节的两个骨端正常相对位置改变，属于　　　　　　　（　）
143. X线平片上正常关节间隙完全消失，可见骨小梁穿越构成关节的两个骨端，属于　　　　　　　　　（　）
144. 关节周围软组织影膨隆，整个关节区密度增高，属于　　　　（　）
145. 关节间隙变窄，骨性关节面密度增高，关节边缘骨赘形成，属于（　）
146. X线片上显示骨性关节面大片骨质缺损，属于　　　　　　　（　）
(147~150题共用备选答案)
　A. 膝关节肿胀，疼痛，高热，X线片示膝关节持重面骨质明显破坏
　B. 膝关节肿胀，疼痛，X线片示膝关节非持重面骨质明显破坏
　C. 膝关节肿胀，疼痛，X线片示膝关节面虫蚀样骨破坏，伴有多关节病变
　D. 膝关节肿胀，疼痛，X线片示膝关节骨质正常，关节腔内似有软组织肿块
　E. 膝关节肿胀，疼痛，X线片示膝关节构成骨边缘骨赘形成
147. 膝关节结核表现为　　　　（　）
148. 膝关节化脓性关节炎表现为（　）
149. 类风湿关节炎表现为　　　（　）
150. 退行性骨关节病表现为　　（　）

(151~154题共用备选答案)
A.软组织肿胀　B.软组织肿块
C.软组织内骨化　D.软组织内钙化
E.软组织内积气

151. 软组织内出现环形/半环形或点状高密度影,首先考虑为　（　）
152. 软组织内产气菌感染,可见　（　）
153. 软组织内密度增高,层次不清,脂肪层内出现网状结构影,内可见网状骨小梁,首先考虑为　（　）
154. 恶性骨肿瘤突破骨皮质侵入软组织内形成　（　）

【X/型/题】

155. 骨关节常见的疾病包括　（　）
A.外伤　　　B.炎症
C.结核病　　D.肿瘤
E.代谢性疾病
156. 小儿长骨骨骺可分为　（　）
A.骨干　　　B.干骺端
C.骨骺　　　D.骨骺板
E.骨髓腔
157. 骨质破坏的X线表现包括　（　）
A.局部骨内无骨质结构
B.骨质密度局限性减低
C.局部骨质密度增高
D.局部骨小梁模糊
E.局部骨小梁近消失
158. 普遍性骨质增生硬化见于　（　）
A.内分泌障碍疾病
B.骨发育障碍性疾病
C.骨关节炎
D.某些代谢性疾病
E.中毒性疾病
159. 骨内钙化与软骨内钙化最常见于　（　）
A.软骨类肿瘤　B.骨梗死
C.骨结核　　　D.恶性骨肿瘤
E.良性骨肿瘤
160. 下列关于慢性化脓性骨髓炎的描述,正确的是　（　）
A.可由急性化脓性骨髓炎转化而来

B.常见死骨
C.可见骨包壳形成
D.Garre骨髓炎最初即为慢性过程
E.骨膜反应不如急性明显
161. 骨质坏死见于　（　）
A.慢性化脓性骨髓炎
B.骨缺血坏死
C.骨转移瘤
D.外伤骨折后
E.急性化脓性骨髓炎
162. 软组织发生的良性肿瘤包括　（　）
A.骨软骨瘤　　B.成软骨细胞瘤
C.皮质旁软骨瘤　D.甲下骨瘤
E.成骨细胞瘤
163. 四肢创伤行影像学检查的目的是　（　）
A.明确有无骨折或肌腱韧带断裂
B.了解骨折错位情况
C.透视监视下行复位情况
D.复位固定后摄片,观察复位情况
E.定期复查,观察愈合过程及有无并发症
164. 软骨肉瘤的X线表现　（　）
A.中心型软骨肉瘤髓腔内呈溶骨性破坏
B.邻近骨皮质不同程度膨胀、变薄,骨皮质破坏形成软组织肿块
C.骨破坏区和软组织肿块内可见环形、半环形或沙粒样钙化影
D.偶见骨膜反应和Codman三角
E.周围型软骨肉瘤多由骨纤维异常增殖症恶变而来
165. 骨转移瘤较常见的影像学征象包括　（　）
A.多发棉絮状成骨
B.骨膜反应
C.骨质破坏
D.病理骨折
E.脊柱转移时,椎间隙（盘）多保持完整
166. 骨肉瘤X线表现包括　（　）
A.瘤骨形成
B.溶骨性骨质破坏

C. 日光放射状、袖口状骨膜反应
D. 死骨形成
E. 局部软组织肿块

167. 骨折不愈合的 X 线表现包括（ ）
A. 断端密质骨致密光整
B. 假关节形成
C. 断端骨质吸收变尖
D. 断端有明显裂隙
E. 断端骨质破坏

168. CT 诊断急性化脓性骨髓炎的优势是（ ）
A. 显示小的破坏和小死骨
B. 显示软组织脓肿
C. 显示骨髓内炎症
D. 显示骨膜反应的范围
E. 显示骨质破坏的程度

169. 脊柱结核的感染途径包括（ ）
A. 直接扩散   B. 消化系统传播
C. 血行播散   D. 淋巴系统传播
E. 沿蛛网膜下腔播散

170. 慢性化脓性骨髓炎的 X 线表现包括（ ）
A. 骨破坏周围骨质增生硬化
B. 骨膜增生与皮质融合呈分层或花边状
C. 骨破坏区内有死骨
D. 病理性骨折
E. 骨髓腔闭塞

171. 脊柱结核的 X 线表现包括（ ）
A. 椎旁脓肿形成
B. 松质骨破坏，椎体塌陷变形
C. 椎间隙变窄
D. 椎体骨质融合
E. 脊柱后突畸形

172. MRI 观察脊柱结核优于 CT 和 X 线平片，因为 MRI 可以显示（ ）
A. 椎旁脓肿的大小
B. 骨质破坏、椎体塌陷的程度
C. 椎旁脓肿的位置
D. 椎管内受累的程度
E. 椎间盘破坏的情况

173. 观察骨肿瘤的影像图片时应注意（ ）
A. 发病部位   B. 病变数目

C. 骨质改变   D. 骨膜反应
E. 邻近软组织改变

174. 骨巨细胞瘤恶变的征象包括（ ）
A. 肿瘤生长加快
B. 骨包壳断裂、不完整
C. 软组织肿块形成
D. 骨片陷落征
E. 肿瘤边缘出现虫蚀样骨破坏

175. 骨巨细胞瘤的 CT 表现包括（ ）
A. 骨端偏心性囊状膨胀性破坏区
B. 骨包壳基本完整或有小范围的间断
C. 边缘无增生硬化
D. 破坏区为软组织密度，可有囊变区
E. 周围骨膜增生反应明显

176. 溶骨性转移瘤的 X 线表现是（ ）
A. 多位于长骨骨干和附近的干骺端
B. 易发生病理性骨折
C. 松质骨中多发虫蚀样骨质破坏
D. 骨皮质亦被破坏
E. 骨质增生硬化

177. 椎管狭窄时，CT 表现为（ ）
A. 椎体边缘骨质增生
B. 椎间盘膨出或突出
C. 椎体滑脱
D. 椎间关节增生
E. 后纵韧带及黄韧带肥厚、钙化

178. 化脓性关节炎的表现包括（ ）
A. 进展迅速，骨质稀疏出现快，关节附近软组织红肿，很少或无萎缩
B. 承受体重部位破坏不显著
C. 软骨早期破坏，关节间隙变窄或消失
D. 易形成关节强直，常为骨性强直
E. 关节周围软组织冷脓肿形成

179. 软组织肿瘤钙化常见于（ ）
A. 皮样囊肿   B. 畸胎瘤
C. 软组织软骨瘤 D. 软骨肉瘤
E. 软组织错构瘤

180. 骨性关节炎（老年性或增生性关节炎）的主要病变包括（ ）
A. 退行性变

B. 滑膜增厚,关节腔内大量积液
C. 继发性骨质增生
D. 关节囊肥厚、韧带骨化
E. 关节强直

181. 强直性脊柱炎的 X 线表现包括 （　　）
A. 最先侵犯骶髂关节
B. 初期:边缘模糊,继而出现软骨下虫蚀样破坏
C. 后期:骶髂关节间隙变窄,最后关节间隙消失发生骨性强直
D. 脊柱小关节轮廓模糊,脊椎韧带逐渐骨化,最后形成竹节状强直,椎间隙狭窄
E. 椎体压缩变扁

182. 下列关于退行性骨关节病的描述,正确的是 （　　）
A. 也称骨性关节炎
B. 关节间隙变窄为特征之一
C. 常有骨赘形成
D. 早期常为软骨损伤
E. 关节面骨质破坏

183. 下列关于类风湿关节炎的描述,正确的是 （　　）
A. 高发年龄 45~54 岁
B. 女性多见
C. 多小关节发病为特征
D. 类风湿因子阳性
E. 早期关节出现晨僵

184. 骨髓瘤好发部位为 （　　）
A. 颅骨　　　B. 脊柱
C. 肋骨　　　D. 骨盆
E. 胫腓骨

185. 下列关于软组织脓肿 MRI 征象的描述,正确的有 （　　）
A. 呈圆形、类圆形,可有分叶
B. 中央坏死区呈长 T_1、长 T_2
C. 周围常伴有局限性水肿区,呈长 T_1、长 T_2 信号
D. 脓肿内气体呈低信号区,并可见液平面
E. 增强扫描脓肿壁呈环形强化

186. 软组织感染的 MRI 表现是 （　　）
A. 肌肉肿胀
B. 肌间隙模糊
C. 脓液呈液性长 T_1、长 T_2 信号
D. DWI 上,脓腔部分常呈高信号
E. 肌间隙可见长 T_1、长 T_2 信号

187. 下列关于软组织脂肪瘤 MRI 表现的描述,正确的是 （　　）
A. MRI 表现具有特异性
B. T_1WI 为高信号
C. T_2WI 信号强度高于肌肉
D. SRIT 序列为低信号
E. 病变周围边界清楚

188. 软组织血管瘤的 CT 典型表现包括 （　　）
A. 软组织内有钙化的静脉石影
B. 增强效应显著
C. 病变内血管和血池可呈点状和迂曲的线状结构
D. 平扫呈不均匀低密度影
E. 海绵状血管瘤常伴脂肪组织增生,多位于肌间或肌内呈不均匀低密度区

189. 下列关于脂肪瘤的描述,正确的是 （　　）
A. 病变周围边界清晰
B. 瘤内可有纤维分隔
C. STIR 序列上呈高信号
D. MRI 表现具有特异性
E. CT 呈高密度

190. 软组织恶性肿瘤的 CT 表现包括 （　　）
A. 形态不规则
B. 肿瘤体积常较大,边界不规则
C. 侵犯邻近骨骼引起骨质破坏
D. 增强扫描有明显强化
E. 肿瘤生长缓慢

二、名词解释
1. 骨质软化
2. 骨质疏松
3. 骨折
4. 骨质破坏
5. 骨质坏死

6. 骨膜三角
7. 青枝骨折
8. 骨气臌
9. 关节肿胀
10. 关节破坏
11. 关节强直
12. 软组织肿胀

三、填空题
1. 骨、关节系统最有价值的影像学检查方法是 _____、_____ 和 _____。
2. 正常脊柱正侧位像可观察到 _____、_____ 和 _____ 等解剖结构。
3. 骨结核最好发的部位是 _____。
4. 儿童骨折的主要特点是 _____ 和 _____。
5. 引起化脓性骨髓炎的细菌有 _____、_____ 和 _____ 等。
6. 恶性骨肿瘤最常见的骨膜反应类型是 _____。
7. 骨转移瘤多见于 _____。
8. 佝偻病骨改变最早发生于 _____ 和 _____ 远端。
9. 关节基本病变包括 _____、_____、_____ 和 _____ 等。
10. 关节结核可分为 _____ 和 _____。

四、简答题
1. 简述骨骼的基本病变。
2. 简述骨折愈合的过程。
3. 简述骨折的并发症。
4. 简述慢性骨脓肿的X线表现。
5. 简述恶性骨肿瘤的X线表现。
6. 简述关节退行性变的X线表现。

五、论述题
1. 试述良、恶性骨肿瘤的X线鉴别要点。
2. 试述骨巨细胞瘤的好发年龄、好发部位及X线平片表现。
3. 试述骨肉瘤的X线分型及各型的X线表现。
4. 试述类风湿关节炎的X线表现。
5. 软组织肿胀见于哪些情况？有何相应的影像表现？
6. 试述滑膜型关节结核的X线表现。

【参/考/答/案】

一、选择题

[A型题]

1. C	2. A	3. A	4. E	5. B
6. B	7. D	8. C	9. C	10. A
11. D	12. D	13. C	14. A	15. A
16. B	17. C	18. B	19. D	20. B
21. E	22. E	23. A	24. B	25. C
26. D	27. D	28. E	29. C	30. A
31. E	32. A	33. C	34. C	35. C
36. A	37. A	38. D	39. E	40. A
41. D	42. B	43. E	44. C	45. A
46. C	47. E	48. B	49. A	50. D
51. E	52. B	53. D	54. A	55. E
56. B	57. A	58. C	59. D	60. B
61. D	62. C	63. D	64. C	65. E
66. E	67. D	68. B	69. E	70. D
71. A	72. B	73. C	74. D	75. B
76. C	77. D	78. B	79. A	80. B
81. B	82. C	83. E	84. C	85. D
86. C	87. C	88. C	89. E	90. C
91. D	92. B	93. D	94. C	95. A
96. C	97. C	98. C	99. A	100. D
101. E	102. D	103. E	104. C	105. D
106. E	107. A	108. E	109. D	110. A
111. C	112. D	113. D		

【B 型题】

114. D	115. A	116. B	117. A	118. B
119. A	120. E	121. D	122. C	123. B
124. E	125. A	126. D	127. E	128. A
129. C	130. B	131. D	132. A	133. C
134. A	135. D	136. B	137. B	138. B
139. C	140. C	141. B	142. E	143. D
144. A	145. C	146. B	147. B	148. A
149. C	150. E	151. D	152. E	153. C
154. B

【X 型题】

155. ABCD	156. ABCDE	157. ABDE
158. ABCDE	159. ABCDE	160. ABCD
161. ABDE	162. ABCD	163. ABCDE
164. ABCD	165. ACDE	166. ABCE
167. ABCDE	168. ABCDE	169. ACE
170. ABCE	171. ABCE	172. ACDE
173. ABCDE	174. ABCE	175. ABCD
176. ABCD	177. ABCE	178. ACD
179. ABCDE	180. ACD	181. ABCD
182. ABCD	183. ABCDE	184. ABCD
185. ABCDE	186. ABCDE	187. ABCDE
188. ABCDE	189. ABD	190. ABCD

1. C【解析】正常人体骨骼含有大量钙盐，钙吸收 X 线量要比周围组织大 30～40 倍，因此，骨骼和周围组织有良好的天然对比，就骨骼本身结构而言，骨皮质、骨松质和骨髓腔密度不同，也形成了对比，因此，骨关节影像学检查最常用的方法是 X 线，亦是首选。

7. D【解析】骨的骨化存在两种形式：一种是膜化骨，包含颅盖诸骨与面骨；另一种是软骨内化骨，包含颅底骨、筛骨、躯干骨与四肢骨。

8. C【解析】锁骨与下颌骨则兼具膜化骨和软骨内化骨的骨化，称之混合型化骨。

14. A【解析】骺软骨为长骨两端的软骨，骨化初期在骺软骨中出现一个或几个二次骨化中心，由于骨化，骺软骨不断增大，二次骨化中心也不断增大形成松质骨，其边缘由不规则变为光滑整齐，

并最终与骨干融合，从而使长骨增长。

15. A【解析】骨皮质含钙多，X 线表现为密度均匀的致密影，外缘清楚，在骨干的中部最厚，越近两端越薄；骨膜属软组织，正常情况下不显影，若显影则为病理现象；骨干中央为骨髓腔，包含造血和脂肪组织，X 线表现为无结构的半透明区。

17. C【解析】脊髓在 X 线上不显影，MRI 显示脊髓效果好。

18. B【解析】平片上椎体呈长方形，从上向下依次增大，主要由骨松质组成，周围为致密的骨皮质，纵行骨小梁比横行骨小梁明显。

19. D【解析】CT 增强扫描意义主要在于确定病变范围和性质。

20. B【解析】侧隐窝呈漏斗状，其前方是椎体后外侧，后方为上关节突，侧方为椎弓根内壁，正常前后径不小于 3mm，内有神经根通过。

21. E【解析】椎间隙系椎间盘的投影，椎间盘由纤维软骨板、髓核及其周围的纤维环组成。

22. E【解析】骨与关节周围软组织的改变应用 MRI 检查效果较好。

23. A【解析】骨质疏松是指单位体积内正常钙化的骨组织减少，即有机成分和钙盐均减少，而比例仍正常。

24. B【解析】骨质疏松 X 线表现：骨密度减低，骨松质中可见骨小梁变细、减少，间隙增宽，但边缘清晰，骨皮质变薄和出现分层现象。

25. C【解析】骨质破坏是局部骨质被病理组织所取代而形成的骨组织缺损，可由病理组织产生的酶消化或由其引起的破骨细胞生成和活动增强所致，骨松质和皮质均可发生破坏。

26. D【解析】骨质破坏 X 线表现：骨质局限性密度减低，骨小梁稀疏消失而形成骨质缺损，其中全无骨结构。

27. D【解析】骨质增生硬化是指一定单位体积内骨量的增多。组织学上为骨皮质增厚，骨小梁增粗增多。

28. E【解析】骨质增生硬化发生于长骨者X线可见骨干粗大,骨髓腔变窄或消失。

29. C【解析】骨膜属软组织,正常情况下不显影,若显影则为病理现象。

30. A【解析】骨膜增生的早期X线表现为一段长短不定,与骨皮质平行的细线状致密影,与骨皮质间可见1~2mm宽的透亮间隙,继而骨膜新生骨增厚,常见与骨皮质表面平行排列的线状、层状和花边状阴影。

31. E【解析】肉芽肿常引起骨质破坏,而非骨膜增生。

32. A【解析】骨内与软骨内钙化X线表现:颗粒状、小环状无结构致密影,多局限分布。骨内钙化多见于骨梗死、骨内软骨类肿瘤等,软骨内钙化可见生理性(如肋软骨钙化)或病理性(如瘤软骨钙化)。

33. B【解析】骨质坏死是骨组织局部代谢的停止,坏死的骨质称为死骨,形成死骨的原因主要是血液供应的中断。

34. C【解析】骨质坏死X线表现:骨质局限性密度增高;其形态因疾病的发展阶段而不同,并随时间而逐渐被吸收。

35. C【解析】某些矿物质如铅、磷、铋等进入人体内后,大部分沉积在骨内,于生长期主要沉积在生长较快的干骺端,其X线表现为干骺端内多条横行的致密带,相互平行,厚薄不一。

36. A【解析】矿物质氟进入体内与钙结合,主要沉积于躯干骨。

37. A【解析】骨折是指骨的连续性中断,即骨皮质和骨小梁的断裂。

38. D【解析】骨质软化可见假骨折线,表现为与骨皮质垂直的宽1~2mm的骨折样透明线,常见于耻骨支、股骨上段和胫骨等。

39. E【解析】嵌入性骨折为骨折断端相互嵌入而成,其X线表现为局部密度增高的条带状影,而不显示骨折线,股骨颈多见,可导致骨的轻微缩短与变形。

41. D【解析】儿童骨骼柔韧性较大,外力作用下骨质不易完全断裂,而表现为骨皮质发生皱折、凹陷或隆突而看不见骨折线,称为青枝骨折。

42. B【解析】骨折断端的内外、前后和上下移位称对位不良,成角移位称对线不良。

43. E【解析】根据骨折线的形态和走向,骨折可分为横行、纵行、斜行、线形、螺旋形和星形等;根据骨碎片情况可分为粉碎性、嵌入性、撕脱性和压缩性等。

44. C【解析】骺离骨折,也称骨骺分离,可以为单独软骨损伤,也可为软骨和干骺端、骨骺骨质同时损伤;因骺软骨在X线上不显影,故骺离骨折引起骨骺移位后表现为骨骺与干骺端的距离增加,即对位不良。

45. A【解析】青枝骨折表现为骨皮质发生皱折、凹陷或隆突而看不见骨折线。

46. C【解析】疲劳骨折系反复长期的外力作用下,局部骨质可逐渐发生慢性骨折,至发现检查时,骨痂已形成,局部骨膜增生,多见于第二、三跖骨和胫腓骨,也可见于肋骨、股骨干和股骨颈等处。

47. E【解析】Colles骨折:又称伸直型桡骨远端骨折,为桡骨远端2~3cm的骨折,常伴远侧断段向背侧移位和向掌侧成角畸形,可伴尺骨茎突骨折和下尺桡关节分离。

48. B【解析】股骨颈骨折极易损伤股骨头的供血血管,致骨折愈合缓慢,易并发股骨头缺血性坏死。

49. A【解析】爆裂骨折:椎体垂直方向上受压后的粉碎骨折,椎体与附件的骨折片向前、后、左、右各个方向移位,椎体压缩变扁。

50. D【解析】椎间盘突出最常发生于L_4~L_5和L_5~S_1。

51. E【解析】椎间盘突出CT表现:直接征象是椎体后缘向椎管内突出的局限性软组织密度影,其内可见钙化;间接征象是硬膜外脂肪层受压、变形甚至消失,硬膜囊前缘或侧方及神经根受压移位。

53. D【解析】化脓性骨髓炎的致病菌为金黄色葡萄球菌,多为血源性感染。

54. A【解析】化脓性骨髓炎好发于10岁以下儿童的四肢长骨,通常从干骺端开始向骨干方向发展,以股骨下端、胫骨上端、肱骨和尺桡骨多见。

55. E【解析】急性化脓性骨髓炎X线表现:早期仅有软组织改变,可见皮下脂肪层模糊并出现网状影;发病2周后可见:①软组织肿胀;②骨质破坏,始于干骺端松质骨,早期局部骨质疏松,随病变进展,骨破坏呈筛孔样或斑片状低密度灶,可相互融合扩大,或沿髓腔方向发展,严重者累及整个骨干,可并发病理性骨折;③骨膜反应:骨膜新生骨明显,呈葱皮状或花边状;④死骨形成;⑤骨质增生。

58. C【解析】骺板有屏障作用,脓肿不易穿破骺板进入关节。

60. B【解析】慢性化脓性骨髓炎X线表现:①骨质破坏区周围活跃的骨质增生硬化现象;②骨膜新生骨显著,同残存的骨皮质融合,骨干增粗,轮廓不规整;③虽有骨质修复、增生,但如未痊愈,仍可见骨质破坏与死骨。

61. D【解析】慢性硬化性骨髓炎X线表现:骨质增生硬化为主,密度明显增高,皮质增厚,甚至局部膨大变形,髓腔变窄甚至消失;病变区内无骨质破坏灶;骨膜新生骨少见。

62. C【解析】慢性硬化性骨髓炎,即Garre骨髓炎,系一种少见的特殊类型的慢性骨髓炎,由低毒性感染引起,其主要病理改变为骨质增生硬化,多见于长骨骨干、下颌骨和锁骨,好发于较大儿童与成人;临床症状主要表现为反复发作的病区肿痛。

64. C【解析】长骨结核X线表现可见邻近骨骨质疏松明显。

65. E【解析】脊椎结核最多见于腰椎,胸椎次之,颈椎较少见。

66. E【解析】骨关节结核95%以上继发于肺结核,以脊椎结核最多见,其主要X线表现是椎体骨质破坏、变形;椎间隙变窄或消失;椎旁脓肿,较久的脓肿壁可有钙化;砂砾状死骨和继发畸形。

67. C【解析】脊柱成竹节样改变,常见于强直性脊柱炎。

68. B【解析】结核性病变易侵犯破坏椎间盘及软骨终板,致椎间隙变窄、消失,造成相邻破坏的椎体互相融合,这是脊椎结核的重要特征;脊椎转移瘤,则表现为椎体的广泛性破坏,可因承重而被压扁,但椎间隙多保持正常,椎弓根多受侵蚀、破坏为其特征之一。

69. E【解析】长骨结核周围可有少量骨质增生硬化。

70. D【解析】短骨结核:多发生于10岁以下儿童,多为双侧多骨发病,多见于掌、指、跖、趾等骨。

71. A【解析】肿瘤转移方式可为种植性转移。

72. B【解析】恶性骨肿瘤多表现为浸润性生长。

76. C【解析】骨囊肿好发于长骨干骺端,最多见于股骨近端和肱骨近端。

77. D【解析】骨囊肿易发生病理骨折,因囊内液体流出,骨折碎片可陷入囊中称为"骨片陷落征",此为骨囊肿的特征性征象。

82. C【解析】环状或半环状多为骨内钙化与软骨内钙化的表现。

83. E【解析】骨转移瘤多继发于乳腺癌、肺癌、甲状腺癌、前列腺癌、肾癌、鼻咽癌等。

84. D【解析】骨转移瘤多见于中轴骨,以胸椎、腰椎、肋骨和股骨上段等常见,其次为髂骨、颅骨和肱骨等,膝关节和肘关节以远骨骼较少被累及。

86. C【解析】成骨性转移瘤多继发于前列腺癌,溶骨性转移瘤多继发于甲状腺癌和肾癌。

87. C【解析】溶骨性骨转移瘤一般无骨膜增生。

90. C【解析】佝偻病活动期临时钙化带不规则,模糊和变薄,以致消失,恢复期临时钙化带重新出现。

91. D【解析】由于骨质软化,承重长管状骨常弯曲变形,下肢发生膝内翻("O"形腿)或膝外翻("X"形腿)畸形,少数可发生青枝骨折和假性骨折。

92. B【解析】巨人症及肢端肥大症均为腺垂体生长激素分泌过多引起,若发病于骨骺愈合后,骨的纵向生长已经停止,而横径继续生长,则形成肢端肥大症,如发病于骨骺愈合前,骨骼的纵向生长尚未停止,则发展为巨人症。

93. D【解析】肢端肥大症骨转换增加促进骨质疏松发生。

94. C【解析】无骨小梁贯穿于关节间隙者为纤维性强直。

95. A【解析】肩关节关节囊与韧带相对松弛且肩关节活动范围最大,因此最易因外伤而脱位。

96. D【解析】骶髂关节CT平扫,可消除关节前后重叠的干扰,比平片更清晰显示关节的轮廓和关节面侵蚀灶,并能早期发现侵蚀灶。

97. C【解析】大量关节积液的X线表现为关节间隙增宽。

99. A【解析】关节退行性变早期改变始于软骨,为缓慢发生的软骨变性、坏死和溶解,逐渐被纤维组织或纤维软骨所代替。

100. D【解析】关节强直表现为关节活动度消失,可分为纤维性和骨性关节强直;纤维性关节强直多表现为关节间隙狭窄,骨性强直多表现为关节间隙消失。

101. E【解析】关节结核病变进展期,滑膜肉芽组织逐渐侵犯软骨和关节面,首先累及承重轻、非接触面的边缘部分,造成关节边缘部虫蚀状骨质破坏,对应关节面常对称受累;而承重区关节软骨破坏出现较晚。

104. C【解析】透明软骨在T_1WI呈中等信号,在T_2WI呈等高信号。纤维软骨在各序列上均为低信号。

106. E【解析】结核性脓肿壁可发生钙化。

108. E【解析】肌间隙局限性模糊或消失为软组织肿胀的表现。

109. D【解析】韧带撕裂后失去正常的连续性,且因水肿和(或)出血而表现为不同程度的高信号影,以脂肪抑制T_2WI或短时反转(STIR)序列观察较好。

110. A【解析】软组织感染表现为软组织肿胀,脂肪层模糊。

111. C【解析】脂肪瘤STIR序列呈低信号。

112. D【解析】血管瘤为血管组织形成的良性肿瘤,不引起骨的侵蚀和破坏。

113. D【解析】脂肪肉瘤,通常无钙化,边界不清,脂肪含量少,肿块密度高,恶性程度高,脂肪含量多,肿块密度低,其恶性程度也低,增强扫描实性成分不均匀强化。

156. ABCDE【解析】小儿长骨的主要特点是有骺软骨,且未完全骨化,长骨可分为骨干、干骺端、骺板和骨骺等部分,骨干中央为骨髓腔,充满骨髓。

157. ABDE【解析】局部骨质密度增高,为骨质坏死的X线表现。

158. ABCDE【解析】普遍性骨质增生硬化见于代谢性骨病、中毒性骨病和骨软骨发育异常等。

159. ABCDE【解析】骨内钙化为骨内钙盐异常沉积,见于骨内软骨类肿瘤、骨梗死、骨结核等;软骨钙化可为生理性(如肋软骨钙化)或病理性(如瘤软骨钙化)。

160. ABCD【解析】急性化脓性骨髓炎若治疗不彻底,即转化为慢性化脓性骨髓炎,也有开始即为慢性化脓性骨髓炎;其X线表现:①骨质破坏区周围大量骨质增生硬化;②骨膜增生显著,并与皮质融合呈分层或花边状,骨内膜增生,骨髓腔狭窄闭塞;③髓腔骨质破坏趋向减少或停止,内部的脓液和肉芽组织在新骨包裹下成为无效腔,其内可有块状死骨。

161. ABDE【解析】骨质坏死见于炎症、骨缺血性坏死与外伤骨折后等。骨转移瘤主要表现为骨质破坏或骨质增生硬化。

162. ABCD【解析】成骨细胞瘤属于骨组织来源的肿瘤。

163. ABCDE【解析】骨创伤均需行影像检查,其目的是:①明确有无骨折;②判断是否为病理性骨折;③了解骨折错位的情况;④复位固定后摄片,观察复位情况;⑤定期复查,观察愈合情况和有无并发症。

164. ABCD【解析】软骨肉瘤的X线表现:中心型软骨肉瘤髓腔内呈溶骨性破坏,表现为髓腔内高、低混杂密度肿块,邻近骨皮质不同程度膨胀、变薄,骨皮质破坏形成软组织肿块,骨破坏区和软组织肿块内可见环形、半环形或沙粒样钙化影,偶见骨膜反应和Codman三角,周围型软骨肉瘤多为继发性。

165. ACDE【解析】骨转移瘤一般无骨膜反应。

166. ABCE【解析】骨肉瘤X线表现:多种形式的骨质破坏、骨膜反应、肿瘤骨和软组织肿块。①骨质破坏:为溶骨性、成骨性或混合性,边缘多不清楚;②骨膜反应:可呈葱皮样、平行状,可被再破坏而形成Codman三角(也称骨膜三角);③肿瘤骨:为云絮状、针状和斑块状致密影;④软组织肿块:表现为边界不清楚的软组织密度影,其内也可以出现肿瘤骨。

167. ABCDE【解析】骨折不愈合的表现是断端间有明显裂隙,髓腔为密质骨封闭,骨折断端致密光整,或者吸收变尖。

168. ABCD【解析】CT可显示骨髓内炎症、骨质破坏、死骨、骨膜下脓肿、骨膜反应和软组织感染,特别能发现X线不能显示的小破坏区和小死骨。

169. ACE【解析】脊柱结核的感染途径有血行、蛛网膜下腔及直接扩散。

170. ABCE【解析】急性化脓性骨髓炎可并发病理性骨折,慢性化脓性骨髓炎多无。

171. ABCE【解析】脊柱结核的X线表现:椎体骨质破坏,椎间隙变窄,椎旁脓肿,砂砾状死骨和继发畸形。

172. ACDE【解析】MRI对软组织病变和骨髓水肿非常敏感,但对细小骨化、钙化病灶显示欠佳。

174. ABCE【解析】如果破坏区骨性包壳不完全并于周围软组织中出现肿块者,表示肿瘤生长活跃;若肿瘤边缘出现筛孔状或虫蚀状骨破坏,骨嵴残缺紊乱,侵犯软组织出现明确肿块者,则提示为恶性骨巨细胞瘤。

175. ABCD【解析】骨巨细胞瘤的CT表现:骨包壳基本完整,但多数可有小范围的间断;骨破坏与正常骨小梁的交界部一般无骨质增生硬化带,骨破坏区内为软组织密度影,无钙化和骨化影;其内的更低密度区则多为肿瘤坏死液化,偶尔可见液-液平面。

176. ABCD【解析】溶骨型转移瘤的X线表现:①发生在长骨者,多在骨干或邻近的干骺端及骨端,表现为骨松质中多发或单发小的虫蚀状骨质破坏区;病变发展,破坏区融合扩大,形成大片溶骨性骨质破坏区,骨皮质也被破坏;一般无骨膜增生;常并发病理性骨折。

177. ABCDE【解析】椎管狭窄的CT表现:椎体边缘骨质增生;上下关节突增生肥大;黄韧带肥厚或骨化;椎间盘突出;椎体滑脱,椎弓峡部崩裂;后纵韧带骨化。

178. ACD【解析】化脓性关节炎的X线表现:急性起病,多累及一个关节,症状明显,构成关节的骨可有失用性骨质疏松;关节软骨较早即可被破坏,出现关节间隙变窄,骨端破坏先见于关节的承重面,破坏区比较广泛;晚期表现为关节骨性强直。

180. ACD【解析】骨性关节炎,病变主要是关节软骨退行性变,随着病变进展,软骨广泛变性、坏死可引起关节间隙狭窄,继而造成骨性关节面骨质增生硬化,并于骨缘形成骨赘,关节囊肥厚、韧带骨化。

181. ABCD【解析】强直性脊柱炎的X线

表现:①骶髂关节:是最先发病的部位,可一侧先出现,亦可双侧同时发病;初期,边缘模糊,继而出现软骨下虫噬样破坏;中期,关节软骨和软骨下骨质破坏后,出现关节间隙假性增宽;后期,破坏区边缘出现骨质增生硬化,最后形成骨性强直;②脊柱:初期,病变上行累及脊柱;表现为弥漫性骨质疏松,椎体前缘凹面变直至椎体呈方形(方椎);晚期,椎间盘及椎旁韧带骨化,出现平行于脊柱的韧带性骨赘,形成"竹节椎",致脊柱变直或呈驼背畸形。

182. **ABCD**【解析】退行性骨关节病,又称骨性关节炎,是一种由于关节软骨退行性改变所引起的慢性骨关节病,X线主要表现为关节间隙变窄,关节面骨质增生硬化并形成骨赘。

183. **ABCDE**【解析】本病多见于中年妇女,以对称性关节炎为主要临床表现,手足小关节好发,受侵关节呈梭形肿胀,有疼痛、活动受限、晨起为主,活动后好转,实验室检查血清类风湿因子常呈阳性。

184. **ABCD**【解析】骨髓瘤好发于含红骨髓的部位,以椎骨、颅骨、肋骨多见,其次为骨盆和肩胛骨等。

186. **ABCDE**【解析】软组织感染的 MRI 表现:①炎症早期,表现为受累肌肉肿胀,肌间隙模糊,呈弥漫性 T_1WI 低信号、T_2WI 高信号;形成脓肿时,脓液呈明显 T_1WI 低信号、T_2WI 高信号,脓肿边缘可为一低信号的包膜影,其厚薄较均匀,边界较光整;DWI 上,炎症脓腔常呈高信号;②增强后 MRI 检查,脓肿壁呈环形强化而中心脓腔不强化。

187. **ABCDE**【解析】脂肪瘤 MRI 表现:圆形或类圆形、边界清楚的 T_1WI 高信号、T_2WI 中高信号,脂肪抑制序列上病变为低信号;瘤内可有纤维分隔,厚度常小于 2mm,在 T_1WI 和 T_2WI 上均呈略低信号,增强检查后瘤内分隔轻度强化,瘤体实质无强化。

189. **ABD**【解析】脂肪瘤 STIR 序列上呈低信号,CT 呈低密度。

190. **ABCD**【解析】恶性肿瘤多生长迅速。

二、名词解释

1. 骨质软化:单位体积内骨组织有机成分正常,而矿物质(钙盐)含量减少。

2. 骨质疏松:单位体积内正常钙化的骨组织减少,即骨组织的有机成分和钙盐成比例减少。

3. 骨折:骨骼发生断裂,骨的连续性中断。骨骺分离也属骨折。在 X 线上呈不规则的透明线,称骨折线。根据骨折的程度可分为完全性和不完全性。

4. 骨质破坏:局部骨质为病理组织所代替而造成的骨组织消失。X 线表现为骨质局限性密度减低,骨小梁稀疏、消失而形成骨质缺损。

5. 骨质坏死:骨组织局部代谢停止,坏死的骨质即死骨。X 线表现为骨质局限性密度增高。

6. 骨膜三角:恶性骨肿瘤累及骨膜及骨外软组织,刺激骨膜成骨,肿瘤继而破坏骨膜所形成的骨质,其边缘残存骨质呈三角形高密度病灶,称骨膜三角,是恶性骨肿瘤的重要征象。

7. 青枝骨折:在儿童,骨骼柔韧性大,外力不易使骨质完全断裂而形成不完全性骨折,仅表现为骨小梁和骨皮质的扭曲,看不到骨折线或只引起骨皮质发生皱折、凹陷或隆突。

8. 骨气臌:骨干结核初期为骨质疏松,继而在骨内形成囊性破坏,骨皮质变薄,骨干膨胀,故称为骨气臌或骨囊样结核。

9. 关节肿胀:由于关节积液或关节囊及其周围软组织充血、水肿、出血和炎症所致。

10. 关节破坏:关节软骨及其下方的骨性关节面被病理组织所侵犯、代替所致。

11. 关节强直:分为骨性与纤维性两种。骨性强直是关节明显破坏后,关节骨端由骨组织所连接;纤维性强直是关节破坏后,关节骨端由纤维组织所连接。

12. 软组织肿胀:指因炎症、出血、水肿或脓肿等原因引起的软组织肿胀膨大。

三、填空题

1. X线　CT　MRI
2. 椎体　椎间隙　椎间孔
3. 脊椎
4. 青枝骨折　骨骺骨折
5. 金黄色葡萄球菌　溶血性葡萄球菌　溶血性链球菌
6. 三角形骨膜反应
7. 中轴骨
8. 尺骨　桡骨
9. 关节肿胀　关节破坏　关节退行性变　关节强直　关节脱位
10. 骨型关节结核　滑膜型关节结核

四、简答题

1. 简述骨骼的基本病变。

答　骨质疏松、骨质软化、骨质破坏、骨质增生硬化、骨膜增生、骨内与软骨内钙化、骨质坏死、矿物质沉积、骨骼变形。

2. 简述骨折愈合的过程。

答　(1)肉芽组织修复期:X线无法显示,仅见局部和周围软组织肿胀、模糊。
(2)原发骨痂连接期:X线可见骨折线模糊,周围有骨膜反应和不规则斑片状新生骨痂。
(3)骨性愈合期:X线上骨折线消失。
(4)骨痂塑形期:进行缓慢的改建。

3. 简述骨折的并发症。

答　骨折延迟愈合或不愈合,畸形愈合,骨质疏松,骨感染,骨缺血坏死,关节强直,关节退行性变,骨化性肌炎。

4. 简述慢性骨脓肿的X线表现。

答　慢性骨脓肿,又称布罗迪骨脓肿(Brodie abscess of bone),系慢性局限性骨髓炎。多数局限于长骨干骺端骨松质中。以胫骨上下端和桡骨远端为常见。其X线表现:①长骨干骺端中心部位的圆形、椭圆形或不规则形骨质破坏区,边缘较整齐,周围绕以骨硬化带。②骨质破坏区中很少有死骨,多无骨膜增生,也无软组织肿胀或瘘管。

5. 简述恶性骨肿瘤的X线表现。

答　①主要表现为各种形式的骨破坏和瘤骨形成。②不同形式的骨膜新生骨及其再破坏。③软组织肿块。④肿瘤骨形成,一般表现为云絮状、针状和斑块状致密影。

6. 简述关节退行性变的X线表现。

答　早期主要是骨性关节面模糊、中断、消失。中晚期表现为关节间隙狭窄,软骨下骨质囊变和骨性关节面边缘骨赘形成。

五、论述题

1. 简述良、恶性骨肿瘤的X线鉴别要点。

答　见下表。

良、恶性骨肿瘤的鉴别诊断

	生长情况	转移	局部骨质变化	骨膜	周围软组织变化
良性	缓慢	无	呈膨胀性骨质破坏,边界清晰	一般无骨膜增生	不侵及邻近组织,可引起压迫移位
恶性	迅速	有	浸润性骨质破坏,边界不清	骨膜三角	侵及邻近组织,与周围组织界限不清

2. 试述骨巨细胞瘤的好发年龄、好发部位及 X 线平片表现。

答 (1)好发年龄:20~40 岁。
(2)好发部位:好发于四肢长骨骨端,主要是股骨下端、胫骨上端和桡骨下端。
(3)X 线平片表现:干骺愈合的骨端膨胀性、偏侧性骨质破坏。骨壳较薄,轮廓完整,其内可见骨嵴,呈多房状。其特征为肿瘤膨胀明显,肿瘤直达骨性关节面下,骨性关节面就是肿瘤的部分骨性包壳;骨破坏区内一般无钙化或骨化影,一般无骨膜反应或仅可见少量骨膜反应。

3. 试述骨肉瘤的 X 线分型及各型的 X 线表现。

答 骨肉瘤大致可分为成骨型、溶骨型和混合型(最多见)。
(1)成骨型骨肉瘤:①以骨质增生、硬化(瘤骨或反应骨)为主,明显时可呈大片致密影称象牙质变,骨破坏较少或不明显。②骨膜反应较明显。③软组织肿块中也有较多肿瘤骨。
(2)溶骨型骨肉瘤:①以骨质破坏为主,很少或没有骨质增生。②骨破坏呈不规则斑片状或大片低密度区,边界不清。③骨膜增生易被肿瘤破坏,形成骨膜三角。④软组织肿块中大多无瘤骨生成。⑤广泛性骨破坏时,易引起病理性骨折。
(3)混合型骨肉瘤:骨质增生与破坏的程度大致相同。

4. 试述类风湿关节炎的 X 线表现。

答 类风湿关节炎(RA),手足小关节是最早、最常受累的部位。少数可侵犯膝、肘、肩和髋等关节。中轴骨受累少见,其中以颈椎为多,主要引起寰枢关节半脱位。早期手足小关节多发对称性梭形软组织肿胀,进而关节间隙狭窄。骨侵蚀起始于关节软骨的边缘,即边缘性侵蚀,为 RA 重要早期征象。骨质疏松为 RA 重要特点之一,RA 常有软骨下囊性病灶,呈多发。边缘不清楚的小透亮区。RA 还可引起关节纤维性强直,骨性强直少见,一般见于腕和足中部。

5. 软组织肿胀见于哪些情况?有何相应的影像表现?

答 (1)炎症或水肿。X 线:皮下脂肪层出现网状结构影,皮下组织与肌肉界限不清。CT:软组织肿胀,其内可见液性密度影。MRI:水肿呈长 T_1、长 T_2 信号。
(2)出血。X 线:出血密度较高,血肿的边界可锐利清晰或模糊不清。CT:血肿早期呈边界清晰或模糊的高密度区。MRI:血肿各期分别呈不同信号,较特征的是亚急性期血肿在脂肪抑制 T_1WI 或 T_2WI 上均呈高信号。
(3)脓肿。X 线:边界可较清楚,邻近肌束受压移位,结核性脓肿壁可发生钙化。CT:脓肿边界较清楚,内可见液性密度区。MRI:脓肿呈长 T_1、长 T_2 信号。

6. 试述滑膜型关节结核的 X 线表现。

答 早期 X 线表现为关节囊和关节周围软组织肿胀,关节间隙正常或增宽和邻近骨质疏松。可持续几个月至一年以上。随病变发展,逐渐侵犯非接触面的边缘部分,造成关节面的虫蚀状骨质破坏。承重面关节软骨破坏出现较晚。后期关节间隙变窄,此时可发生半脱位。邻近骨骼骨质疏松明显,肌肉萎缩。关节周围软组织形成冷性脓肿,有时穿破皮肤,形成窦道。如继发化脓性感染,则可引起骨质增生硬化。病变愈合,则骨质破坏停止发展,关节面骨质边缘变得锐利,骨质疏松也逐渐消失。严重病例,愈合后产生关节强直,多为纤维性强直。

(刘耀飞　孔瑞华)

第10章　儿科影像诊断学

【学/习/要/点】

一、掌握

儿科各系统常见病变的影像学表现。

二、熟悉

儿科各系统常见病变的临床与病理。

【应/试/考/题】

一、选择题

【A/型/题】

1. 儿童胸部、骨关节疾病和一些胃肠道先天发育畸形的首选影像检查方法是　　　（　　）
   A. X线平片　　B. 超声
   C. CT　　　　D. MRI
   E. 内镜检查

2. 胚胎脑病CT表现为室管膜下及脑白质内多发（　　）
   A. 坏死　　　B. 出血
   C. 囊变　　　D. 钙化
   E. 脓肿

3. 下列关于视网膜母细胞瘤的描述,错误的是　　　（　　）
   A. 多发生于3岁以下儿童
   B. CT表现为眼球内肿块伴钙化
   C. 患侧眼球变小
   D. 临床出现白瞳症
   E. 增强后肿瘤内软组织成分强化明显

4. 下列关于新生儿呼吸窘迫综合征的描述,错误的是（　　）
   A. 多见于足月儿
   B. 出现肺透明膜
   C. 首选X线检查
   D. 典型影像学表现有肺充气不良、细颗粒样阴影及支气管充气征
   E. 可发生动脉导管开放、坏死性小肠结肠炎及支气管肺发育不良等并发症

5. 下列关于支气管异物的描述,错误的是（　　）
   A. 单侧多见
   B. 易进入左主支气管
   C. 可出现单侧肺气肿表现
   D. MSCT三维重组能很好地显示异物
   E. 纵隔摆动是单侧支气管异物不全阻塞最重要的X线征象

6. 肠套叠最常发生的部位是（　　）
   A. 回盲部

B. 回肠
C. 空肠
D. 结肠
E. 乙状结肠
7. 儿童肾脏肿瘤病理最常见的类型是（ ）
   A. 肾母细胞瘤
   B. 肾透明细胞肉瘤
   C. 肾横纹肌样瘤
   D. 先天性中胚层肾瘤
   E. 肾癌
8. 儿童腹膜后常伴钙化肿瘤，最常见的是（ ）
   A. 神经鞘瘤   B. 肾母细胞瘤
   C. 神经母细胞瘤 D. 神经纤维瘤
   E. 肾癌
9. 主要见于早产新生儿缺氧缺血性脑病的病理性改变是（ ）
   A. 脑室旁出血性脑梗死
   B. 生发基质出血
   C. 基底节/丘脑损伤
   D. 蛛网膜下腔出血
   E. 脑实质出血

【B 型题】

(10~13 题共用备选答案)
   A. X 线   B. CT
   C. MRI   D. 超声
   E. 内镜
10. 儿童心脏和腹盆部疾病首选影像检查方法是（ ）
11. 儿童纵隔肿瘤、颅脑外伤首选影像检查方法是（ ）
12. 儿童颅脑疾病、腹部肿块和某些先天性发育畸形首选影像检查方法是（ ）
13. 腺样体肥大首选影像检查方法是（ ）

【X 型题】

14. 先天性"TORCH"感染病原菌中各字母代表含义，正确的包括（ ）
    A. "T"——弓形虫

B. "O"——已知的其他病原体
C. "R"——风疹病毒
D. "C"——巨细胞病毒
E. "H"——单纯疱疹病毒
15. 早产新生儿缺氧缺血性脑病的主要病理改变包括（ ）
    A. 生发基质出血
    B. 脑室旁出血性脑梗死
    C. 矢状旁脑损伤
    D. 脑室周围白质软化症
    E. 硬膜下血肿
16. 腺样体肥大的主要 CT 表现包括（ ）
    A. 鼻咽腔气道局限性狭窄
    B. 鼻咽部软组织弥漫性肿胀
    C. 鼻咽腔顶后壁软组织增厚
    D. 颅底骨质破坏
    E. 增强扫描，鼻咽部增厚的软组织呈不均匀强化
17. 下列有关肾母细胞瘤的描述，正确的包括（ ）
    A. 3 岁以内多发
    B. 肾静脉和下腔静脉可有瘤栓形成
    C. 肿瘤早期位于肾包膜内，晚期突破肾包膜
    D. 肺转移常见
    E. 钙化少见
18. 肌间血管瘤的相关影像学表现包括（ ）
    A. 肿瘤与周围肌肉呈等密度
    B. 肌肉间隙模糊、界限不清
    C. 容易发现静脉石
    D. 增强后肿瘤强化不明显
    E. 增强后肿瘤明显强化

二、名词解释
1. 新生儿缺氧缺血性脑病
2. 新生儿呼吸窘迫综合征
3. 视网膜母细胞瘤
4. 肠套叠

三、填空题
1. CT 诊断视网膜母细胞瘤的直接征象是_____。

2. 视网膜母细胞瘤患儿瞳孔区有黄光反射,临床称为_____。
3. 呼吸道异物的首选影像学检查方法是_____。
4. 新生儿期最常见的发绀性先天性心脏病是_____,典型的 X 线平片表现为_____。
5. 婴幼儿肠梗阻最常见的原因是_____。
6. 先天性巨结肠主要症状为_____、_____、_____。

四、简答题
1. 简述营养性维生素 D 缺乏性佝偻病的 X 线表现。
2. 简述视网膜母细胞瘤的 CT 表现。

五、论述题
试述发育性髋关节发育不良的影像学表现及相关测量方法。

【参 / 考 / 答 / 案】

一、选择题

【A 型题】
1. A   2. D   3. C   4. A   5. B
6. A   7. A   8. C   9. B

【B 型题】
10. D   11. B   12. C   13. A

【X 型题】
14. ABCDE   15. ABD   16. AC
17. ABCDE   18. ABCE

3. C【解析】患侧眼球变小是早产儿视网膜病的表现,即小眼畸形。
5. B【解析】右侧主支气管与左侧主支气管相比,右侧主支气管比较粗、短,与气管延长线的夹角比较小,故异物相对容易进入右侧主支气管和以下的叶段支气管。
16. AC【解析】矢状面可清晰显示鼻咽顶后壁腺样体的肥大程度及鼻咽腔的狭窄程度。
18. ABCE【解析】肌间血管瘤是一种血管性错构瘤,其内含血管成分,故增强后一般强化明显。

二、名词解释
1. 新生儿缺氧缺血性脑病:简称 HIE,是由于新生儿窒息,引起脑供血和代谢异常所致的一种全脑性损伤。根据病理改变不同分为早产儿 HIE、足月儿 HIE。
2. 新生儿呼吸窘迫综合征:即肺透明膜病(HMD),肺表面活性物质缺乏,呼气后不能有效保持肺的残余气,导致进行性呼气性肺泡萎陷引起的呼吸窘迫。
3. 视网膜母细胞瘤:儿童最常见的眼球内恶性肿瘤,绝大部分发生于 3 岁之前,约 95% 肿瘤内可见钙化。
4. 肠套叠:部分肠管及其肠系膜套入邻近肠管,是婴幼儿肠梗阻最常见的原因,以回肠结肠型套叠最常见,男多于女。

三、填空题
1. 不规则钙化性肿块
2. 白瞳症
3. X 线平片
4. 完全性大动脉转位   纵隔血管影狭小
5. 肠套叠
6. 便秘   腹胀   呕吐

四、简答题
1. 简述营养性维生素 D 缺乏性佝偻病的 X 线表现。

答　主要表现有骨骺早期骨骺带不规则变薄、模糊或消失。骺板增厚致干骺端宽大、展开,中央部凹陷呈杯口状。干骺端骨小梁稀疏、粗糙呈毛刷状影,骨骺骨化中心出现延迟、边缘模糊,密度低且不规则,全身骨骼密度减低,皮质变薄,骨小梁模糊,并可有病理性骨折。承重长骨弯曲畸形,如膝内翻、外翻。胸部异常,如鸡胸、串珠肋。

2. 简述视网膜母细胞瘤的 CT 表现。

答 CT 平扫显示玻璃体内含钙化性肿块是其最重要的直接征象,钙化呈团块状、斑片状或点状,大小不一,可单发或多发;肿瘤生长可突破眼环,球后可见软组织密度肿块,视神经增粗、扭曲,视神经管扩大。肿块继续生长可侵及视交叉并于颅内形成肿块。增强后肿块软组织成分强化较显著。视神经侵犯与颅内转移瘤均有强化。

五、论述题

试述发育性髋关节发育不良的影像学表现及相关测量方法。

答 诊断发育性髋关节发育不良常规需要摄取双髋正位和双髋外展位片。股骨头是否位于髋臼窝内是诊断本病的直接证据,评估髋臼与股骨头的关系,常用方法包括 Perkin 方格(股骨头超出内下象限,提示脱位或半脱位)、Shenton 线(失去应有的弧形,提示脱位)及髋臼指数(髋臼角 >30°,提示髋臼发育不良),而在股骨头骨化中心出现之前,主要根据股骨近端位置判断。多层螺旋 CT 三维重组可直接显示股骨头与髋臼的解剖关系。MRI 可清晰显示股骨头软骨和二次骨化中心发育情况及股骨头移位情况与髋臼形态。

(刘耀飞)

第11章 传染性疾病

【学/习/要/点】

一、掌握

1. 获得性免疫缺陷综合征相关部位病变的影像表现及鉴别诊断。
2. 肝棘球蚴病的影像表现及鉴别诊断。

二、熟悉

1. 布鲁菌病脊柱炎的影像表现及鉴别诊断。
2. 流行性感冒病毒感染的影像表现及鉴别诊断。
3. 骨梅毒及神经梅毒的影像表现及鉴别诊断。

【应/试/考/题】

一、选择题

【A/型/题】

1. HIV感染人体后主要损害 （ ）
   A. 消化系统
   B. 免疫系统
   C. 呼吸系统
   D. 循环系统
   E. 骨骼系统

2. 艾滋病的常见并发症是 （ ）
   A. 肺隐球菌病
   B. 新型隐球菌脑膜脑炎
   C. 弓形虫脑炎
   D. 耶氏肺孢子菌肺炎
   E. 以上都是

3. 下列关于HIV脑炎CT表现的描述,正确的是 （ ）
   A. 脑白质内可见片状低密度灶
   B. 脑组织肿胀
   C. 病灶有占位效应
   D. 增强后病灶明显强化
   E. 中线移位

4. 引起进行性多灶性脑白质病(PML)的病原体是 （ ）
   A. HIV   B. JC病毒
   C. CN   D. 弓形虫
   E. PC

5. 进行性多灶性脑白质病首选的影像学检查方法是 （ ）
   A. 超声   B. X线
   C. CT   D. MRI
   E. DSA

6. 进行性多灶性脑白质病的确诊依据是（ ）
   A. 根据临床出现的偏瘫、言语障碍、步态异常
   B. 颅脑 CT 见脑实质的斑片状低密度影
   C. 颅脑 MRI 见脑白质的斑片状长 T_1、长 T_2 信号
   D. DSA
   E. 组织病理学检查

7. 下列关于新型隐球菌性脑膜脑炎影像表现的描述,错误的是（ ）
   A. CT 示脑实质斑片状低密度影
   B. MRI 示斑片状长 T_1、长 T_2 信号
   C. 胶样假囊在 MRI 上呈多发边界清楚的椭圆形囊肿
   D. 隐球菌瘤在增强 MRI 上表现为无强化
   E. 脑积水

8. 下列关于弓形虫脑炎影像表现的描述,错误的是（ ）
   A. CT 示基底节区多发斑片状低密度影
   B. MRI 示基底节区多对称性短 T_1、长 T_2 信号
   C. 病灶增强 CT 时呈环形、螺旋状或结节状强化
   D. 病变多发生在皮髓质交界区和基底节区
   E. 病灶常呈双侧、多发,单发少见

9. 下列关于 AIDS 相关颅内淋巴瘤的描述,正确的是（ ）
   A. 多为霍奇金淋巴瘤
   B. 低级别的 T 细胞淋巴瘤
   C. 多为非霍奇金淋巴瘤和霍奇金淋巴瘤混合
   D. 多为非霍奇金淋巴瘤
   E. 高级别的 T 细胞淋巴瘤

10. 下列关于 AIDS 相关颅内淋巴瘤 CT 影像表现的描述,正确的是（ ）
    A. 病灶主要位于皮质下脑白质内
    B. CT 平扫病灶多表现为高低混杂密度影
    C. 病灶无明显占位效应
    D. 增强时病灶多不强化
    E. 增强时可见室管膜增厚呈线状强化

11. 下列关于耶氏肺孢子菌肺炎的描述,错误的是（ ）
    A. 体征与疾病的严重程度不成比例
    B. 耶氏肺孢子菌肺炎是 AIDS 患者首要的疾病和死亡原因
    C. X 线片表现为肺门呈"蝶翼"征
    D. CT 可表现为双肺门周围的磨玻璃样密度影
    E. 肺气肿

12. 下列关于肺隐球菌病影像表现的描述,正确的是（ ）
    A. 肺组织外带可见多发的结节影,边缘见"晕"征
    B. 结节内厚壁空洞形成
    C. 空洞内壁毛糙、不整,有壁结节
    D. 肺野内肿块 CT 增强不强化
    E. 肺门淋巴结肿大伴液化坏死

13. 下列关于肺 KS 影像表现的描述,正确的是（ ）
    A. 肺组织外带可见多发的结节影,边缘见"晕"征
    B. 肺水肿
    C. 斑片状及多发结节呈"火焰"状
    D. 肺内薄壁空洞
    E. 局部肺不张

14. 下列关于布鲁菌病脊柱炎的描述,正确的是（ ）
    A. 植物源性传染病
    B. 属于甲类传染病
    C. 流行于我国东部沿海地区
    D. 属于我国乙类传染病
    E. 患者临床症状典型,诊断容易

15. 下列关于布鲁菌病脊柱炎病理改变的描述,正确的是（ ）
    A. 病灶为干酪样坏死
    B. 是卡他性炎性渗出
    C. 病变不侵犯椎间盘
    D. 病理变化以肉芽肿为主
    E. 椎旁软组织大范围脓肿形成

16. 下列关于布鲁菌病脊柱炎腰椎改变影像表现的描述,正确的是（ ）
    A. 椎体呈方形改变
    B. 腰椎呈竹节样外观

C. 腰椎后突畸形
D. 多发椎体可见虫蚀样骨质破坏
E. 自上而下的发展的韧带钙化

17. 下列关于布鲁菌病腰椎改变X线表现的描述,正确的是 （ ）
    A. 椎体呈方形改变
    B. 腰椎呈竹节样外观
    C. 腰椎后突畸形
    D. 多发椎体可见虫蚀样骨质破坏
    E. 自上而下的发展的韧带钙化

18. 下列关于布鲁菌病脊柱炎MRI表现的描述,正确的是 （ ）
    A. MRI诊断价值不大
    B. 椎旁脓肿范围广、有明显流注现象
    C. 病变椎体可呈长T_1、长T_2信号
    D. 椎体骨质破坏呈跳跃性分布
    E. 病变椎体DWI呈低信号

19. 下列关于甲型H_1N_1流感的描述,错误的是 （ ）
    A. 是甲型H_1N_1流感病毒所致的急性呼吸道传染病
    B. 属于乙类传染病
    C. 临床表现无特异性
    D. 临床症状典型
    E. 影像表现与其他肺炎相似

20. 下列关于人禽流感的描述,错误的是 （ ）
    A. 是甲型流感病毒引起的流感中的一种
    B. 属于乙类传染病
    C. 临床症状典型
    D. 临床表现无特异性
    E. X线片中"白肺"是其特征性表现

21. 下列关于梅毒的描述,正确的是 （ ）
    A. 是一种急性传染病
    B. 属于甲类传染病
    C. 病原体是梅毒螺旋体
    D. 病情进展快
    E. 是一种急性呼吸道传染病

22. 下列关于骨梅毒的描述,正确的是 （ ）
    A. 病灶主要累及肋骨

B. 常侵犯骨化中心
C. 骨骼是梅毒侵犯的少见组织,但致残率高
D. 受累关节肿胀,晨僵明显
E. 胫骨、股骨、肱骨等四肢长骨的干骺端是好发部位

23. 下列关于骨梅毒的X线表现的描述,正确的是 （ ）
    A. 胫骨、股骨等长骨的骨化中心是好发部位
    B. 骨膜增厚呈"石棺"征
    C. 受累关节关节间隙增宽
    D. 四肢短骨常出现病理性骨折
    E. 骨骺边缘钙化带增厚,中心骨质疏松,形成Wimberger环

24. 下列关于神经梅毒的描述,正确的是 （ ）
    A. 是一种急性神经系统传染病
    B. 是梅毒螺旋体侵犯脑血管引起的
    C. 主要侵犯少突胶质细胞,引起细胞坏死
    D. 临床表现症状典型
    E. 可引起脑膜炎

25. 下列关于神经梅毒MRI影像表现的描述,正确的是 （ ）
    A. 脑实质内可见斑片状短T_1、长T_2异常信号
    B. 常伴脑出血
    C. 结节状占位病灶,MRI增强不强化
    D. 蛛网膜下腔出血
    E. MRI可见脑实质内大片状长T_1、长T_2信号

26. 肝棘球蚴病首选的影像检查方法是 （ ）
    A. X线腹部立位片
    B. 腹部超声
    C. DSA
    D. 上腹部增强CT
    E. 上腹部平扫+增强CT

27. 下列关于肝细粒棘球蚴病的描述,错误的是 （ ）
    A. 圆形性或类圆形的包囊体,直径1~10cm不等

B. 病灶与正常肝脏界限清晰
C. CT 上可见典型的母囊和子囊
D. 病灶由无数小囊泡聚集形成的实性肿块
E. 病灶生长是由内囊的生发层不断生长而扩大的

28. 下列关于细粒棘球蚴病的描述,错误的是 (   )
   A. 可引起梗阻性黄疸
   B. 病灶与正常肝脏界限清晰
   C. 病灶的囊壁由外囊和内囊构成
   D. 病灶在 MRI 表现为类圆形长 T_1、长 T_2 信号
   E. 病灶外囊为生发层,不断生长变大

29. 下列关于肝细粒棘球蚴病 CT 表现的描述,错误的是 (   )
   A. 病灶为类圆形的囊性病变
   B. 水蛇征
   C. 病灶典型表现为母囊和子囊
   D. CT 见地图征
   E. 双环征

30. 下列关于肺细粒棘球蚴病 CT 表现的描述,错误的是 (   )
   A. 肺内单发或多发的圆形囊性肿物
   B. 增强 CT 后病灶多明显强化
   C. 病灶可见囊壁钙化
   D. 新月征
   E. 液气胸

【B/型/题】

(31~34 题共用备选答案)
   A. 耶氏肺孢子菌肺炎
   B. 细菌性肺炎
   C. 肺结核
   D. 肺隐球菌病
   E. 病毒性肺炎

31. 双肺门周围弥漫性分布磨玻璃样密度影,复方磺胺甲噁唑治疗有效的是 (   )

32. 病灶主要呈浸润性片状阴影,分布于上叶后段及下叶背段的是 (   )

33. CT 示肺叶内见结节内囊状空洞,且检测到 CN 的是 (   )

34. CT 示肺叶大片状实变影,其内见含气支气管征的是 (   )

(35~38 题共用备选答案)
   A. 强直性脊柱炎
   B. 布鲁菌病脊柱炎
   C. 化脓性脊柱炎
   D. 腰椎骨质退行性改变
   E. 脊柱结核

35. 脊柱多发椎体、多灶性、不规则虫蚀样骨质破坏的是 (   )

36. 脊柱呈竹节样改变的是 (   )

37. 脊柱后突畸形,病变椎体呈跳跃性,骨质破坏及骨质疏松并存的是 (   )

38. 起病急,全身中毒症状重,受累椎体及椎间盘广泛融合的是 (   )

(39~42 题共用备选答案)
   A. 干骺端骨质破坏呈猫咬征
   B. 胫骨局部呈"刀削"样改变
   C. 干骺端呈喇叭状、杯口状改变
   D. 骨骺端呈指环征
   E. 骨气臌征

39. 短骨结核 X 线表现为 (   )
40. 坏血病 X 线表现为 (   )
41. 晚发型先天性骨梅毒 X 线表现为 (   )
42. 早发型先天性骨梅毒 X 线表现为 (   )

【X/型/题】

43. 下列关于 HIV 脑炎 CT 表现的描述,正确的是 (   )
   A. 双侧对称性或不对称性的脑白质病变
   B. 病灶呈低密度
   C. 晚期可融合呈大片状病灶,无占位效应
   D. 脑萎缩
   E. 增强 CT,病灶可强化

44. 下列关于 PML 影像表现的描述,正确的是（　　）
   A. 病灶常导致皮质下白质广泛性脱髓鞘,皮质通常不受累
   B. CT 示皮质下脑白质内多发或单发的低密度灶
   C. MRI 增强检查病灶多无强化
   D. 病灶在 MRI 上表现为 T_1WI 呈低信号,T_2WI 呈高信号
   E. 病灶可融合,但无占位效应

45. 下列关于新型隐球菌脑膜脑炎影像表现的描述,正确的是（　　）
   A. CT 示脑实质内斑点状低密度灶
   B. MRI 示脑实质内多发斑点状长 T_1、长 T_2 异常信号
   C. 脑积水
   D. 急性脑出血
   E. MRI 上 T_1WI 呈等或稍低信号,T_2WI 呈高信号,周围环绕高新水肿带,即靶征

46. 下列关于布鲁菌病脊柱炎 CT 表现的描述,正确的是（　　）
   A. 椎体呈多发"虫蚀"状、小囊状骨质破坏
   B. 椎体骨质破坏常伴骨质增生
   C. 椎间盘受侵破坏
   D. 椎间隙变窄
   E. 椎小关节面骨质破坏、间隙狭窄,形成骨性强直

47. 下列关于早发型先天性骨梅毒 X 线表现的描述,正确的是（　　）
   A. 花边椎
   B. 猫咬征
   C. 石棺征
   D. 骨膜增厚呈小条状、分层状
   E. 受累关节周围软组织肿胀

48. 下列关于神经梅毒影像表现的描述,正确的是（　　）
   A. 病灶呈大片状分布,累及多个脑叶,与脑血管供血分布一致
   B. CT 示脑实质内片状高密度灶
   C. 病灶 MRI 增强检查病灶多呈无强化或轻度强化
   D. 病灶在 MRI 上表现为 T_1WI 呈低信号,T_2WI 呈高信号
   E. 脑膜炎

49. 下列关于肝泡状棘球蚴病 CT 表现的描述,正确的是（　　）
   A. 病灶常大小不一,单发或多发,圆形或类圆形
   B. 病灶形态不规则,境界不清
   C. 密度不均匀的实质性肿块
   D. 病灶呈低或混合密度
   E. 增强后周围肝实质明显强化,而病灶不强化

50. 下列关于肺棘球蚴病影像表现的描述,正确的是（　　）
   A. X 线见肺棘球蚴病囊肿边缘光滑、密度均匀,常单发,大小不等
   B. 囊肿破裂可出现新月征、镰刀征、水上浮莲征等
   C. 以囊壁钙化为主
   D. 单纯囊肿型在 MRI 上表现为 T_1WI 呈低信号,T_2WI 呈高信号
   E. 多子囊型子囊的信号低于母囊,呈囊中囊征

二、名词解释
1. 胶状假囊
2. 月弓征
3. 花边椎
4. 夹心饼征
5. 刀削胫
6. 玫瑰花瓣征

三、填空题
1. HIV 的感染途径主要有_____、_____、_____。
2. AIDS 相关颅内淋巴瘤几乎都是_____,由弥漫大_____构成,98% 为高级别。
3. AIDS 合并肺隐球菌病的特征性 CT 表现是_____。
4. 布鲁菌病脊柱炎的骨关节损害以_____为主,_____是最常累及的部位。

156

5. 布鲁菌病脊柱炎的主要病理变化是_____、_____和_____，以_____最常见。
6. 骨梅毒的主要病理改变是_____、_____和_____。

四、简答题
1. 简述进行性多灶性脑白质病变的 MRI 影像学表现。
2. 简述肺隐球菌病的 CT 表现。
3. 简述神经梅毒的 MRI 表现。
4. 简述肝细粒棘球蚴的 CT 表现。

五、论述题
试述布鲁菌病脊柱炎的影像学表现。

【参／考／答／案】

一、选择题

[A 型题]
1. B   2. E   3. A   4. B   5. D
6. E   7. D   8. B   9. D   10. E
11. C   12. A   13. C   14. D   15. D
16. D   17. D   18. D   19. D   20. C
21. C   22. E   23. E   24. E   25. E
26. B   27. D   28. E   29. D   30. B

[B 型题]
31. A   32. C   33. D   34. B   35. B
36. A   37. E   38. C   39. E   40. D
41. B   42. A

[X 型题]
43. ABCD   44. ABCDE   45. ABC
46. ABCDE   47. BCDE   48. CDE
49. BCDE   50. ABCDE

1. B【解析】HIV 感染人体造成人体免疫系统损害，引起一系列严重免疫系统缺陷疾病。
2. E【解析】艾滋病的并发症是一系列疾病，常见的有 HIV 脑炎、进行性多灶性脑白质病、新型隐球菌脑膜脑炎、弓形虫脑炎、AIDS 相关颅内淋巴瘤、耶氏肺孢子菌肺炎、肺隐球菌病、卡波济肉瘤（KS）等。
3. A【解析】HIV 脑炎的 CT 表现为对称性或不对称性的脑白质病变，单侧少见，病灶多位于侧脑室周围白质、半卵圆中心、额顶叶。平扫病灶呈低密度，可融合呈大片状、无占位，增强 CT 无强化，晚期可有脑萎缩。
4. B【解析】进行性多灶性脑白质病是 JC 病毒感染少突胶质细胞引起的中枢神经系统亚急性致死性脱髓鞘性疾病。
6. E【解析】PML 的确诊有赖于组织病理学的证实。
7. D【解析】CT 和 MRI 表现：脑膜脑炎（多见基底节区），胶状假囊，隐球菌瘤（多见慢性期，增强检查病灶呈结节状、环形或均匀强化），脑积水。
8. B【解析】弓形虫脑炎 MRI 表现为 T_1WI 呈等或稍低信号，T_2WI 呈高信号，周围环绕高信号水肿环。
9. D【解析】AIDS 相关颅内淋巴瘤多为非霍奇金淋巴瘤。
10. E【解析】AIDS 相关颅内淋巴瘤影像表现。CT：平扫病灶多为脑室周边或深部白质，常为低密度团块，也可呈等密度或稍高密度，单发或多发，周围有水肿，占位轻；增强 CT，病灶呈环形或不均匀结节状明显强化。MRI：平扫 T_1WI 呈等或略低信号，T_2WI 呈稍高信号，周围有水肿；增强同 CT 增强。DWI 肿瘤实质部分多为高信号，ADC 值降低。
11. C【解析】X 线肺门呈"蝶翼征"，为心源性肺水肿的特征性表现。
12. A【解析】肺隐球菌病影像表现：①结节或肿块，结节最为常见，单发或多发，多位于肺叶外带靠近胸膜处，结节边缘见"晕征",增强后,呈均匀或不均匀明显强化。②结节内空洞形成,多为气囊状空洞,壁薄,内壁可不规则,为AIDS合并肺隐球菌病的特征性表现。③磨玻璃样密度影和实变。④其他,如肺门或纵隔淋巴结肿大、胸腔积液、心包积液。

13. C【解析】肺卡波济肉瘤的特征性影像表现是斑片状及多发结节呈"火焰状"。

14. D【解析】布鲁菌病是动物源性乙类传染病,多发生在东北和西北牧区。本病需与脊柱结核、化脓性脊柱炎等鉴别,确诊需局部组织活检。

15. D【解析】布鲁菌病脊柱炎病变可累及椎间盘,椎体破坏均伴有相邻的椎间隙狭窄,椎间盘破坏,软骨板下骨质增生硬化。椎旁软组织肿胀较轻且厚度较均匀,范围较局限。

16. D【解析】椎体呈方形改变,"竹节椎"为强直性脊柱炎的腰椎改变特点。腰椎后突畸形是晚期脊椎结核的特征性表现,可伴有侧弯。布鲁菌病脊柱炎的韧带钙化是自下而上的发展的。

17. D【解析】布鲁菌病脊柱炎椎体骨质破坏呈多椎体、多灶性、不规则冲蚀样骨质破坏。

18. C【解析】布鲁菌病脊柱炎 MRI 比 CT 更能准确评价相应水平脊髓受压情况。椎旁脓肿无明显流注现象。病变椎体呈长 T_1、长 T_2 改变,STIR 和 DWI 呈高信号。椎体骨质破坏呈跳跃性分布为脊柱结核表现。

19. D【解析】甲型 H1N1 流感的临床表现无特异性,主要表现为流感样症状,严重者可出现高热、呼吸困难等。

20. C【解析】人禽流感亦属于流感病毒感染,其临床表现无特异性。

21. C【解析】梅毒是由梅毒螺旋体引起的一种全身慢性传染病,是乙类传染病,早期主要侵犯皮肤黏膜,晚期可侵犯血管、神经及全身各器官。

22. E【解析】骨梅毒病灶主要为四肢长骨的干骺端,骨化中心不受累。骨骼是梅毒最常累及的组织之一。骨膜增厚明显可形成"石棺征"。

24. E【解析】神经梅毒是一种慢性神经系统传染病,主要侵犯脑膜、脑实质。JC 病毒主要侵犯少突胶质细胞。神经梅毒临床表现无特异性。可引起脑炎、脑梗死、梅毒树胶肿、脑膜炎。

25. E【解析】神经梅毒 MRI 可见脑实质内大片病灶,T_1WI 上呈稍低、低或等信号,T_2WI 上呈稍高信号;常伴脑梗死;梅毒树胶肿增强检查,病灶呈结节状或环形强化。

26. B【解析】腹部超声是肝棘球蚴病的首选筛查手段,主要因超声使用简单、方便。

27. D【解析】病灶由无数小囊泡聚集形成的实性肿块是泡状棘球蚴病的特点。

28. E【解析】肝细粒棘球蚴病病灶分外囊和内囊,外囊为纤维性包膜,长发生钙化;内囊又分内层和外层,外层为角皮层,起保护内层和吸收营养的作用,内层是生发层,不断分泌囊液,向囊内长出原头节和生发囊。

29. D【解析】肝棘球蚴病 CT 检查见"地图征"的是泡状棘球蚴,而不是细粒棘球蚴病。

30. B【解析】肺细粒棘球蚴病胸部 CT 增强检查,病灶不强化。

31~34. ACDB【解析】该题型是主要考查耶氏肺孢子菌肺炎、细菌性肺炎、肺结核、肺隐球菌病四种疾病的影像学鉴别要点。

35~38. BAEC【解析】多发椎体、多灶性、不规则虫蚀样骨质破坏是布鲁菌病脊柱炎的特点;竹节样脊柱是强直性脊柱炎的晚期特征;脊柱结核主要表现为脊柱后突畸形,病变椎体呈跳跃性,骨质破坏及骨质疏松并存,椎间隙变窄、椎旁冷脓肿;起病急,全身中毒症状重,受累椎体及椎间盘广泛融合,是化脓性脊柱炎的主要临床特点。

39~42. EDBA【解析】短骨结核的 X 线特

征是"骨气臟征"。晚发型先天性骨梅毒胫骨特征性改变是"刀削胫"。早发型先天性骨梅毒干骺端炎时干骺端骨质破坏、碎裂，骨质缺损形成"猫咬征"。坏血病婴幼儿骨骺边沿钙化带增厚，中心骨质疏松，形成"指环征"或"Wimberger征"。

43. **ABCD**【解析】HIV脑炎的CT影像表现：对称性或不对称性的脑白质病变，单侧少见，病灶多位于侧脑室周围白质、半卵圆中心、额顶叶。平扫病灶呈低密度，可融合呈大片状、无占位，增强CT无强化，晚期可有脑萎缩。

44. **ABCDE**【解析】PML，即进行性多灶性脑白质病，影像表现为CT：皮质下白质或脑室旁脑白质内单发或多发低密度灶，边缘不清，可融合，无占位。MRI：典型表现为皮质下白质或脑室旁脑白质内多发斑片状长T_1、长T_2异常信号，FLAIR为高信号，边界不清；增强后多无强化；病灶多在额叶及顶枕部，皮质下白质受累，病灶可呈扇形。

45. **ABC**【解析】新型隐球菌脑膜脑炎的影像学表现主要是脑膜脑炎（多见基底节区），胶状假囊，隐球菌瘤（多见慢性期），脑积水。无脑出血征象。MRI上T_1WI呈等或稍低信号，T_2WI呈高信号，周围环绕高新水肿带，即"靶征"，是弓形虫脑炎的影像表现。

47. **BCDE**【解析】花边椎是布鲁菌病脊柱炎的特征性影像表现之一。其他四项均是早发型先天性骨梅毒的X线表现。

48. **CDE**【解析】神经梅毒的脑炎影像表现为病灶片状分布，与脑血管供血分布不一致。神经梅毒多出现脑梗死，CT多表现为低密度灶。

49. **BCDE**【解析】肝泡状棘球蚴病的CT表现：病灶呈密度不均匀的实质性肿块，低或混合密度，形态不规则，境界不清，增强后周围肝实质明显强化，而病灶强化不显著；病灶内部见小囊泡和广发的颗粒状或不定型钙化；较大的病灶中央液化坏死，呈"地图征"。

50. **ABCDE**【解析】五个选项均是肺棘球蚴病的影像学表现。

二、名词解释

1. **胶状假囊**：新型隐球菌脑膜脑炎患者，病灶位于血管周围间隙时，V-R间隙呈肥皂泡样改变，含有大量新型隐球菌，伴或不伴炎症反应，CT呈点片状低密度，MRI呈长T_1、长T_2异常信号。

2. **月弓征**：磨玻璃样密度影边缘近肺外带可见弓形或新月形透亮间隙，对耶氏肺孢子菌肺炎的诊断有重要价值。

3. **花边椎**：椎体骨质破坏常伴骨质增生，表现为病变椎体边缘大小、粗细不等的骨质增生，是布鲁菌病脊柱炎特征性表现之一。

4. **夹心饼征**：干骺端炎时受累长骨早期钙化带增宽、增浓、模糊，骨干远端呈现一层致密白线，两者之间骨质疏松萎缩形成的不规则透亮区，即"夹心饼"征。

5. **刀削胫**：晚发型先天性骨梅毒骨骼病变以骨膜反应最为常见，病变好发于长骨，以胫骨多见，多局限于胫骨前面，使胫骨呈刀削样改变，即称为"刀削胫"。

6. **玫瑰花瓣征**：细粒棘球蚴在MRI上表现为类圆形病灶，囊壁薄厚均匀，母囊内含有子囊时出现"玫瑰花瓣征"，是肝细粒棘球蚴病的特征性影像表现。

三、填空题

1. 性接触 血液 母婴垂直
2. 非霍奇金淋巴瘤 B细胞
3. 结节内空洞
4. 负重关节 腰椎
5. 渗出 增生 肉芽肿 肉芽肿
6. 干骺端炎 骨膜炎 骨髓炎

四、简答题

1. **简述进行性多灶性脑白质病变的MRI影像学表现。**

答 典型表现为皮质下白质或脑室旁脑白质内多发局灶性或融合成片的长T_1、长T_2异常信号，FLAIR为高信号，边界不清。增强后多无强化，病灶边缘轻度强化少见；病灶多见于额叶及顶枕部。

2. 简述肺隐球菌病的CT表现。

答 (1)结节或肿块，结节最为常见，单发或多发，多位于肺叶外带靠近胸膜处，结节边缘见"晕征"，增强后，呈均匀或不均匀明显强化。

(2)结节内空洞形成，多为气囊状空洞，壁薄，内壁可不规则，为AIDS合并肺隐球菌病的特征性表现。

(3)磨玻璃样密度影和实变。

(4)肺门或纵隔淋巴结肿大、胸腔积液、心包积液。

3. 简述神经梅毒的MRI表现。

答 (1)脑炎，病变呈大片状分布，累及多个脑叶，T_1WI呈稍低、低或等信号，T_2WI呈稍高信号，病灶无强化或轻度强化。

(2)脑梗死，表现斑片状及大片状长T_1、长T_2信号。

(3)梅毒树胶肿。

(4)脑膜炎。

4. 简述肝细粒棘球蚴的CT表现。

答 (1)细粒棘球蚴为大小不一，单发或多发，圆形或类圆形，呈水样密度的囊性病灶，境界清，边缘光滑。

(2)母囊内出现子囊，是特征表现。

(3)内外囊剥离表现为"双环征""飘带征""水蛇征"。

(4)囊壁钙化，呈弧线形，囊内母囊碎片、头节及子囊钙化常呈条片状。增强扫描，病灶无强化。

五、论述题

试述布鲁菌病脊柱炎的影像学表现。

答 见下表。

布鲁菌病脊柱炎的影像学表现

检查项目		表现
X线表现	早期	多椎体、多灶性、不规则"虫蚀"样破坏
	晚期	增生硬化，形成骨刺或骨桥
	椎体小关节炎	多发生于邻近病变椎体 关节面破坏，关节间隙变窄、消失，造成骨性强直 前后韧带索条状钙化(自下而上逐渐发展)
CT表现	椎体骨质破坏	多发虫蚀样、小囊状低密度影 骨质破坏常伴骨质增生，形成特征性表现——"花边椎"
	椎间盘改变	椎间盘破坏，软骨下骨质硬化，椎间隙变窄
	椎旁改变	软组织肿胀，范围局限，可有脓肿形成
	椎小关节炎	关节面破坏、间隙变窄、消失，形成骨性强直
MRI表现	早期	病变椎体呈T_1WI低信号、T_2WI高信号
	亚急性期和慢性期	病灶信号不均匀，T_1WI信号增高，T_2WI呈等低、等高或混杂信号，硬化缘为低信号，STIR和DWI为高信号 增强——不均匀明显强化
	椎间盘受累 椎旁脓肿	椎间盘破坏、间隙变窄，T_2WI信号不均匀减低 呈T_1WI低信号、T_2WI高信号 增强——脓肿壁强化，壁厚不规则，无明显流注现象

(刘耀飞)

第 2 篇 介入放射学

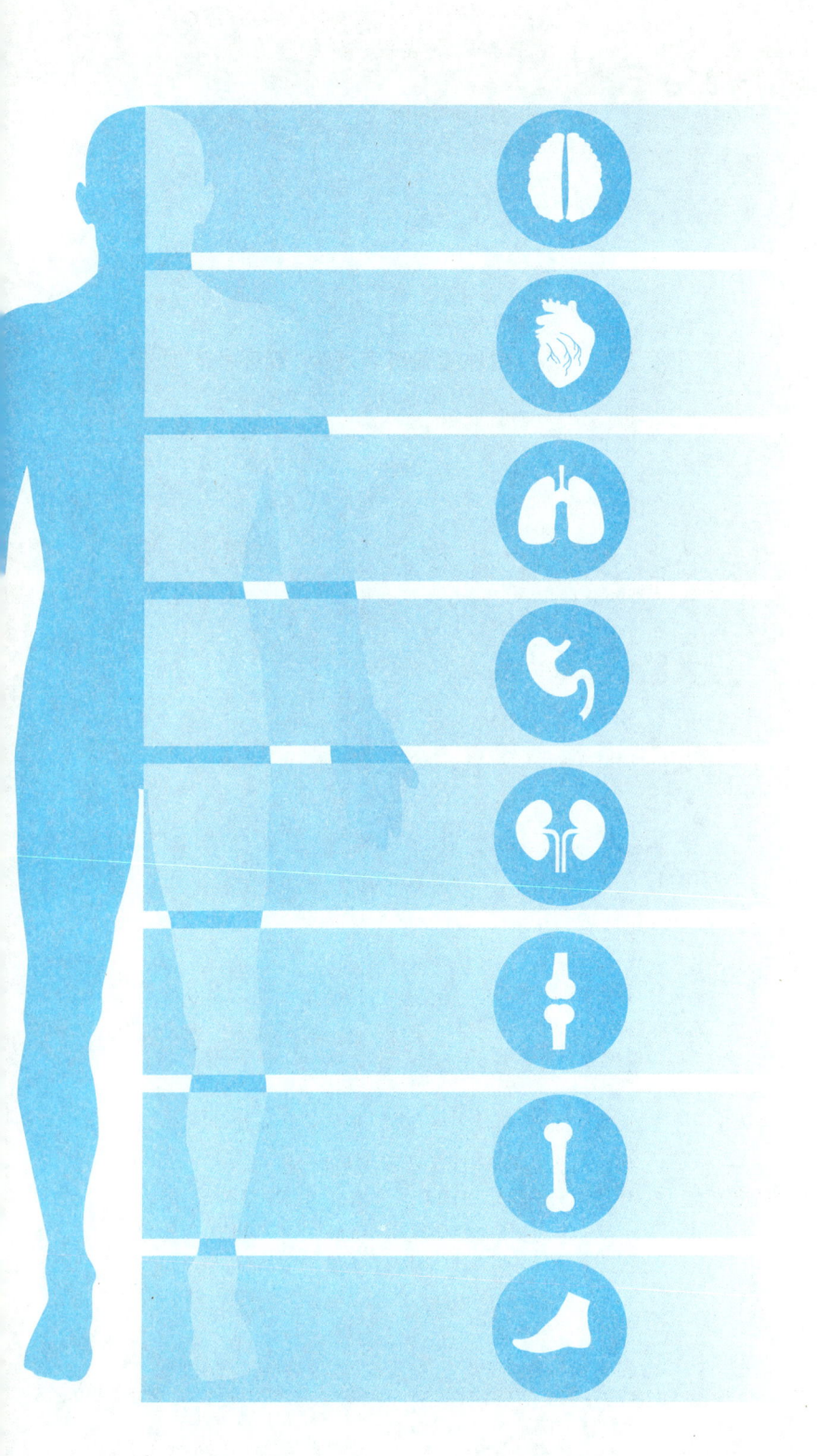

第12章 介入放射学总论

【学/习/要/点】

一、掌握

1. 介入放射学的概念。
2. 血管介入基本技术的基本原理。
3. 非血管介入基本技术的基本原理。

二、熟悉

1. 介入放射学的分类。
2. 介入放射学所需的器材。
3. 介入放射学使用的药物。
4. 栓塞材料及其应用。

【应/试/考/题】

一、选择题

【A/型/题】

1. 依据诊治途径,介入放射学一般分为 （　）
   A. 肿瘤性和非肿瘤性
   B. 血管性和非血管性
   C. 诊断性和治疗性
   D. 神经性
   E. 非神经性
2. 下列不属于介入导向设备的是 （　）
   A. MRI
   B. 超声
   C. DSA
   D. CT
   E. 心电图
3. 属于血管介入技术的是 （　）
   A. 经皮经肝胆道引流术(PTCD)
   B. 脾动脉栓塞术(PSE)
   C. 经皮椎体成形术(PVP)
   D. 经皮腰椎间盘摘除术(PLD)
   E. 经皮穿刺活检(PNB)
4. PTA 的全称是 （　）
   A. 经皮血管成形术
   B. 腔内支架术
   C. 经皮引流术
   D. 血管内化疗术
   E. 经导管血管内灌注化疗术

5. 射频消融,工作时其针尖可使周围组织发生高频振荡的范围是 （ ）
   A. 1～2cm　　　B. 2～4cm
   C. 3～5cm　　　D. 5～7cm
   E. 6～8cm
6. 下列材料不属于永久性栓塞材料的是 （ ）
   A. 不锈钢圈
   B. 氰丙烯酸正丁酯(NBCA)
   C. 聚乙烯醇微粒(PVA)
   D. 明胶海绵颗粒
   E. 海藻酸钠微球
7. 介入性溶栓治疗最常选用的药物是 （ ）
   A. 尿激酶
   B. 链激酶
   C. 阿尼普酶
   D. 阿替普酶
   E. 葡激酶
8. 动脉内穿刺插管,最常见的并发症是 （ ）
   A. 假性动脉瘤
   B. 暂时性动脉痉挛
   C. 插管器械折断
   D. 血管断裂
   E. 皮下血肿
9. 患者,男,40岁。肝右下叶发现一肿块,定性困难,拟做经皮穿刺活检。应优选的导向方法是 （ ）
   A. X线透视方法
   B. CT定向法
   C. 超声导向法
   D. MRI导向法
   E. 体表划线穿刺法
10. 介入治疗中DSA的优点不包括 （ ）
    A. 实时成像
    B. 可绘制血管路径图
    C. 增加碘对比剂的用量
    D. 影像后处理
    E. 突出微小的密度差别
11. 经动脉栓塞最严重的并发症是 （ ）
    A. 误栓导致器官梗死
    B. 疼痛
    C. 感染
    D. 栓塞后缺血
    E. 其他
12. 属于长效栓塞剂的是 （ ）
    A. 自体血凝块
    B. 自体肌肉块
    C. 皮下脂肪
    D. 明胶海绵
    E. 聚乙烯醇
13. 下列关于栓塞剂选择依据的描述,错误的是 （ ）
    A. 栓塞效果与栓塞剂种类无关
    B. 病变性质
    C. 栓塞目的
    D. 待栓血管解剖特点
    E. 疾病的进展
14. 无水乙醇的特点是 （ ）
    A. 破坏血管内皮细胞,持久栓塞
    B. 不溶于水
    C. 有抗原性
    D. 固体
    E. 价格昂贵
15. 为减少对比剂肾病的出现,介入治疗手术前进行的水化治疗应持续 （ ）
    A. 4小时
    B. 6小时
    C. 8小时
    D. 12小时
    E. 24小时
16. 影像经皮血管成形术(PTA)中远期疗效的重要因素是 （ ）
    A. 血管夹层
    B. 血管破裂出血
    C. 血管内膜增生和血管弹力回缩
    D. 血栓形成
    E. 血管钙化
17. 下列最适宜PTA或支架置入术治疗的疾病是 （ ）
    A. 髂、股动脉重度不规则狭窄,长度大于15cm
    B. 重症糖尿病,髂、股动脉狭窄合并胫后动脉闭塞

C. 发病2个月的多发性、多支冠状动脉狭窄
D. 手术后局限性肾动脉狭窄
E. 大动脉炎活动期的肾动脉狭窄

18. 将可回收下腔静脉滤器取出体外,通常应在肢体血栓脱落风险解除后 ( )
    A. 2~3周
    B. 4~6周
    C. 5~8周
    D. 6~8周
    E. 8~12周

19. 所有血管介入操作的基本器材是 ( )
    A. 导管鞘
    B. 穿刺针
    C. 导管
    D. 导丝
    E. 血管内支架

20. 经导管动脉内溶栓治疗过程中最应严密监测的是 ( )
    A. 血常规
    B. 心、肺功能
    C. 肝、肾功能
    D. 出血、凝血功能
    E. 血糖

21. 覆膜支架最适合治疗 ( )
    A. 冠状动脉狭窄
    B. 腹主动脉狭窄
    C. 腹主动脉瘤
    D. Budd-Chiari综合征
    E. 肾动脉闭塞

22. 避免反复出入组织造成血管壁损伤的器材是 ( )
    A. 支架
    B. 导管鞘
    C. 导丝
    D. 导管
    E. 针外套

23. 导管可用于 ( )
    A. 造影与引流
    B. 建立通路
    C. 注射药物

D. 扩张狭窄的管腔
E. 以上都是

24. 经导管血管栓塞及封堵术的主要作用是 ( )
    A. 开放血流
    B. 阻断血流
    C. 增加血流
    D. 减少血流
    E. 分流血流

25. DSA术前的药品准备不包括 ( )
    A. 镇静剂
    B. 化疗药
    C. 抗凝药
    D. 栓塞剂
    E. 对比剂

26. 下列关于DSA适应证的描述,错误的是 ( )
    A. 血管先天性畸形
    B. 肺动脉病变
    C. 先天性心脏病
    D. 主动脉疾病
    E. 严重的心力衰竭

27. 使用非离子型对比剂为减少肾毒性,应选择 ( )
    A. 高渗性非离子型对比剂
    B. 低渗性非离子型对比剂
    C. 离子型对比剂
    D. 氧气
    E. 高渗性离子型对比剂

28. Seldinger发明Seldinger技术是在 ( )
    A. 1930年
    B. 1953年
    C. 1976年
    D. 1969年
    E. 1979年

【B/型/题】

(29~31题共用备选答案)
A. 明胶海绵
B. 无水乙醇

C. 栓塞微球
D. 金属弹簧圈
E. 血管封堵装置
29. 属于液体栓塞剂的是 （ ）
30. 属于生物可降解栓塞剂的是 （ ）
31. 属于颗粒栓塞剂的是 （ ）
（32~33题共用备选答案）
   A. 扩血管
   B. 抗肿瘤
   C. 缩血管
   D. 溶栓
   E. 降低血液黏度
32. 介入治疗中,血管内给予罂粟碱的意义是 （ ）
33. 介入治疗中,血管内给予尿激酶的意义是 （ ）

【X型题】

34. 下列关于介入放射学的描述,正确的是 （ ）
   A. 融医学影像学和临床治疗学于一体的新兴交叉学科
   B. 分血管介入和非血管介入两类
   C. 用较小的创伤手段,达到诊断或治疗的目的
   D. 神经介入学是介入放射学的一个分支
   E. 血管内介入治疗可以应用选择性或超选择性血管造影
35. 非血管介入技术主要包括 （ ）
   A. 经皮穿刺引流术
   B. 非血管管腔内支架置入术
   C. 经皮肿瘤消融术
   D. 经皮椎体成形术
   E. 放射性粒子植入术
36. 可作为介入放射学的引导设备包括 （ ）
   A. X线透视 B. DSA
   C. CT   D. MRI
   E. 超声成像
37. 血管栓塞术的效能包括 （ ）
   A. 治疗血管性疾病

B. 摘除肿瘤
C. 控制出血
D. 消除病变器官
E. 治疗肿瘤
38. 非血管性介入治疗常用的有 （ ）
   A. 管道狭窄扩张成形术
   B. 经皮穿刺引流与抽吸术
   C. 肝内门体静脉分流术
   D. 经皮肝脓肿引流术
   E. 结石介入取出术
39. 介入方法控制出血常用于 （ ）
   A. 外伤性出血
   B. 胃-食管静脉曲张出血
   C. 肿瘤出血
   D. 胃溃疡出血
   E. 产伤所致的阴道出血
40. 穿刺针的主要作用是 （ ）
   A. 导入导管
   B. 吸入药物
   C. 建立通道
   D. 抽吸液体
   E. 采集组织
41. 栓塞剂及封堵器材主要用途包括 （ ）
   A. 控制出血
   B. 阻断肿瘤供血动脉
   C. 消炎杀菌
   D. 血管畸形的治疗
   E. 器官的灭活
42. 血管介入使用的对比剂应具备的特点是 （ ）
   A. 良好的X线可视性
   B. 很好地与血液混合
   C. 生物安全性好
   D. 不易发生过敏反应
   E. 毒副作用小
43. 经皮血管内支架置入术的并发症包括 （ ）
   A. 血管损伤
   B. 支架移位
   C. 支架折断
   D. 支架内血栓形成
   E. 远期支架内再狭窄

44. 下列关于介入放射学概念的描述，正确的是　　　　　　（　）
   A. 以影像诊断为基础
   B. 需有医学影像诊断设备的引导
   C. 需使用穿刺针、导管及其他介入器材
   D. 可以对疾病进行治疗
   E. 可以对疾病进行诊断

45. 介入血管技术主要包括　　　（　）
   A. 血管造影术
   B. 血管成形术
   C. 血管内支架置入术
   D. 经导管动脉溶栓术
   E. 经导管动脉灌注术

46. 理想的栓塞材料具备的条件包括（　）
   A. 无毒
   B. 无抗原性
   C. 有良好的生物相容性
   D. 易得、易消毒
   E. 不透 X 线

47. 经导管溶栓术的禁忌证包括　（　）
   A. 已知出血倾向
   B. 消化性溃疡活动性出血期
   C. 近期颅内出血及发病时间超过 48 小时的脑血栓形成
   D. 严重的高血压
   E. 严重心、肝、肾功能不全

48. 经导管溶栓的常用溶栓剂包括（　）
   A. 尿激酶
   B. 链激酶
   C. 重组组织型纤溶酶原激活剂
   D. 蛇毒制剂
   E. 肝素

二、名词解释
1. 介入放射学
2. 经皮血管内支架置入术
3. 经导管溶栓术
4. 经皮肿瘤消融术
5. 栓塞后综合征
6. 对比剂肾病

三、填空题
1. PTA 最常见的并发症是_____、_____ 和_____。
2. 经导管血管栓塞及封堵术的临床应用包括_____、_____、_____、_____ 和_____。
3. 根据输送方式及扩张方式不同，血管支架可分为_____ 和_____。
4. 活检针可分为_____、_____ 和_____。
5. 下腔静脉滤器可以预防下肢深静脉血栓脱落引发的_____。
6. 栓塞剂及封堵器材的主要作用是_____。
7. 栓塞剂及封堵器材根据作用时间可分为_____ 和_____。

四、简答题
1. 简述介入放射学的内容。
2. 简述血管介入对比剂所具备的特点及不良反应。
3. 简述经导管血管栓塞及封堵术。

五、论述题
试述非血管介入技术的临床应用。

【参／考／答／案】

一、选择题

【A 型题】
1. B　2. E　3. B　4. A　5. C
6. D　7. A　8. B　9. C　10. C
11. D　12. E　13. A　14. A　15. E
16. C　17. D　18. A　19. B　20. D
21. C　22. B　23. E　24. B　25. A
26. E　27. B　28. B

【B型题】

29. B　30. A　31. C　32. A　33. D

【X型题】

34. ABCDE　35. ABCDE　36. ABCDE
37. ACDE　38. ABDE　39. ABCDE
40. ABCDE　41. ABDE　42. ABCDE
43. ABCDE　44. ABCDE　45. ABCDE
46. ABCDE　47. ABCDE　48. ABCD

6. D【解析】明胶海绵颗粒属于中效生物可降解(暂时性)栓塞剂。

9. C【解析】肝脏肿块在实施经皮肝穿刺时,超声引导下最为方便、快速。

10. C【解析】介入治疗中DSA的优点主要有实时动态成像、可绘制血管路径图、强大的影像后处理、突出微小的密度差别;而增加碘对比剂的用量,不是其优点,对比剂用量过多,反而会增加对比剂过敏、对比剂相关肾病等。

12. E【解析】聚乙烯醇栓塞血管后不被吸收,纤维组织侵入后发生纤维化,能持久闭塞血管。

17. D【解析】PTA的最佳适应证是大、中血管的局限短段狭窄或闭塞。伴溃疡性斑块、有严重钙化或长段狭窄闭塞性病变为球囊血管成形术的相对禁忌证。广泛性血管狭窄与大动脉炎活动期为血管支架置入术的相对禁忌证。

21. C【解析】覆膜血管内支架的主要作用是封堵血管破口、隔绝动脉瘤腔或防止管腔再狭窄,最适合治疗腹主动脉瘤。

22. B【解析】导管鞘在穿刺后,配合导丝与扩张管,便于导管进出更换,减少血管和局部软组织的损伤。

25. A【解析】镇静剂主要用于解决患者手术前后及术中的紧张,属于预防性的,不是必须具备。

26. E【解析】DSA检查需要向血液内注入大量造影剂,在插管和操作过程中还要推入很多液体,这都会加重心脏负担。因此,严重的心力衰竭是DSA检查的禁忌证。

28. B【解析】1953年,Seldinger首创了经皮股动脉穿刺,由钢丝引导插管的动、静脉造影法,使血管造影成为介入放射学的基本操作技术。

29~31. BAC【解析】明胶海绵属于可降解的中效栓塞剂,无水乙醇属于液态长效栓塞剂,金属弹簧圈及血管封堵装置是固态长效栓塞剂。栓塞微球属于颗粒栓塞剂。

32~33. AD【解析】罂粟碱的主要作用是扩张血管,解除动脉痉挛;尿激酶为溶栓剂,主要用于急性血栓栓塞疾病,比链激酶副作用小,是最常用的溶栓药。

35. ABCDE【解析】非血管介入技术主要包括经皮穿刺引流术(经皮肝胆道引流术、经皮脓肿或囊肿引流术、经皮造瘘术)、非血管管腔内支架置入术、经皮肿瘤消融术、经皮椎体成形术及放射性粒子植入术等。

37. ACDE【解析】血管栓塞术不能摘除肿瘤,而是通过中断肿瘤血供的方法治疗肿瘤。

38. ABDE【解析】肝内门体静脉分流术属于血管介入治疗。

40. ABCDE【解析】穿刺针是介入放射学最基本的器材,主要是建立操作通道,经行相应的诊断或治疗。

41. ABDE【解析】栓塞剂及封堵器材的主要用途是控制脏器出血、阻断肿瘤供血动脉、血管畸形的治疗、灭活病变器官。不用作消炎杀菌。

46. ABCDE【解析】理想的栓塞材料具备的条件包括无毒、无抗原性、有良好的生物相容性、易得、易消毒、不透X线、易经导管注入。

47. ABCDE【解析】经导管溶栓术的禁忌证包括已知出血倾向,消化性溃疡活动性出血期,近期颅内出血及发病时间超过48小时的脑血栓形成,严重的高血压,严重心、肝、肾功能不全,近期接受过外科手术治疗。

48. ABCD【解析】经导管溶栓的常用溶栓剂包括尿激酶、链激酶、重组组织型纤溶酶原激活剂、蛇毒制剂等。

二、名词解释

1. *介入放射学*：以影像诊断为基础，利用穿刺针、导管及其他介入器材，在医学影像设备的监视下，对疾病进行治疗，或者采集组织学、细菌学及生理和生化资料进行诊断的科学。

2. *经皮血管内支架置入术*：主要用于PTA术后血管夹层及血管弹力回缩，或直接用于治疗狭窄程度较重的血管病变。

3. *经导管溶栓术*：向靶血管的血栓性病变局部灌注溶栓药物，适用于动脉内急性血栓形成、急性深静脉血栓、急性肺栓塞的治疗。

4. *经皮肿瘤消融术*：在影像学引导设备支持下进行肿瘤的物理、化学消融。

5. *栓塞后综合征*：肿瘤和器官动脉栓塞后，因组织缺血坏死引起的恶心、呕吐、局部疼痛、发热、反射性肠郁张或麻痹性肠梗阻、食欲下降等症状。

6. *对比剂肾病*：使用对比剂48小时内发生的排除其他原因的急性肾功能损害。

三、填空题

1. 血管夹层　血管破裂　血栓形成
2. 止血　血管疾病的治疗　肿瘤治疗　器官灭活
3. 自膨式支架　球囊扩张式支架
4. 细胞抽吸针　组织切割针　环钻针（骨活检针）
5. 肺栓塞
6. 对一些心血管的正常管腔或异常通道进行机械性堵塞
7. 生物可降解性（暂时性）　永久性栓塞剂

四、简答题

1. 简述介入放射学的内容。

答 介入放射学是在影像诊断学、选择或超选择性血管造影、细针穿刺和细胞病理学等新技术基础上发展起来的，它包括两个基本内容：①以影像诊断学为基础，利用导管等技术，在影像监视下对一些疾病进行非手术治疗。②在影像监视下，利用经皮穿刺、导管等技术，取得组织学、细菌学、生理和生化资料，以明确病变的性质。

2. 简述血管介入对比剂所具备的特点及不良反应。

答（1）对比剂的特点：良好的X线可视性，能很好地与血液混合，毒副作用小，生物安全性好。
（2）不良反应主要包括对比剂过敏反应和对比剂肾病。

3. 简述经导管血管栓塞及封堵术。

答 该术是将人工栓塞材料或装置经导管注入或放置到靶血管内，使该血管闭塞，中断血供或封堵血管瘘口，达到控制出血、减少血供或治疗肿瘤性病变的目的。临床应用包括止血、血管疾病及肿瘤的治疗、器官灭活、经导管动脉药物灌注、经导管溶栓。

五、论述题

试述非血管介入技术的临床应用。

答 非血管介入技术是指在血管以外进行的介入诊断技术和治疗技术。
(1) 经皮穿刺引流术：包括经皮经肝胆道引流术（PTCD）、经皮脓肿或囊肿引流术、经皮造瘘术等。
(2) 经皮肿瘤消融术：在影像学的引导设备支持下进行肿瘤的物理、化学消融。
(3) 放射性粒子植入术：利用放射性核素治疗前列腺癌、头颈部肿瘤、肺癌及恶性骨肿瘤等。
(4) 经皮椎体成形术：指通过经皮插入椎体的穿刺针注入骨水泥，以达到加固病变椎体和缓解疼痛作用的微创介入治疗技术。
(5) 体内管道狭窄的治疗：如胃肠道及胆管狭窄、气管支气管狭窄等均可采用球囊扩张和支撑器治疗。
(6) 经皮细针活检：已用于全身各部位、多器官病变的活检，是一种安全有效的检查方法。

（张艳辉　刘耀飞）

第 13 章 血管疾病的介入治疗

【学/习/要/点】

一、掌握

1. 颈动脉狭窄、肾动脉狭窄介入治疗的适应证与禁忌证,介入技术与操作方法。
2. 主动脉夹层、腹主动脉瘤介入治疗的适应证与禁忌证,介入技术与操作方法。
3. 颅内动脉瘤、颅内动静脉畸形、颈动脉海绵窦瘘介入治疗的适应证与禁忌证,介入技术与操作方法。

二、熟悉

1. 分支动脉狭窄、闭塞性疾病、急性动脉出血性疾病、静脉狭窄、闭塞性疾病、门静脉高压症介入治疗的适应证与禁忌证。
2. 分支动脉狭窄、闭塞性疾病、急性动脉出血性疾病、静脉狭窄、闭塞性疾病、门静脉高压症介入治疗的介入技术与操作方法。

【应/试/考/题】

一、选择题

【A 型题】

1. 动脉血管狭窄的主要病因是 （　）
   A. 肿瘤压迫
   B. 动脉粥样硬化
   C. 发育异常
   D. 创伤
   E. 感染

2. 真性腹主动脉瘤瘤腔内修复术的适应证是 （　）

   A. 动脉瘤呈梭形扩张
   B. 瘤体直径 >10cm
   C. 瘤体直径为 4~5cm,但动脉瘤有破裂趋势
   D. 瘤体近期迅速增大,6 个月内直径增加 >5cm
   E. 瘤体直径 >6cm

3. 肾动脉病变诊断金标准的检查方法是 （　）
   A. 肾血管 CTA
   B. 肾血管 MRA
   C. 肾增强扫描

D. 肾动脉 DSA

E. 肾动脉彩色多普勒超声检查

4. 肝动脉栓塞的并发症是　　（　　）

　A. 发热　　　　B. 腹痛

　C. 脊髓损伤　　D. 肝脓肿

　E. 脑梗死

5. TEVAR 术后严重的神经系统并发症是

（　　）

　A. 内瘘　　　　B. 脊髓缺血

　C. 脊髓感染　　D. 疼痛

　E. 发热

6. 下列关于布-加综合征（BCS）介入操作步骤的描述，错误的是（　　）

　A. 诊断性肝动脉造影

　B. 诊断性肝静脉造影

　C. 单纯狭窄球囊成形术

　D. 闭塞再通

　E. 植入支架

7. 颈动脉支架置入术的禁忌证是（　　）

　A. 单侧颈动脉狭窄 >90%

　B. 反复发生 TIA

　C. 2 个月内发生脑出血

　D. 眼部黑矇、视物模糊

　E. 1 年内发生过脑梗死

8. DSA 诊断颈动脉海绵窦瘘的金标准是

（　　）

　A. 海绵窦扩大

　B. 眼上静脉增粗

　C. 眼下静脉增粗

　D. 眼动脉增粗

　E. 海绵窦瘘口

9. 主动脉夹层在主动脉血管造影的直接征象是（　　）

　A. 主动脉壁增厚

　B. 溃疡样充盈缺损双腔改变影像

　C. 双腔改变影像

　D. 多发真腔

　E. 主动脉瓣关闭不全

10. 治疗肾动脉狭窄首选　　（　　）

　A. 肾血流重建术

　B. 药物治疗

　C. 肾动脉成形术

　D. 肾移植术

　E. 肾切除术

11. 颈总动脉分为颈内动脉和颈外动脉的水平最常见于（　　）

　A. C_3　　　　B. C_4

　C. C_5　　　　D. C_6

　E. C_7

12. 慢性主动脉夹层腔内治疗的适应证不包括（　　）

　A. 主动脉最大径 >3cm

　B. 主动脉夹层每半年迅速增大 >5mm

　C. 合并内脏、下肢动脉的严重缺血

　D. Marfan 综合征或其他结缔组织病患者

　E. 长期进行糖皮质激素治疗及主动脉峡部缩窄者

13. 肺动脉栓塞的直接征象是（　　）

　A. 受累血管腔的闭塞

　B. 管腔内的充盈缺损

　C. 受累肺动脉排空延迟

　D. 栓子阻塞的近心段扩张

　E. 阻塞血管的远端分支稀疏

14. 主髂动脉狭窄、闭塞的首选治疗方法是

（　　）

　A. 外科手术　　B. 溶栓治疗

　C. 血管搭桥　　D. 射频消融技术

　E. PAT 或血管内支架置入术

15. 血管内支架置入术后（　　）

　A. 不必做术后造影

　B. 必须做术后造影

　C. 可做亦可不做术后造影

　D. 随意选择

　E. 以上均不对

16. PTA + 支架置入后　　（　　）

　A. 可发生再狭窄

· 171 ·

B. 不会发生再狭窄
C. 一定发生再狭窄
D. 发生再狭窄的可能性不大
E. 以上情况均不会发生

17. 颈动脉狭窄经行 CAS 术时最严重的并发症为　　　　　　　　　（　　）
    A. 脑出血
    B. 脑梗死
    C. 头痛
    D. 低血压
    E. 心动过缓

18. 适合做介入治疗的症状性颈动脉狭窄,管腔狭窄为　　　　　（　　）
    A. 80%　　　　　B. 50%
    C. 60%　　　　　D. 40%
    E. 70%

19. 适合做介入治疗的无症状双侧颈动脉狭窄,管腔狭窄为　　　　（　　）
    A. 80%　　　　　B. 70%
    C. 60%　　　　　D. 50%
    E. 40%

20. 颈动脉支架植入术的并发症为（　　）
    A. 肝损害　　　　B. 高血压
    C. 血管狭窄　　　D. 再灌注损伤
    E. 脾栓塞

21. 肾动脉狭窄行 PTRA 的指征是（　　）
    A. 肾血管局部血流达 150cm/s
    B. 局部肾动脉狭窄测量 >30%
    C. 局部肾动脉狭窄测量 >50%
    D. 局部肾动脉狭窄测量 >70%
    E. 局部肾动脉狭窄测量 >80%

22. 肾动脉进行 PTRA 的并发症是（　　）
    A. 脑出血
    B. 肾动脉破裂出血
    C. 髂内动脉破裂出血
    D. 主髂动脉狭窄
    E. 腹主动脉夹层

23. 股腘动脉狭窄、闭塞的 TASC Ⅱ 分级中,单发腘动脉狭窄属于（　　）
    A. A 级　　　　　B. B 级
    C. C 级　　　　　D. D 级
    E. A + C

24. 布-加综合征诊断的金标准是（　　）
    A. 下腔静脉及肝静脉 DSA
    B. 腹主动脉 DSA
    C. 门静脉 CTA
    D. 肝动脉 CTA
    E. 肾动脉 DSA

25. 上腔静脉综合征介入治疗的常见并发症为　　　　　　　　　　（　　）
    A. 静脉穿孔　　　B. 心包填塞
    C. 肺栓塞　　　　D. 支架移位
    E. 以上都是

26. 患者,男,80 岁。有反复 TIA 发作史。查体:右侧肌力下降。CTA 及 DSA 示:右颈内动脉狭窄 20%,左颈内动脉起始部狭窄 60%。首选的介入治疗方式为　　　　　　　　　　　　　（　　）
    A. 脾动脉 PTA + 支架置入术
    B. 腹腔动脉 PTA + 支架置入术
    C. 左颈内动脉起始部支架置入术
    D. 髂动脉 PTA + 支架置入术
    E. 肝动脉 PTA + 支架置入术

27. 患者,女,70 岁。左侧无脉半年。CTA 及 DSA 示:左锁骨下动脉狭窄及近端闭塞伴锁骨下动脉窃血综合征。首选的介入治疗方式为　　　　　　（　　）
    A. 左椎动脉栓塞术
    B. 右椎动脉栓塞术
    C. 右锁骨下动脉 PTA
    D. 左锁骨下动脉 PTA + 支架置入术
    E. 左颈内动脉栓塞术

28. 患者,女,35 岁。患高血压病 15 年。CTA 示:左肾动脉狭窄。DSA 诊断为左肾动脉平滑肌发育不良。首选的介入治疗方式为　　　　　　　　　　　　（　　）
    A. 右肾动脉 PTRA
    B. 左肾动脉 PTRA + 支架置入术
    C. 髂动脉 PTRA + 支架置入术
    D. 左锁骨下动脉 PTRA
    E. 腹腔动脉 PTRA

29. 患者,男,35岁。腹胀伴腹壁静脉曲张20年,左下肢溃疡5年。CTA示:下腔静脉闭塞。DSA示:下腔静脉闭塞长约1.2cm,伴有广泛的侧支循环形成。首选的介入治疗方式为（　　）
   A. 肝静脉PTA+支架置入术
   B. 肝静脉PTA
   C. 下腔静脉PTA
   D. 下腔静脉再通+PTA+支架置入术
   E. 门腔静脉PTA

30. 患者,男,25岁。腹胀10年,下肢静脉曲张5年。CTA、DSA示:下腔静脉近右心房处局限性膜性狭窄。首选的介入治疗方式为（　　）
   A. 肝静脉PTA
   B. 下腔静脉PTA
   C. 肝静脉PTA+支架置入术
   D. 下腔静脉PTA+支架置入术
   E. 门静脉PTA

31. 患者,男,80岁。左下肢静息痛、肢冷2个月。CTA示:左髂总动脉闭塞长约3cm。首选的介入治疗方式为（　　）
   A. 右髂总动脉PTA
   B. 左髂总动脉PTA
   C. 右髂总动脉PTA+支架置入术
   D. 左髂总动脉开通+PTA+支架置入术
   E. 左髂总动脉扩张术

32. PTRA球囊选择的原则是（　　）
   A. 大于病变血管直径
   B. 小于病变血管直径
   C. 和病变两端血管直径相同
   D. 大小均可
   E. 以上均错误

33. 患者,男,75岁。糖尿病高血压病史多年,无肢体无力病史。B超示:双侧颈内动脉起始部狭窄。CTA示:左侧颈内动脉起始部狭窄约80%,右侧颈内动脉起始部狭窄75%。首选的介入治疗方式为（　　）
   A. 椎动脉PTA
   B. 双侧椎动脉支架置入术
   C. 双侧颈内动脉支架置入术
   D. 双侧肾动脉支架置入术
   E. 颈内动脉PTA

34. 典型的血管壁破裂出血的DSA造影征象为（　　）
   A. 破裂处造影剂外溢
   B. 造影剂稀疏
   C. 造影剂变化不明显
   D. 呈柱状分布
   E. 没有特征性表现

35. 对脾功能亢进患者进行部分性脾动脉栓塞术,理想的栓塞百分比为（　　）
   A. 20%~30%
   B. 30%~40%
   C. 40%~50%
   D. 50%~60%
   E. 60%~70%

36. 肾动脉狭窄球囊血管成形术的适应证不包括（　　）
   A. 单侧肾动脉狭窄累及动脉全长
   B. 狭窄度大于70%
   C. 肾功能降低,但不萎缩
   D. 大动脉炎静止期
   E. 由于肾移植、放射治疗引起的肾动脉狭窄

37. 不同病因造成的肾动脉狭窄,使用介入治疗后,降压有效率最佳的是（　　）
   A. 动脉粥样硬化
   B. 大动脉炎
   C. 先天性肾动脉异常
   D. 肾动脉纤维肌肉发育不良
   E. 急性肾梗死

38. 急性肺栓塞的首选治疗方法是（　　）
   A. 外科手术取栓子
   B. 导管内碎栓术
   C. 经导管肺动脉血栓清除术
   D. 全身抗凝
   E. 下腔静脉滤器置入术

39. 动脉DSA血管穿刺最常用的部位是（　　）
   A. 左腹股沟区股动脉
   B. 右腹股沟区股动脉

C. 左肱动脉
D. 右肱动脉
E. 颈动脉

40. 经股动脉穿刺的适应证不包括（　　）
    A. 脑血管造影
    B. 凝血障碍
    C. 下肢动脉造影
    D. 右侧颈内动脉狭窄支架成形术
    E. 肾动脉栓塞

41. 经导管肺动脉局部溶栓术的禁忌证包括（　　）
    A. 急性髂静脉血栓形成
    B. 肺栓塞面积约为65%
    C. 1年内出现过脑梗死者
    D. 体内存在活动性出血
    E. 1年前发生过脑出血者

42. 下腔静脉滤器通常置于（　　）
    A. 右肾上腺水平
    B. 左肾下极水平
    C. 双肾静脉下方1~2cm
    D. 髂嵴水平
    E. 左肾上腺水平

43. 颈内动脉造影主要用于诊断（　　）
    A. 小脑病变
    B. 颈髓病变
    C. 大脑半球和鞍区病变
    D. 脑干病变
    E. 四脑室病变

44. 颅内动静脉畸形的介入治疗常用的栓塞材料是（　　）
    A. 无水乙醇
    B. 弹簧圈
    C. 明胶海绵
    D. Onyx
    E. 碘油

45. 外伤性颈内动脉海绵窦瘘介入治疗的并发症为（　　）
    A. 颅内出血
    B. 肺栓塞
    C. 心力衰竭
    D. 脊髓缺血
    E. 全身发热

46. 患者，男，25岁。突然昏迷、失语。脑血管造影示：右额叶有一鸡蛋大小动静脉畸形。首选的治疗是（　　）
    A. X刀治疗　　　B. 化学治疗
    C. 手术治疗　　　D. 介入栓塞治疗
    E. 内科姑息治疗

47. 急性动脉出血的患者介入治疗的绝对禁忌证是（　　）
    A. 无法纠正的凝血功能障碍
    B. 严重碘对比剂禁忌者
    C. 难以纠正的休克状态
    D. 透析无效的严重肾功能不全
    E. 以上都不是

48. 自发性颈内动脉海绵窦瘘的病因是（　　）
    A. 动脉硬化
    B. 动脉壁薄弱
    C. 颈内动脉海绵窦段分支动脉瘤
    D. 硬膜动静脉畸形
    E. 以上都是

49. 急性缺血性脑卒中患者动脉内溶栓最长的时间窗为（　　）
    A. 6小时　　　B. 24小时
    C. 48小时　　　D. 72小时
    E. 1周

50. 髂动脉狭窄PTA术的禁忌证是（　　）
    A. 肢体溃疡者
    B. 间歇性跛行
    C. 静息痛
    D. 大动脉炎活动期
    E. 股动脉波动减弱

【B型题】

(51~54题共用备选答案)
A. Barrow分型——A型
B. Barrow分型——B型
C. Barrow分型——C型

D. Barrow 分型——D 型
E. Barrow 分型——E 型
51. 颈外动脉脑膜支与海绵窦之间的沟通为 （　　）
52. 颈内动脉脑膜支与海绵窦之间的瘘为 （　　）
53. 颈外动脉和颈内动脉脑膜支对动静脉瘘均有血供的为 （　　）
54. 颈内动脉和海绵窦的直接沟通为 （　　）

（55～58 题共用备选答案）
A. 破口位于升主动脉，病变仅局限于升主动脉
B. 破口位于升主动脉，病变累及升、降主动脉和（或）腹主动脉
C. 破口位于主动脉峡部，病变仅累及降主动脉或达腹主动脉
D. 夹层不累及升主动脉
E. 夹层累及升主动脉
55. DeBakey Ⅰ型主动脉夹层是指 （　　）
56. DeBakey Ⅱ型主动脉夹层是指 （　　）
57. DeBakey Ⅲ型主动脉夹层是指 （　　）
58. Stanford A 型主动脉夹层是指 （　　）

【X 型题】

59. 血管疾病的介入治疗常用的影像学评估手段包括 （　　）
   A. CTA　　　　B. MRA
   C. DSA　　　　D. 超声
   E. X 线
60. 肾动脉狭窄 PTRA 和血管内支架介入治疗的禁忌证包括 （　　）
   A. 严重心、脑、肝等器官功能障碍
   B. 凝血机制异常，明显出血倾向
   C. 大动脉炎活动期
   D. 狭窄范围广泛或累及动脉全长
   E. 严重肾萎缩，肾功能完全丧失者
61. 主髂动脉闭塞症介入治疗的适应证包括 （　　）
   A. 主髂动脉管腔狭窄超过 25%

B. 间歇性跛行、静息痛及坏疽
C. 股动脉搏动减弱或消失
D. 股肱指数降低
E. 外科搭桥术后出现再狭窄
62. 胸主动脉腔内修复术的并发症包括 （　　）
   A. TEVAR 术后综合征
   B. 脊髓缺血
   C. 内瘘
   D. 髂股动脉损伤
   E. 截瘫
63. 经颈静脉肝内门体静脉分流术的术前准备包括 （　　）
   A. 血常规、血型及出凝血功能检查
   B. 肝、肾功能测定
   C. 充分了解门静脉与肝静脉的形态及相互位置关系
   D. 术前使用广谱抗生素及肠道清洁准备
   E. 乙肝五项检查
64. 布-加综合征支架置入术的适应证包括 （　　）
   A. 肝段下腔静脉膜性或节段性狭窄或闭塞，伴血栓形成
   B. PTA 疗效不佳或再狭窄病例
   C. 肝功能衰竭，Child-Pugh 评分 C 级
   D. 全身状态差无法耐受手术
   E. 上腔静脉狭窄或闭塞
65. 经颈静脉肝内门体静脉分流术相关并发症包括 （　　）
   A. 出血
   B. 肝衰竭
   C. 肝性脑病
   D. 肾衰竭
   E. 心力衰竭
66. 颅内动脉瘤栓塞术相关并发症包括 （　　）
   A. 血管痉挛
   B. 术中动脉瘤破裂
   C. 缺血性并发症
   D. 梗死
   E. 弹簧圈解旋或逸出动脉瘤腔

二、名词解释
1. 腹主动脉瘤
2. 上腔静脉综合征
3. 症状性颈动脉狭窄
4. 布－加综合征
5. 颈动脉海绵窦瘘

三、填空题
1. 腹主动脉瘤腔内修复术的成功标准是_____和_____。
2. _____是缺血性脑中风的主要原因。
3. 颈动脉狭窄行 PTA 和颈动脉支架置入术时，为了防止血管内粥样硬化斑块或血栓可能脱落，需使用_____装置。
4. 主髂动脉狭窄、闭塞性病变介入治疗疗效的评估主要包括_____、_____和_____。
5. 典型血管破裂出血的 DSA 征象是_____。

6. _____是静脉血栓栓塞性疾病血栓脱落导致的最严重并发症。
7. 经皮下腔静脉和（或）肝静脉开通术能否开通下腔静脉或肝静脉管腔_____是此类治疗的关键环节。
8. 引起自发性蛛网膜下腔出血的首要病因是_____。

四、简答题
1. 简述颈动脉支架置入术技术成功的标准。
2. 简述颈动脉狭窄行 CAS 的适应证。
3. 简述 TEVAR 技术的适应证及禁忌证。
4. 简述门静脉高压症的主要介入治疗手段。
5. 简述颈动脉海绵窦瘘血管内介入治疗的适应证。

五、论述题
试述肾动脉成形术和支架置入术的适应证。

【参／考／答／案】

一、选择题

【A 型题】
1. B　2. C　3. D　4. D　5. B
6. A　7. C　8. E　9. C　10. C
11. B　12. A　13. B　14. E　15. B
16. A　17. B　18. B　19. B　20. D
21. C　22. B　23. B　24. A　25. E
26. C　27. B　28. B　29. D　30. B
31. D　32. C　33. C　34. A　35. E
36. A　37. D　38. D　39. B　40. B
41. D　42. C　43. C　44. D　45. A
46. D　47. B　48. E　49. B　50. D

【B 型题】
51. C　52. B　53. D　54. A　55. B
56. A　57. C　58. E

【X 型题】
59. ABC　60. ABCDE　61. BCDE
62. ABCDE　63. ABCD　64. AB
65. ABCE　66. ABCE

2. C【解析】腹主动脉瘤行 EVAR 术的适应证：肾动脉分支水平以下的腹主动脉瘤瘤体直径>5cm；瘤体直径4~5cm，但动脉瘤有破裂趋势者；瘤体近期增大迅速,6 个月内直径增加>5mm。

4. D【解析】肝动脉栓塞的并发症主要有胆管缺血坏死、肝脓肿、胆道狭窄等。

6. A【解析】布－加综合征是肝静脉或肝段、肝上段下腔静脉狭窄或闭塞引起的,不用做肝动脉造影。

7. C【解析】颈动脉支架置入术的禁忌证：

①严重的神经系统疾患,如病变侧脑功能已完全丧失;②颈动脉完全闭塞,伴造影证实的腔内血栓;③伴有颅内动静脉畸形或动脉瘤,无法同时治愈;④3个月内发生颅内出血或4周内发生严重脑卒中;⑤严重心、肝、肾功能障碍。

8. E【解析】DSA显示颈动脉海绵窦有无瘘口是诊断颈动脉海绵窦瘘的金标准,主要应与肿瘤继发的眼上静脉增粗相鉴别。

9. C【解析】主动脉夹层在主动脉血管造影的直接征象是双腔征影像,即真腔血管影和假腔血管影。

11. B【解析】颈外动脉甲状软骨上缘(C_4)水平由颈总动脉发出,供应头部、硬膜和上颈段的血运。

12. A【解析】慢性主动脉夹层腔内治疗的适应证应为主动脉最大径>5cm。

13. B【解析】肺动脉栓塞造影表现:①受累肺动脉管腔的充盈缺损,常呈分叶状或蚯蚓状;②受累肺动脉管腔的完全阻塞,常呈截断状、杯口状;③受累肺动脉排空延迟,栓子阻塞的近心段扩张,远端分支稀疏、扭曲。

14. E【解析】介入治疗是主髂动脉狭窄、闭塞的首选治疗方法,PTA和血管内支架置入术属于介入治疗技术。

15. B【解析】血管内支架置入术后,必须做血管造影评估,评估包括动脉血管内血流情况及是否有远端动脉栓塞。

16. A【解析】动脉狭窄、闭塞性疾病行PTA+支架置入术后,远期效果来看,存在不同程度的再狭窄的发生。

17. B【解析】颈动脉狭窄行颈动脉支架(CAS)术最严重的并发症是脑梗死,栓子主要来源于术中病变部位脱落的血栓和粥样硬化斑块碎片。

18. B【解析】适合做CAS的症状性颈动脉狭窄,管腔狭窄直径>50%,伴有溃疡或(和)不稳定斑块可适当放宽。

19. B【解析】适合做CAS的无症状双侧颈动脉狭窄,管腔狭窄达到70%;无症状单侧颈动脉狭窄,管径狭窄>80%。

20. D【解析】CAS术的并发症主要有脑梗死、再灌注损伤、心动过缓和低血压。

21. C【解析】肾动脉狭窄介入治疗的适应证包括局部肾动脉狭窄测量局部超过50%或超声监测狭窄局部血流速度超过180cm/s。

22. B【解析】肾动脉狭窄进行介入治疗的并发症主要包括穿刺点局部血肿、急性脏器动脉血栓或栓塞、肾动脉夹层、肾动脉破裂出血等。

25. E【解析】上腔静脉综合征介入治疗的常见并发症:①静脉穿孔与心包填塞;②静脉开通后血栓脱落所致肺栓塞;③静脉支架释放位置不当、支架移位等。

26. C【解析】从病史可知该患者为有症状性颈动脉狭窄,并且左侧管腔狭窄60%,有反复TIA发作病史,根据颈动脉狭窄可行左侧颈动脉起始部支架置入术。

27. D【解析】该患者由影像学检查明确了左锁骨下动脉狭窄、近端闭塞伴锁骨下动脉窃血综合征,因此,选择左锁骨下动脉PTA+支架置入术最为恰当。

28. B【解析】本例患者已明确左肾动脉狭窄,同时左肾动脉平滑肌发育不良,宜选择PTRA+支架置入术。

29. D【解析】该患者已明确诊断为下腔静脉闭塞,因此,最适宜的介入技术为下腔静脉再通+PTA+支架置入术。

30. B【解析】该患者明确为下腔静脉近右心房处局限性膜性狭窄,因此,可先行PTA技术。

31. D【解析】据该患者出现下肢缺血症状(静息痛、肢冷)和CTA示左髂总动脉闭塞长约3cm(TASC Ⅱ分级为A级),可先开通闭塞段血管,再行PTA和血管内支架置入术。

32. C【解析】单纯PTRA——选择直径与狭窄两端正常动脉相同的球囊。PTRA+置入血管内支架——选择直径比正常肾动脉小1~2mm的球囊,先对重度狭窄血管(狭窄程度>85%)做预扩张,然后释放支架。

34. A【解析】典型的血管壁破裂出血的 DSA 造影征象为造影剂外溢,并在其他血管分支对比剂影像消失后仍然存在,根据出血量多少表现不同:少量活动性出血表现为形状不规则的散在点状对比剂浓度;较大量的活动性出血表现为对比剂由某个血管分支向外呈浓密的云雾状扩散。

35. E【解析】脾功能亢进患者进行部分脾栓塞,使用吸收性明胶海绵,进行选择性分支栓塞,理想的栓塞百分比为60%~70%,若栓塞少则达不到治疗效果,栓塞过多则发生严重的不良反应。

36. A【解析】单侧肾动脉狭窄累及动脉全长为肾动脉狭窄性 PTRA 的禁忌证,其他选项为适应证。

39. B【解析】进行动脉 DSA 血管穿刺操作时,患者平躺在检查床上,操作者一般应站在患者右侧,优先取右侧动脉,股动脉和肱动脉都很常用,又因股动脉比较粗大,腹股沟区的股动脉位置较浅,容易寻找,操作方便,也容易处理意外事故,所以最常优先选用右腹股沟区股动脉进行穿刺。

42. C【解析】下腔静脉滤器置入术通常将滤器放在双侧肾静脉开口下方。

43. C【解析】根据颈内动脉的供血范围,可知颈内动脉造影主要用于诊断大脑半球及鞍区病变。

44. D【解析】颅内动静脉畸形的介入治疗常用的栓塞材料是液体胶 NBCA 和 Onyx(乙烯-乙烯醇共聚物)。

45. A【解析】外伤性颈内动脉海绵窦瘘介入治疗的并发症包括球囊破裂、液体栓塞剂逆流、动脉血栓形成、血管破裂或颅内出血。

46. D【解析】颅内动静脉畸形,行血管内栓塞治疗是最为安全、简便的方法。

47. B【解析】由于急性动脉出血病情紧急,需要短时间内介入治疗来挽救脏器及生命,因此,绝对禁忌证只是严重碘对比剂禁忌者。其他几项都只是相对禁忌证。

48. E【解析】自发性颈内动脉海绵窦瘘的病因有动脉硬化、动脉壁薄弱、颈内动脉海绵窦段分支动脉瘤、硬膜动静脉畸形、动脉炎或海绵窦炎。

49. B【解析】急性缺血性脑卒中患者动脉内溶栓的有效时间窗是发病6小时内,对于后循环动脉闭塞导致的严重脑卒中且不适合静脉溶栓或对静脉溶栓无效的患者,可相对延长时间窗至24小时。

50. D【解析】髂动脉狭窄 PTA 术的禁忌证:无法纠正的凝血功能障碍、碘对比剂过敏、全身系统性感染、大动脉炎活动期、病变范围广泛、闭塞严重无法开通者。

55~58. BACE【解析】见下表。

主动脉夹层分型

分型	破口位置	扩展累及范围
DeBakey Ⅰ型	升主动脉	升主动脉、降主动脉和(或)腹主动脉
DeBakey Ⅱ型	升主动脉	升主动脉
DeBakey Ⅲ型	主动脉峡部	降主动脉(Ⅲa型) 达腹主动脉(Ⅲb型)
Stanford A 型(相当于 DeBakey Ⅰ型和Ⅱ型)	主动脉、主动脉弓或近段降主动脉	升主动脉,降主动脉甚至达腹主动脉
Stanford B 型(相当于 DeBakey Ⅲ型)	主动脉峡部	降主动脉、腹主动脉

59. ABC【解析】血管疾病的介入治疗常用的影像学评估手段包括CTA、MRA、DSA,不包含超声检查和X线。

60. ABCDE【解析】肾动脉狭窄PTRA和血管内支架介入治疗禁忌证包括严重心、脑、肝等器官功能障碍;凝血机制异常,明显出血倾向;感染状态或大动脉炎活动期;狭窄范围广泛或累及动脉全长;严重肾萎缩,肾功能完全丧失者。

61. BCDE【解析】主髂动脉闭塞症介入治疗的适应证包括主髂动脉管腔狭窄超过50%,间歇性跛行、静息痛或足部缺血性破溃及坏疽,股动脉搏动减弱或消失,股肱指数降低、踝肱指数降低,外科搭桥术后出现再狭窄。

62. ABCDE【解析】胸主动脉腔内修复术并发症包括髂股动脉损伤;内瘘;TEVAR术后综合征,一般发生在介入治疗7天内,常出现背部疼痛或发热,但无感染表现;脊髓缺血,为TEVAR术后最严重神经系统并发症,其中截瘫的发病率为0.8%~3.6%。

64. AB【解析】布-加综合征支架置入术的适应证:诊断明确,且内科保守治疗无效的以肝静脉和(或)下腔静脉狭窄、闭塞为主的各种类型BCS患者;禁忌证:肝衰竭,Child-Pugh评分C级,全身状态差无法耐受手术,恶性肿瘤无法切除或全身转移,生存期较短者。

65. ABCE【解析】经颈静脉肝内门体静脉分流术相关并发症包括出血、肝衰竭、肝性脑病、心力衰竭。

66. ABCE【解析】颅内动脉瘤栓塞术相关并发症包括血管痉挛、术中动脉瘤破裂、缺血性并发症、弹簧圈解旋或逸出动脉瘤腔。

二、名词解释

1. 腹主动脉瘤:由各种原因引起腹主动脉壁的局部薄弱,继而扩张、膨出形成的梭形或囊形瘤样扩张。病理可分为两型:真性腹主动脉瘤和假性腹主动脉瘤。

2. 上腔静脉综合征:上腔静脉狭窄、闭塞导致头面部、上肢及胸壁静脉回流受阻,并由此引发的一系列临床症状与体征。

3. 症状性颈动脉狭窄:主要指患者已经发生过病变血管侧脑梗死,或多次、反复发生病变血管侧脑短暂性缺血发作,或者病变侧血管侧的眼部症状,如黑矇、视物模糊等。

4. 布-加综合征:由多种原因引起的主要肝静脉分支和(或)肝段及肝上段下腔静脉膜性或节段性狭窄、闭塞或肝小静脉狭窄、闭塞所致的肝静脉回流受阻,继而形成肝脏瘀血、门脉高压、肝功能受损,以及由此产生的以肝大、腹胀(痛)、腹水及下肢水肿等为主要临床表现的一组综合病症。

5. 颈动脉海绵窦瘘:发生于颈内动脉海绵窦段和(或)其他分支破裂,与海绵窦之间形成异常动静脉交通而引起的临床综合征。依据病因分自发性和外伤性两种,以外伤性多见。

三、填空题

1. 腹主动脉瘤被完全隔绝　无覆膜支架周围"内瘘"
2. 颈动脉狭窄
3. 栓子保护
4. 技术成功率　临床成功率　通畅率
5. 对比剂外溢
6. 肺栓塞
7. 闭塞段
8. 颅内动脉瘤

四、简答题

1. 简述颈动脉支架置入术技术成功的标准。

答 ①残存狭窄小于30%;②临床症状减轻或消失;③无严重的并发症发生。

2. 简述颈动脉狭窄行 CAS 的适应证。

答 ①症状性颈动脉狭窄，管腔狭窄大于50%，伴有溃疡和（或）不稳定斑块者可适当放宽。②无症状双侧颈动脉狭窄，管腔狭窄达到70%。③无症状单侧颈动脉狭窄，管腔狭窄达到80%。

3. 简述 TEVAR 技术的适应证及禁忌证。

答 TEVAR 技术主要用于 StanfordB 型主动脉夹层。其禁忌证主要是髂动脉严重迂曲或闭塞，且不能纠正；双侧股动脉受夹层累及，造成严重狭窄；碘过敏；凝血机制障碍及肝、肾衰竭。

4. 简述门静脉高压症的主要介入治疗手段。

答 门静脉高压症主要的介入治疗技术包括部分性脾动脉栓塞术、经颈静脉肝内门体静脉分流术、球囊阻塞逆行性静脉曲张消融术。

5. 简述颈动脉海绵窦瘘血管内介入治疗的适应证。

答 适应证：①进行性的视力下降；②无法控制的眼压升高；③不能忍受的杂音或头痛；④脑缺血症状严重；⑤角膜暴露、复视、眼突（影响美观）；⑥出现皮质引流静脉，可能造成颅内出血。

五、论述题

试述肾动脉成形术和支架置入术的适应证。

答 肾动脉成形术和支架置入术是针对肾动脉狭窄最常用的腔内介入治疗技术，主要解决肾血管性高血压和肾功能不全。肾动脉成形术主要指使用球囊导管对狭窄段进行扩张，而支架置入术是在成形术效果不佳时或对某些类型的肾动脉狭窄在狭窄段置入金属支架，两者密切联系，但适应证有所不同。一般情况下，对年轻患者或考虑为纤维肌发育不良导致的肾动脉狭窄，应首选肾动脉成形术，对动脉粥样硬化性肾动脉狭窄或重度狭窄估计成形术效果不佳者应首选支架置入术。具体而言，肾动脉成形术的适应证：①药物控制不佳的肾血管性高血压；②肾功能不全或进行性恶化；③肾动脉狭窄程度>50%，跨狭窄段收缩期压力梯度>收缩压的10%（或10mmHg）；④移植肾动脉狭窄；⑤肾血管性高血压和（或）肾功能不全，合并反复肺水肿或不稳定心绞痛。肾动脉支架置入术的适应证除符合肾动脉成形术的指征外，还包括：①肾动脉成形术效果不佳（残余狭窄>30%）、术中发生夹层或术后狭窄很快复发；②动脉粥样硬化性肾动脉开口部狭窄；③高度偏心性肾动脉狭窄。

（张艳辉　刘耀飞）

第14章 非血管疾病的介入治疗

【学习要点】

一、掌握

1. 非血管疾病球囊扩张及支架置入术的临床应用。
2. PLD 及 PTED 的临床应用。
3. 非血管疾病介入治疗的适应证及禁忌证。

二、熟悉

1. 非血管管腔扩张术的临床应用。
2. 非血管疾病介入治疗的技术及操作方法。
3. 非血管疾病介入治疗的并发症及其防治和疗效评价。

【应试考题】

一、选择题

【A型题】

1. 下列不属于非血管内介入治疗技术的是　　　　　　　　　　（　）
   A. 取石术
   B. 经皮穿刺胆道引流术
   C. 球囊血管成形术
   D. 肝肾囊肿硬化治疗
   E. 经皮肾穿引流术及输尿管成形术
2. 下列关于经皮肝穿刺胆管引流术的描述,错误的是　　　　　　（　）
   A. 胰腺癌所致胆道梗阻伴严重黄疸者,外科手术前应用,以减少并发症
   B. 用于胰腺癌所致胆道梗阻不能外科手术者
   C. 可用于急性梗阻性化脓性胆管炎的急救,减低胆管内压,改善临床症状
   D. 良性胆管狭窄均不采用此术
   E. 胆道结石所致梗阻者,引流减压后可经导管将结石取出
3. 对不能手术治疗的恶性胆管狭窄,目前最理想的缓解梗阻性黄疸的治疗方法是　　　　　　　　　　　　　　（　）
   A. 单纯球囊扩张术
   B. 内支架植入术
   C. 内涵管引流术
   D. 外涵管引流术
   E. 永久性涵管引流
4. 下列关于肾囊性病变介入治疗操作方法的描述,错误的是　　　（　）
   A. 俯卧位、定位、消毒、铺巾、局部麻醉

· 181 ·

B. 呼气后屏气穿刺

C. 抽尽囊液

D. 造影证实无外漏或与集尿管相通后，分3次注入无水乙醇，每次注入量为抽出囊液量的25%，最多不超过100ml

E. 末次注入无水乙醇，约5分钟后抽出，使囊腔内留存10ml无水乙醇后拔针

5. 胆管狭窄行球囊扩张与支架置入术的禁忌证不包括 （　　）

   A. 明显出血倾向
   B. 大量腹水
   C. 肝、肾衰竭
   D. 胆管良性狭窄
   E. 胆管广泛狭窄者

6. 对髓核所引起的神经根的化学性炎症和疼痛，有消炎和止痛作用的是（　　）

   A. PLD　　　　B. PTED
   C. CN　　　　D. PLDD
   E. 臭氧

7. 胃肠道狭窄扩张治疗的禁忌证是 （　　）

   A. 食管瘢痕狭窄
   B. 幽门梗阻
   C. 上胃肠道吻合术后吻合口狭窄
   D. 晚期食管癌或治疗后复发患者的治疗
   E. 食管灼伤后的炎症期

8. 属于上消化道狭窄球囊扩张术禁忌证的是 （　　）

   A. 外伤引起的食管瘢痕性狭窄
   B. 食管先天性狭窄
   C. 食管-胃底静脉曲张出血
   D. 贲门失迟缓症的姑息治疗
   E. 十二指肠溃疡引起的瘢痕性狭窄或梗阻

9. 下列关于食管狭窄支架植入术支架选择的描述，正确的是 （　　）

   A. 支架长度与狭窄段长度一致

   B. 支架长度要超过病灶上端10mm
   C. 支架长度要超过病灶下端10mm
   D. 支架长度要超过病灶上端20mm
   E. 支架长度要超过病灶上下端20mm

10. 食管癌造成的食管狭窄在行球囊扩张及支架置入术后，对疗效的评估正确的是 （　　）

    A. 口服钡剂评估支架位置，狭窄端通畅情况
    B. 口服含碘对比剂评估支架位置，狭窄段通畅情况，有无对比剂外溢等
    C. 透视下吞水，明确支架位置，观察狭窄端通畅情况
    D. 通过食管CT检查评估
    E. 以上均可

11. 首选覆膜支架治疗的疾病是 （　　）

    A. 食管癌性狭窄
    B. 乙状结肠梗阻
    C. 食管-胃底静脉曲张
    D. 贲门失迟缓症
    E. 小肠广发、多发粘连梗阻

12. 不适合支架置入术治疗的气管狭窄性病变为 （　　）

    A. 气管、主支气管肿瘤引起的气管狭窄
    B. 肿瘤浸润、外压引起的气管狭窄
    C. 多发性气管软化症引起的狭窄
    D. 气管内膜结核引起的狭窄
    E. 气管插管或切开术后引起的局限性狭窄

13. 下列关于囊肿穿刺引流术操作步骤的描述，错误的是 （　　）

    A. 先抽吸囊液10ml留作常规细胞学和生化检查
    B. 抽空囊液后分3次注入一定量的无水乙醇，每次注入量为抽出囊液的50%
    C. 转动体位使无水乙醇和囊壁充分接触
    D. 15分钟后抽出无水乙醇并观察颜色变化
    E. 退针前囊腔内留存10ml无水乙醇

14. 脓肿穿刺引流术的拔管指征不包括
 ( )
    A. 患者体温、白细胞恢复正常
    B. 每天引流量少于20ml
    C. 经造影或CT证实脓腔有缩小
    D. 抗生素停用3日后未出现体温反复升高
    E. 每天引流量少于5ml
15. 肝脓肿介入穿刺引流硬化术治疗中，治愈的标准是 ( )
    A. 囊肿缩小40%以上
    B. 囊肿缩小50%以上
    C. 囊肿缩小60%以上
    D. 囊肿缩小70%以上
    E. 囊肿缩小80%以上
16. 经皮椎间盘摘除术中，被工作套管并负压抽吸至体外的组织应为 ( )
    A. 增生的椎体间质
    B. 椎间盘纤维环组织
    C. 后纵韧带
    D. 椎间盘髓核
    E. 椎管内脂肪组织
17. 经皮椎间盘摘除术的并发症不包括
 ( )
    A. 出血形成腰肌血肿
    B. 截瘫
    C. 腰椎间盘感染
    D. 静脉丛损伤
    E. 穿入腹腔引起脏器损伤
18. 椎间盘摘除术的禁忌证不包括 ( )
    A. $T_{12} \sim L_1$椎间盘突出
    B. 腰椎间盘突出伴明显钙化
    C. 合并侧隐窝狭窄、椎管骨性狭窄
    D. 纤维环及后纵韧带破裂，髓核组织脱入椎管内游离
    E. 腰椎间盘突出合并椎体肿瘤
19. 消化道狭窄扩张治疗的禁忌证是( )
    A. 食管瘢痕狭窄
    B. 幽门梗阻
    C. 上端胃肠道吻合术后吻合口狭窄
    D. 晚期食管癌或治疗后复发患者的治疗
    E. 食道灼伤急性期
20. 覆膜支架可用于 ( )
    A. 贲门失弛缓症
    B. 食管癌引起的狭窄
    C. 食管平滑肌瘤
    D. 正常食管
    E. 食管气管瘘
21. 食管狭窄支架置入术的并发症是
 ( )
    A. 食管裂孔疝   B. 小肠穿孔
    C. 胃穿孔   D. 支架移位
    E. 胃出血
22. 造成食管狭窄的病因是 ( )
    A. 食管原发肿瘤
    B. 食管-气管瘘
    C. 胃溃疡
    D. 前纵隔肿瘤
    E. 微小胃癌
23. 下列关于胃、十二指肠支架置入术后的描述，正确的是 ( )
    A. 支架置入后能使近70%的患者梗阻症状得到改善
    B. 患者的预后和置入的支架类型有关
    C. 患者的预后仍然取决于原发疾病的治疗
    D. 支架置入仅仅可使50%的患者梗阻症状得到改善
    E. 可选择16~20mm的覆膜支架
24. 直肠、乙状结肠狭窄应选择 ( )
    A. 直径为18~20mm的支架
    B. 直径为16~18mm的支架
    C. 覆膜支架
    D. 非覆膜支架
    E. 支架的长度一般为40~80mm
25. 下列关于经皮穿刺胆道引流术和(或)支架置入术的描述，正确的是 ( )
    A. 不能有效缓解患者黄疸
    B. 这两种技术成功率在50%以上
    C. 不能有效地延长患者的生存期
    D. 可作为无手术指征梗阻性黄疸患者的姑息治疗手段
    E. 支架术后再狭窄发生率在40%以上

26. 气管球囊扩张术适用于 ( )
    A. 气管纵隔瘘
    B. 食管狭窄
    C. 上腔静脉狭窄
    D. 气管插管或切开术后局限性狭窄
    E. 高位气管狭窄

27. 气管、支气管支架置入术的适应证是 ( )
    A. 气管插管后局限性狭窄
    B. 气管切开术后局限性狭窄
    C. 严重心、肺衰竭者
    D. 气道严重急性感染者
    E. 气管、支气管内膜结核

28. 手术后局限性胆总管狭窄并出现梗阻性黄疸症状,应首选的治疗方法是 ( )
    A. 球囊扩张
    B. 手术治疗
    C. 支架置入术
    D. 球囊扩张+手术治疗
    E. 手术治疗+支架置入术

29. PTCD引流方式为 ( )
    A. 内引流
    B. 外引流
    C. 内-外引流
    D. 内引流、外引流和内-外引流
    E. 以上均不正确

30. 下列关于气管、支气管狭窄支架置入术的描述,错误的是 ( )
    A. 支架长度要超过狭窄段20mm
    B. 常选择自膨式镍钛合金支架
    C. 术中需做心电监测
    D. 术中做血氧饱和度监测,维持血氧饱和度在95%
    E. 支架置入是沿超滑导丝置入气管支架输送装置,在透视下确认支架已覆盖了狭窄段后释放支架

31. 某黄疸患者,行PTCD术后,突然表现为引流胆汁量减少,最有可能的原因是 ( )
    A. 疾病治疗效果良好
    B. 胆汁瘘
    C. 引流管移位、脱落
    D. 支架移位
    E. 穿孔

32. 患者,男,64岁。食道癌放疗术后1月余,现出现进食或进水则呛咳。食道钡餐透视示:食道下段纵隔瘘。首选的治疗方法为 ( )
    A. 食管扩张成形术
    B. 食管覆膜支架置入术
    C. 上腔静脉支架置入术
    D. 气管支架置入术
    E. 食管网状支架置入术

33. 患者,女,46岁。患十二指肠腺癌半年余,目前症状为腹胀伴呕吐。胃肠造影示:十二指肠管腔狭窄及近端闭塞。首选的治疗方法为 ( )
    A. 食管支架置入术
    B. 直肠支架置入术
    C. 气管支架置入术
    D. 十二指肠支架置入术
    E. 胆道支架置入术

34. 椎间盘介入治疗的术后处理不包括 ( )
    A. 可用镇痛药物
    B. 随诊观察
    C. 一旦确诊椎间盘炎,抗感染治疗2周
    D. 椎间盘炎需绝对卧床休息
    E. 术后6小时内每小时检测1次血压、脉搏

35. 患者,男,73岁。眼结膜黄染1周伴灰白便。实验室检查示:胆红素增高。CT示:肝内胆管扩张,胆总管狭窄,周围有软组织肿块。首选的治疗方法为 ( )
    A. 食管扩张成形术
    B. 尿道扩张成形术
    C. 十二指肠支架置入术
    D. PTCD
    E. PTA

36. 患者,女,63岁。面黄伴食欲减退2周。实验室检查示:肝功能损害,总胆红素增高。CT示:胆管下端癌,肝内胆管扩张明显。首选的治疗方法为 (　　)
   A. 食管支架置入术
   B. 胃支架置入术
   C. PTCD+支架置入术
   D. 肝动脉支架置入术
   E. 上腔静脉支架置入术

37. 经皮穿刺硬化术最适用于治疗 (　　)
   A. 单纯肝囊肿直径大于3~5cm
   B. 单纯肝囊肿直径大于5cm
   C. 单纯肝囊肿直径大于1~3cm
   D. 单纯肝囊肿直径大于1cm
   E. 单纯肝囊肿直径大于1~2cm

38. 经皮穿刺引流术适用于治疗 (　　)
   A. 肝包虫病性囊肿
   B. 肝囊性腺癌
   C. 肝囊肿与胆道有交通者
   D. 有临床症状的单发或多发的肝囊肿
   E. 直径1~2cm的肝囊肿

39. 经皮穿刺引流术最适用于治疗 (　　)
   A. 大囊肿压迫肾动脉
   B. 肾功能严重损害
   C. 包虫病性肾囊肿
   D. 囊肿合并钙乳症
   E. 恶性肾囊肿

40. 经皮穿刺引流术常用的导向设备为 (　　)
   A. CR
   B. DR
   C. DSA
   D. B超或CT
   E. MRI

41. 经皮穿刺引流术的肝脓肿为 (　　)
   A. 未液化的肝脓肿
   B. 已手术的肝脓肿
   C. 已液化的肝脓肿
   D. 已引流完全的肝脓肿
   E. 未液化完全的肝脓肿

42. 下列关于肾囊肿穿刺引流的描述,正确的是 (　　)
   A. 在X线引导下定位穿刺
   B. 常规消毒铺巾,采用全身麻醉
   C. 良性囊液可以染血或浑浊
   D. 注入无水乙醇的量为抽出囊液量的25%,最多不超过100ml
   E. 囊肿感染者不能进行介入治疗

43. 下列关于经皮腰椎间盘摘除术操作方法的描述,错误的是 (　　)
   A. 侧卧位,患侧在上
   B. 以穿刺点为中心消毒、铺巾
   C. 根据查体最痛部位确定穿刺点
   D. 经工作套管置入环锯锯通纤维环,并摘除部分髓核
   E. 退出切割器及套管,穿刺部位无菌辅料包扎

44. 经皮椎体成形术最严重的并发症是 (　　)
   A. 骨水泥渗漏
   B. 肺动脉栓塞
   C. 肋骨骨折
   D. 出血
   E. 气胸

45. 下列关于经皮椎体成形术(PVP)操作要领的描述,错误的是 (　　)
   A. 患者取俯卧位,常规消毒铺巾
   B. 在后前位透视下使两侧椎弓根对称显示,选择椎弓根外缘的体表投影外侧1~2cm为穿刺点
   C. 按照粉(g):液(ml):钡剂(g)为15:10:5来调制骨水泥至黏稠状态
   D. 在侧位透视下缓慢向椎体内注入,T_7以下椎体4~5ml,腰椎4~7ml,发现明显侧漏则立即停止注射
   E. 正侧位摄片观察骨水泥在椎体内的分布状况

【B/型/题】

(46~47题共用备选答案)
   A. 食管球囊成形术
   B. 支架置入术

C. 食管球囊导管成形术和(或)支架置入术
D. 胃、十二指肠支架置入术
E. 直肠、乙状结肠支架置入术

46. 食管－气管瘘及食管化学性损伤急性期检查的禁忌证是 （ ）
47. 难治性良性食管狭窄首选的治疗方法是 （ ）

(48～49题共用备选答案)
A. 腰椎间盘射频消融术
B. 腰椎间盘化学溶解术
C. 经皮腰椎间盘摘除术
D. 腰椎间盘臭氧消融术
E. 经皮椎体成形术

48. 目前应用最为广泛成熟,治疗腰椎间盘突出症的方法是 （ ）
49. 椎体转移瘤的治疗方法是 （ ）

【X型题】

50. 经皮经肝胆道内引流术的并发症包括 （ ）
A. 急性胰腺炎
B. 出血
C. 脓毒血症
D. 引流管脱落
E. 血管－胆道瘘

51. 食管狭窄介入治疗的禁忌证包括 （ ）
A. 食管梗阻位置超过 C_7 椎体上缘
B. 食管静脉曲张出血期
C. 严重的凝血功能障碍
D. 恶病质患者
E. 严重心、肺功能障碍

52. 消化道狭窄介入治疗的并发症包括 （ ）
A. 消化道黏膜损伤及出血
B. 消化道破裂穿孔
C. 支架移位、脱落
D. 血气胸
E. 咯血

53. 良性支气管狭窄支架置入术后发生再狭窄的治疗方法包括 （ ）
A. 再次气管内球囊扩张
B. 微波
C. 近距离放疗
D. 火激光
E. 冷冻

54. 经皮椎体成形术的临床治疗适应证包括 （ ）
A. 骨质疏松引起的新鲜性压缩骨折
B. 椎体血管瘤
C. 椎体转移瘤
D. 椎体结核
E. 椎体骨髓瘤

二、名词解释
1. 胆道梗阻
2. 腹腔脓肿
3. 经皮椎体成形术

三、填空题
1. 胆道梗阻的介入操作方法包括_____、_____和_____。
2. 消化道狭窄、梗阻的病因有_____、_____和_____。
3. 囊肿和脓肿穿刺引流的并发症有_____、_____、_____和_____。
4. 影响恶性梗阻性黄疸患者生存时间的主要因素包括_____、_____。
5. 引起气管狭窄的病因常见的有_____、_____、_____、_____。
6. 腰椎间盘突出症的介入治疗中_____和_____属于机械减压。
7. PVP的疗效评价是_____和_____。
8. 腰椎间盘突出行PLD引起椎间盘感染时,病变椎间盘及邻近椎体的MRI表现为_____,_____。

四、简答题
1. 简述消化道狭窄介入治疗的禁忌证。
2. 简述气管狭窄介入治疗的适应证。
3. 简述脓肿穿刺引流术的操作步骤。

五、论述题

1. 试述胆道梗阻的 PTCD 治疗并发症及处理办法。
2. 试述经皮椎间盘摘除术的操作要点。
3. 试述经皮椎体成形术的操作过程。

【参考答案】

一、选择题

【A 型题】

1. C	2. D	3. B	4. B	5. D
6. E	7. E	8. C	9. E	10. B
11. A	12. E	13. B	14. B	15. E
16. D	17. B	18. A	19. E	20. B
21. D	22. A	23. C	24. D	25. D
26. D	27. E	28. A	29. D	30. D
31. C	32. B	33. D	34. C	35. D
36. C	37. B	38. D	39. A	40. D
41. C	42. D	43. C	44. B	45. C

【B 型题】

46. A　47. B　48. C　49. E

【X 型题】

50. ABCDE　51. ABCDE　52. ABCD
53. ABCDE　54. ABCE

1. C【解析】非血管内介入治疗技术是指经过体内非血管管腔如胆道、消化管、气管等狭窄梗阻,脏器脓肿、囊肿,以及骨与关节疾病所进行的介入治疗技术。球囊血管成形术属于血管内介入治疗技术的范畴。
2. D【解析】各种良性胆管梗阻外科术前为改善患者全身状况的,均可行经皮胆道引流术。
3. B【解析】对于不能手术治疗的恶性胆管狭窄,过去用塑料导管制成的永久性内涵管进行引流,目前采用的支架内引流要优于前者。
4. B【解析】肾囊性病变介入治疗操作中,应为吸气后屏气穿刺。
5. D【解析】胆管良性狭窄是胆管狭窄行球囊扩张与支架置入术的适应证。
6. E【解析】见下表。

腰椎间盘突出症介入治疗的机制

介入治疗方法	机制
经皮腰椎间盘摘除术(PLD)	机械减压——通过纤维环开窗和切割抽取髓核
经皮椎间孔镜下髓核摘除术(PTED)	机械减压——椎间孔镜下,直接摘除压迫神经根的突出或脱垂髓核组织
腰椎间盘化学溶解术(CN)	应用胶原酶溶解髓核组织
腰椎间盘激光消融术(PLDD)和射频消融	物理气化椎间盘内髓核组织,降低椎间盘内压
臭氧	强氧化作用——破坏髓核内蛋白多糖和髓核细胞,使髓核体积缩小、固缩,从而解除对神经根的压迫,还对髓核所引起的神经根的化学性炎症和疼痛有消炎和止痛作用

7. E【解析】食管灼伤后的炎症期是食管狭窄球囊成形术或(和)支架置入术的禁忌证。
8. C【解析】食管-胃底静脉曲张出血是消化道狭窄或阻塞球囊扩张及支架成形术的禁忌证。
9. E【解析】食管狭窄行支架置入术,支架要超过病灶上、下端各 20mm。

10. B【解析】食管狭窄行球囊扩张及支架置入术后,均需要口服含碘对比剂了解支架位置,狭窄段扩张通畅情况,有无对比剂外溢。

11. A【解析】食管癌性狭窄常采用覆膜支架,而胃、十二指肠及直肠、乙状结肠狭窄多采用非覆膜支架,食管-胃底静脉曲张及小肠广发、多发粘连梗阻为支架置入的禁忌证。

12. E【解析】选择项中 A、B、C、D 四项是支架置入术的适应证,气管插管或切开术后局限性狭窄是气管球囊扩张术的适应证。

13. B【解析】囊肿穿刺引流术中,每次注入量为抽出囊液量的 25% 左右。

14. B【解析】脓肿穿刺引流术的拔管指征中,每天引流量应少于 10ml。

15. E【解析】肝脓肿介入穿刺引流硬化术治疗中疗效的判断标准:囊肿消失或缩小 80% 以上为治愈,缩小 50% 以上为有效,缩小 30% 以上为好转,与术前相同为无效。

16. D【解析】经皮穿刺椎间盘摘除术的基本原理就是通过切割和负压抽吸清除部分髓核组织,使椎间盘内压力减低,使突出的外层纤维组织和后纵韧带随之回缩,从而减轻或解除对神经、脊髓的刺激和压迫,达到治疗的目的。

17. B【解析】脊髓圆锥在 L_1 椎体水平,L_2 及以下椎管内无脊髓,所以经皮椎间盘摘除术并发症中不会造成脊髓损伤,亦不会发生截瘫。

18. A【解析】$T_{12} \sim L_1$ 椎间盘突出是经皮椎间盘摘除术的适应证,其他四个选项为其禁忌证。

19. E【解析】食管灼伤后的急性期,由于食管壁坏死,肉芽组织形成,导管插入时,容易造成穿孔或更为严重的狭窄。

20. B【解析】食管癌性狭窄常采用覆膜支架置入术,能使患者吞咽困难症状立即缓解。

21. D【解析】食管狭窄支架置入术的并发症有出血、食管穿孔、支架移位等。

22. A【解析】造成食管狭窄的原因有食管的原发肿瘤、周围脏器病变外压、局部管腔瘢痕形成等。

23. C【解析】胃、十二指肠支架置入术,可使 90% 以上的患者梗阻症状得到改善,但预后仍主要取决于原发疾病的治疗。胃、十二指肠狭窄支架的选择一般为 18～20mm 的非覆膜支架。

24. D【解析】直肠、乙状结肠狭窄的支架直径为 25～30mm,多采用非覆膜支架,长度则依据术前检查选择,一般在 60～120mm 之间。

25. D【解析】经皮穿刺胆道引流或支架置入术治疗梗阻性黄疸已广泛应用于临床,前者技术成功率接近 100%,后者约 70% 以上,两种技术均可明显缓解黄疸,使用有效率达 95%,因此,可作为无手术指征梗阻性黄疸的姑息治疗手段,可提高生活质量,延长生存期。支架术后再狭窄发生率在 20%～30%,主要与肿瘤生长压迫有关。

26. D【解析】气管球囊扩张术的适应证是气管插管或切开术后局限性狭窄。

27. E【解析】气管插管或切开术后的局限性狭窄是气管球囊扩张术的适应证。严重心、肺功能衰竭者和气道严重急性感染者是气管支架置入术的禁忌证。

28. A【解析】炎症、手术等均可完成良性胆管狭窄,并引起梗阻性黄疸,一般用球囊扩张术治疗。扩张无效者,行手术治疗,多采用留置支架的治疗方法。

30. D【解析】术中做血氧饱和度检测,维持血氧饱和度在 100%。

31. C【解析】引流管移位、脱落表现为引流胆汁量的突然减少。

32. B【解析】食道癌引起的食管纵隔瘘,适宜选择食管覆膜支架置入术进行封堵治疗。

34. C【解析】一旦确诊椎间盘炎,患者应绝对卧床,用大剂量广谱抗生素约 6 周。

35. D【解析】该患者胆总管狭窄是由于周围软组织肿块压迫造成,因此适合行经皮穿刺胆管引流术。

36. C【解析】该患者胆管下端癌,诊断明确,因此介入治疗选择 PTCD + 支架置入术。

38. D【解析】有临床症状的单发或多发的肝囊肿,是进行经皮穿刺引流术的最佳适应证。

41. C【解析】只有液化的肝脓肿经皮穿刺引流术才能引出脓液。

42. D【解析】肾囊肿介入治疗一般采用俯卧位,在超声或 CT 引导下定位穿刺,局部浸润麻醉,先抽出囊液,再注入无水乙醇,每次注入无水乙醇的量为抽出囊液量的 25%,最多不超过 100ml;囊肿感染者可以进行穿刺引流术进行治疗;一般良性囊肿的囊液是淡黄色清澈透明,恶性或感染性囊液可能是染血或浑浊。

43. C【解析】穿刺点定位应根据 CT 或 X 线透视测量确定,然后在体表划出穿刺点。

44. B【解析】骨水泥经静脉回流导致肺动脉栓塞,可以造成致命性后果。

45. C【解析】经皮椎体成形术(PVP)操作要领中的骨水泥的调制比例为按照粉(g):液(ml):钡剂(g)为 15:10:3。

46. A【解析】食管 – 气管瘘及食管化学性损伤后急性期检查的禁忌证是食管球囊成形术。

47. B【解析】难治性良性食管狭窄治疗方法目前主张采用可回收全覆膜支架置入术。

48. C【解析】目前应用最为广泛成熟治疗腰椎间盘突出症的方法是介入方法,是经皮腰椎间盘摘除术,近年来经皮椎间孔镜下髓核摘除术发展较为迅速。

49. E【解析】椎体恶性肿瘤的介入治疗中,最简单的就是经皮椎体成形术。

50. ABCDE【解析】经皮穿刺胆道引流术的并发症:出血,术后感染(如脓毒血症、胰腺炎等),胆汁瘘(表现为急性腹膜炎征象),引流管移位、脱落,支架移位。

51. ABCDE【解析】食管梗阻位置超过颈 7 椎体上缘、食管静脉曲张出血期、严重的凝血功能障碍、恶病质患者、严重心肺功能障碍这五项均是食管狭窄介入治疗的禁忌证。

52. ABCD【解析】消化道狭窄介入治疗的并发症包括:出血(消化道黏膜损伤及出血)、消化道破裂穿孔、支架移位、脱落,消化道破裂穿孔可表现为纵隔气肿、血气胸和急腹症等消化道破裂征象。

53. ABCD【解析】良性支气管狭窄支架置入术后发生再狭窄的治疗方法有再次球囊扩张、气道消融技术(微波、火激光、冷冻)、近距离放疗等。

54. ABCE【解析】经皮椎体成形术的临床治疗适应证:骨质疏松引起的新鲜性压缩骨折、椎体血管瘤、椎体转移瘤、椎体骨髓瘤。椎体感染(包括椎体结核)是其绝对禁忌证。

二、名词解释

1. 胆道梗阻:临床常见疾病,表现为全身及巩膜黄染,血液生化检查胆红素升高等征象。根据病因分为良性(胆道结石及胆管炎症)和恶性(胰头癌、胆管癌、肝癌及其他肝内或肝门部的恶性肿瘤)胆道梗阻。

2. 腹腔脓肿:化脓性急性腹膜炎局限后,未被吸收的脓液被周围脏器、网膜包裹形成。当化脓性病原体进入肝、肾等部位,可能会导致相应脏器的脓肿形成。

3. 经皮椎体成形术:在透视或 CT 引导下用骨穿刺针穿入病变椎体后,将骨水泥注入椎体内,从而达到迅速减轻疼痛和防止椎体进一步压缩塌陷的治疗目的。该技术目前主要应用于治疗脊柱转移性肿瘤、骨髓瘤及骨质疏松椎体压缩骨折等。

三、填空题

1. 单纯胆道外引流术　胆道内-外引流术　胆道支架置入术
2. 消化道原发肿瘤　周围脏器组织病变外压　外科术后局部腔道瘢痕形成
3. 疼痛和血尿　气胸或脓胸　局部腹膜炎或菌血症　引流管阻塞或脱落
4. 原发疾病的控制程度　支架或引流管是否保持通畅
5. 气管及支气管肿瘤　纵隔转移性肿瘤

气管切开置管后　气管和支气管内膜结核

6.经皮椎间盘摘除术　经皮椎间孔镜下髓核摘除术

7.观察疼痛缓解　防止椎体塌陷

8.T_1WI 呈低信号　T_2WI 呈高、低混合信号

四、简答题

1.简述消化道狭窄介入治疗的禁忌证。

答 见下表。

消化道管腔狭窄/梗阻介入治疗禁忌证

治疗方式	禁忌证
支架术	食管梗阻位置超过 C_7 椎体上缘水平
	胃、肠道重度静脉曲张出血期（胃底、肛周静脉曲张）
	疑有小肠多发、广泛粘连梗阻
	严重的出凝血功能障碍
	严重心、肺功能障碍
	恶病质患者
球囊成形术	食管气管瘘及食管化学性损伤后的急性期

2.简述气管狭窄介入治疗的适应证。

答 气管狭窄介入治疗的适应证：①气管、主支气管腔内肿瘤造成的气管狭窄。②肿瘤浸润、外压引起的气管狭窄。③气管软化症多发性狭窄。④气管内膜结核引起的狭窄。⑤气管插管或切开术后局限性狭窄。

3.简述脓肿穿刺引流术的操作步骤。

答 脓肿穿刺引流术的操作步骤：采用超声或 CT 定位下穿刺，常规消毒，局麻下穿刺脓肿。可用 PTCD 穿刺套装或相应大小穿刺针，在穿刺成功后，交换导丝并引入 PTCD 外引流管，抽出脓液，用等渗盐水及抗生素进行冲洗，固定引流管并定期做脓腔冲洗。术后，当患者体温、白细胞恢复正常，每天引流量少于 10ml 并经造影或 CT 检查证实脓腔明显缩小，停用抗生素 3 天后未出现体温反复升高可拔管。

五、论述题

1.试述胆道梗阻的 PTCD 治疗并发症及处理办法。

答 见下表。

胆道梗阻 PTCD 治疗的并发症及处理办法

并发症	处理办法
出血	出血量少——止血治疗
	出血量多——介入栓塞、外科手术

(续表)

并发症	处理办法
术后感染	对比剂注入不要过量——以防止胆管压力过高,感染的胆汁逆流入血液引起脓毒血症 冲洗引流管时关闭外引流阀——以防止"内－外胆管引流"患者肠道内容物逆流引起胆道感染、胰腺炎 手术操作规范,术后及时使用抗生素——以减少感染发生率
胆汁瘘	胆道支架置入术后放置引流管,对穿刺通道做有效的封堵处理——以防止急性腹膜炎
引流管移位、脱落	原因——主要与术后患者无意识过度牵拉引流管有关 主要表现——引流胆汁量突然减少 处理措施——移位,透视下造影并做调整;脱落,再次穿刺置入引流管(前提是胆管仍处于扩张状态)
支架移位	原因——胆管有蠕动功能,置入支架直径偏小 处理措施——重新置入支架

2. 试述经皮椎间盘摘除术的操作要点。

答 经皮椎间盘摘除术具体操作为:①多取健侧卧位;②根据 CT 测得的穿刺点距棘突旁开距离,以 AB 表示,在体表定出穿刺点;③以穿刺点为中心消毒,铺巾;④沿穿刺途径做局部浸润麻醉;⑤用穿刺针经皮肤、侧后方肌群穿入椎间盘中央,双向透视确定进针位置无误后,沿穿刺针逐级交换扩张管,最终置入直径 3.5mm 工作套管至椎间盘中后 1/3 处;⑥经套管置入环锯锯通纤维环,并摘除髓核;⑦经工作套管插入切割器反复切割抽吸髓核,直至无髓核组织吸出为止;⑧退出切割器和套管,穿刺局部用无菌敷料包扎。

3. 试述经皮椎体成形术的操作过程。

答 经皮椎体成形术的具体操作过程:①患者取俯卧位,常规消毒铺巾;②在后前位透视下使两侧椎弓根对称显示,选择椎弓根外缘的体表投影外侧 1～2cm 为穿刺点;③通道全层浸润麻醉;④在正、侧位透视下将骨穿刺针推进至侧位观位于椎体前中 1/3 交界处,正位观位于椎体中央;⑤调制骨水泥至黏稠状态,在侧位透视下缓慢向椎体内注入;⑥先置入针芯,将残留在穿刺针管内的骨水泥推入椎体内,旋转向后退出穿刺针,局部压迫穿刺点约 5 分钟后包扎;⑦正侧位摄片观察骨水泥在椎体内的分布情况。

(张艳辉　刘耀飞)

第15章 良、恶性肿瘤的介入治疗

【学/习/要/点】

一、掌握

1. 恶性肿瘤(肝癌、肺癌、肾癌、胰腺癌、盆腔恶性肿瘤)介入治疗的适应证及禁忌证。
2. 良性肿瘤(肝血管瘤、子宫肌瘤)介入治疗的适应证及禁忌证。
3. 肝癌介入治疗的技术及操作方法。

二、熟悉

1. 恶性肿瘤(肝癌、肺癌、肾癌、胰腺癌、盆腔恶性肿瘤)介入治疗的技术及操作方法。
2. 良性肿瘤(肝血管瘤、子宫肌瘤)介入治疗的技术及操作方法。

【应/试/考/题】

一、选择题

【A型题】

1. 肝癌消融治疗的适应证不包括（　　）
   A. 肿瘤伴远处转移
   B. 单发肿瘤直径<5cm
   C. 肿瘤数目<3个,直径<3cm
   D. 无邻近器官侵犯
   E. 肝功能 Child-Pugh A级或B级

2. 肝癌消融治疗的轻微并发症不包括（　　）
   A. 发热　　　　B. 感染
   C. 少量胸腔积液　D. 烧伤
   E. 少量气胸

3. 肝癌伴梗阻性黄疸的介入治疗为（　　）
   A. 药盒导管置入术
   B. 下腔静脉内置入支架
   C. TACE 治疗
   D. PTCD 术和(或)置入胆道内支架后行 TACE
   E. 放射性粒子置入术

4. 肺癌介入治疗的禁忌证不包括（　　）
   A. 病情终末期
   B. 严重肝、肾衰竭
   C. 肺癌出现咯血、上腔静脉阻塞综合征
   D. 严重出血倾向
   E. 合并感染

5. 下列可作为肝细胞癌化疗栓塞术适应证的是　　　　　　　　　（　）
   A. 恶病质
   B. 严重肝、肾功能不全
   C. 肿瘤占全肝的70%以上
   D. 多发结节型肝癌
   E. 凝血酶原时间延长

6. 患者右肝区疼痛2年。选择性腹腔动脉造影示：肝右后叶8cm×10cm富血供癌。首选的介入治疗方式为　（　）
   A. 化学治疗
   B. 经导管动脉灌注术
   C. 经导管动脉栓塞术
   D. 单纯手术治疗
   E. 经导管动脉化疗栓塞术

7. 盆腔恶性肿瘤不包括　　　　　（　）
   A. 妇科恶性肿瘤
   B. 膀胱癌
   C. 前列腺癌
   D. 子宫肌瘤
   E. 盆腔淋巴结转移癌

8. 肺癌行介入治疗的并发症不包括
   　　　　　　　　　　　　　（　）
   A. 恶心、呕吐　　B. 腹胀
   C. 食欲缺乏　　　D. 脊髓损伤
   E. 肺栓塞

9. 盆腔恶性肿瘤介入治疗的方法不包括
   　　　　　　　　　　　　　（　）
   A. 血管造影检查
   B. UAE
   C. 一次性动脉灌注化疗术
   D. PCS
   E. 动脉栓塞术

10. 子宫动脉栓塞术治疗后月经异常症状改善率为　　　　　　　（　）
    A. 98%~100%　　B. 94%~98%
    C. 90%~93%　　 D. 85%~90%
    E. 80%~85%

11. 胰腺癌介入治疗的禁忌证不包括
    　　　　　　　　　　　　（　）
    A. 恶病质

　　B. 严重肝、肾功能障碍
　　C. 严重凝血功能障碍
　　D. 大量腹腔积液
　　E. 伴梗阻性黄疸

12. 肝细胞癌介入治疗的方式不包括
    　　　　　　　　　　　　　（　）
    A. TAE　　　　　B. PTA
    C. TAI　　　　　D. 微波治疗
    E. TACE

13. 肝血管瘤介入治疗的并发症不包括
    　　　　　　　　　　　　　（　）
    A. 发热　　　　　B. 肝区疼痛
    C. 急性阑尾炎　　D. 急性胆囊炎
    E. 急慢性肝损伤

14. 肾癌介入治疗中使用的栓塞材料不包括　　　　　　　　　　（　）
    A. 明胶海绵　　　B. 无水乙醇
    C. 碘油　　　　　D. 自体血凝块
    E. 微球

15. 支气管肺癌的介入灌注化疗技术为
    　　　　　　　　　　　　　（　）
    A. 肝动脉化疗灌注术
    B. 脾动脉化疗灌注术
    C. 支气管动脉化疗灌注术
    D. 髂内动脉化疗灌注术
    E. 肾动脉化疗灌注术

16. 胰腺癌的介入灌注化疗技术为（　）
    A. 腹腔动脉化疗灌注术
    B. 髂内动脉化疗灌注术
    C. 髂外动脉化疗灌注术
    D. 肾动脉化疗灌注术
    E. 肝左动脉化疗灌注术

17. 下列关于肝血管瘤肝动脉栓塞术的描述，错误的是　　　　　　（　）
    A. 宜选用微导管插管
    B. 将适量平阳霉素与碘化油充分混合乳化后缓慢经导管注入
    C. 瘤内药物沉积满意后停止注药
    D. 血供丰富者加用适量明胶海绵颗粒
    E. 完成肝动脉栓塞后，不必再进行肝动脉造影评价

18. 胰腺癌经药盒导管置入术灌注化疗的持续时间是 （ ）
 A. 1～2 周　　B. 2～3 周
 C. 3～8 周　　D. 8～10 周
 E. 5～10 天

19. 患者,男,65 岁。因痰中带血就诊。CT 诊断为右肺癌。DSA 示：支气管动脉迂曲增粗,端部发出紊乱的肿瘤血管及 B-P 分流。首选的介入治疗方式为 （ ）
 A. 支气管动脉化疗灌注术
 B. 肝动脉化疗灌注术
 C. 髂内动脉化疗灌注术
 D. 肾动脉化疗灌注术
 E. 脾动脉化疗灌注术

20. 肾癌消融治疗的适应证不包括（ ）
 A. 双肾肾癌
 B. 肿瘤直径＜4cm
 C. 有全身麻醉禁忌
 D. 造影剂过敏
 E. 肾功能不全

21. 患者,女,52 岁。因腹胀、食欲缺乏、体重下降就诊。CT 示：胰头部癌肿侵及肠系膜上静脉。首选的介入治疗方式为 （ ）
 A. 肝固有动脉化疗灌注术
 B. 肝左动脉化疗灌注术
 C. 肾动脉化疗灌注术
 D. 胃、十二指肠动脉化疗灌注术
 E. 脾动脉化疗灌注术

22. 肝海绵状血管瘤介入治疗的主要方式为 （ ）
 A. 肝动脉栓塞术
 B. 经导管动脉灌注化疗法
 C. 经导管动脉栓塞术
 D. 经导管动脉化疗栓塞术
 E. 药盒导管置入术

23. 子宫动脉栓塞术的并发症是 （ ）
 A. 肝损伤　　B. 肾损伤
 C. 脊髓损伤　D. 子宫缺血性损伤
 E. 脾损伤

【B 型题】

(24～26 题共用备选答案)
 A. 经导管动脉灌注化疗
 B. 经导管动脉栓塞
 C. 经导管动脉化疗栓塞
 D. 射频消融
 E. 手术切除

24. 肿瘤直径不超过 3cm,且数目不超过 3 个,选择 （ ）
25. TAI 即 （ ）
26. TACE 即 （ ）

(27～31 题共用备选答案)
 A. 胆心反射　　B. 肠穿孔
 C. 脊髓损伤　　D. 急、慢性肝损伤
 E. 子宫感染

27. 子宫动脉栓塞术的并发症可见（ ）
28. 原发性肝癌 TACE 的并发症可见
 （ ）
29. 肝癌 RFA 的并发症可见 （ ）
30. 支气管肺癌行支气管动脉化疗灌注术的并发症可见 （ ）
31. 肝海绵状血管瘤介入治疗的并发症可见 （ ）

【X 型题】

32. TAE 的禁忌证包括 （ ）
 A. 富血供肝细胞癌
 B. 严重的肝、肾功能不全
 C. 动静脉瘘
 D. 重度黄疸
 E. 肿瘤占全肝 70% 以上

33. 肺癌的并发症包括 （ ）
 A. 咯血
 B. 上腔静脉阻塞综合征
 C. 气管狭窄
 D. 气管-食管瘘
 E. 呼吸衰竭

34. 肝癌的并发症包括 （ ）
 A. 门静脉癌栓
 B. 肝动脉-门静脉瘘或肝动脉-肝静脉瘘

C. 下腔静脉癌栓
D. 梗阻性黄疸
E. 肝静脉癌栓
35. 肺癌的介入治疗方法包括　　（　　）
　　A. 支气管动脉化疗灌注术
　　B. PTCD
　　C. 肺癌的消融治疗
　　D. 放射性粒子置入术
　　E. 肺动脉栓塞术
36. 肝癌消融技术中属于物理消融的是
　　　　　　　　　　　　　　（　　）
　　A. 射频消融　　B. 微波
　　C. 冷冻　　　　D. 无水乙醇
　　E. 激光
37. 肝血管瘤介入治疗的适应证包括
　　　　　　　　　　　　　　（　　）
　　A. 瘤体直径≥5cm
　　B. 伴腹胀、疼痛及压迫等
　　C. 凝血功能障碍
　　D. 肿瘤体积占全肝体积>70%
　　E. 随访中肝血管瘤呈进行性生长
38. 子宫肌瘤行UAE的适应证包括（　　）
　　A. 月经量过多、经期延长
　　B. 慢性盆腔炎、下腹部疼痛
　　C. 子宫和肌瘤体积增大,伴明显占位压迫性症状
　　D. 保守治疗无效,又不愿手术
　　E. 浆膜下子宫肌瘤

二、名词解释
1. 胆心反射

2. 栓塞后综合征
3. 药盒导管置入术
4. 子宫动脉栓塞术

三、填空题
1. 肝癌介入治疗的并发症有_____、_____、_____、_____和_____等。
2. 肺癌诊断的金标准是_____。
3. 肾癌的治疗方法主要包括_____、_____、_____和_____。
4. 盆腔恶性肿瘤DSA检查主要见_____和_____。
5. 肝血管瘤介入治疗的主要目的是_____和_____。

四、简答题
1. 简述肝癌肝动脉化疗栓塞术的适应证。
2. 简述子宫动脉栓塞术的栓塞原则。
3. 简述肝癌肝动脉化疗栓塞术的主要并发症。如何处理?

五、论述题
1. 试述肝癌射频消融治疗的操作要点。
2. 试述肝细胞癌行肝动脉化疗栓塞术的理论基础。
3. 试述肝癌肝动脉化疗栓塞术的禁忌证。
4. 试述肝癌肝动脉化疗栓塞术治疗的介入技术与操作方法。

【参/考/答/案】

一、选择题

16. A　17. E　18. C　19. A　20. D
21. D　22. A　23. D

【A型题】
1. A　2. B　3. D　4. C　5. D
6. E　7. D　8. E　9. B　10. D
11. E　12. B　13. C　14. D　15. C

【B型题】
24. D　25. A　26. C　27. E　28. A
29. B　30. C　31. D

【X型题】
32. BDE　　33. ABCD　　34. ABCDE
35. ACD　　36. ABCE　　37. ABE
38. ABCD

1. A【解析】肝癌消融治疗的适应证：①单发肿瘤最大直径≤5cm；或肿瘤数目≤3个，且最大直径≤3cm。②无血管、胆管、邻近器官侵犯及远处转移。③肝功能 Child-Pugh A 级或 B 级。④直径>5cm 的单发肿瘤，或直径>3cm 的多发肿瘤，局部消融可以作为姑息性综合治疗的一部分。

2. B【解析】肝癌消融治疗的轻微并发症主要包括发热、疼痛、皮肤浅Ⅱ°烧伤、少量胸腔积液、少量气胸等，严重并发症包括感染、消化道出血、腹腔内出血、肿瘤种植转移、肝衰竭、肠穿孔等。

3. D【解析】肝癌伴梗阻性黄疸先行 PTCD 术和（或）置入胆道内支架，使胆汁有效引流，黄疸消退，肝功能好转后，给予 TACE 治疗。

4. C【解析】肺癌介入治疗的禁忌证：①病情属终末期，恶病质，预计生存期≤3个月；②心、肺、肝、肾等重要脏器衰竭；③合并严重感染；④严重出血倾向和对比剂应用禁忌。C项为适应证。

5. D【解析】肝细胞癌化疗栓塞的禁忌证：①肝功能严重障碍（Child-Pugh C 级）。②凝血功能严重障碍，且无法纠正。③门静脉主干完全由癌栓阻塞且侧支血管形成少。④肿瘤占全肝比例≥70%。⑤恶病质或多器官衰竭等。⑥合并活动性肝炎或严重感染且不能同时治疗者。⑦肿瘤远处广泛转移，估计患者生存期<3个月者。⑧外周血白细胞和血小板显著减少。⑨肾功能障碍。

6. E【解析】肝癌经肝动脉介入治疗的方法有3种：经导管动脉灌注化疗术、经导管动脉栓塞术和经导管动脉化疗栓塞术，以第3种应用最广泛、疗效最确切。

8. E【解析】肺癌介入治疗的并发症：脊髓损伤（最严重），化疗药物引起的不良反应（恶心、呕吐、食欲缺乏、腹胀等）。

9. B【解析】UAE 为子宫肌瘤常用介入治疗方法，其余4项均为盆腔恶性肿瘤介入治疗方法。

10. D【解析】子宫动脉栓塞术治疗后月经异常症状改善率为85%~90%，压迫症状改善率为90%~93%。早期成功率为94%~98%。

11. E【解析】胰腺癌介入治疗的禁忌证：血管造影对比剂过敏；大量腹腔积液；全身多处转移；恶病质；出血或凝血功能障碍性疾病不能纠正；肝、肾功能差；血小板<50×10^9/L，白细胞<3.5×10^9/L。胰头癌伴梗阻性黄疸者为介入治疗的适应证。

14. D【解析】肾癌介入治疗常用的栓塞物质有碘油、无水乙醇、明胶海绵、微球等。

15. C【解析】肺癌支气管动脉化疗灌注术是经支气管动脉造影了解肺癌动脉供血情况及是否存在脊髓动脉和支气管动脉-肋间动脉干交通，确定供血支气管动脉后，固定导管头端于靶血管内，经导管灌注化疗药物。

16. A【解析】胰腺癌行介入灌注化疗技术通常行选择性腹腔动脉和肠系膜上动脉造影，超选择性向肿瘤供血动脉灌注化疗。

17. E【解析】肝血管瘤肝动脉栓塞术：行超选择性肝动脉插管，进行选择性肝血管瘤供血动脉栓塞术；宜选用微导管插管，尽可能地接近责任供血动脉，以减少药物对正常肝组织的损伤。根据瘤体大小，将适量平阳霉素与碘化油充分混合乳化，经导管缓慢注入，注入过程中应实时透视观察，确保药物尽可能地进入血管瘤内，瘤内药物沉积满意后停止注药；血供特别丰富者加用适量明胶海绵颗粒等颗粒性栓塞剂补充栓塞；完成肝动脉栓塞后，应再次行肝动脉造影进行评价。

18. C【解析】胰腺癌经药盒导管置入术灌

注化疗的持续时间是3～8周,平均3.8周。

19. A【解析】根据该老年男性患者右肺癌的DSA造影结果,适合采用支气管动脉化疗灌注术。

20. D【解析】造影剂过敏是介入治疗的禁忌证。

21. D【解析】胰头癌胰颈部癌经胃、十二指肠动脉灌注化疗。

22. A【解析】肝海绵状血管瘤介入治疗的主要方式是肝动脉栓塞术,术中使用的药物是平阳霉素碘化油乳剂。

23. D【解析】子宫肌瘤动脉栓塞的并发症包括:栓塞后综合征、子宫感染、子宫缺血性损伤、子宫破裂、提前闭经。

24. D【解析】肝癌中肿瘤数目不超过3个,且最大直径不超过3cm,适合射频消融。

32. BDE【解析】富血供肝细胞癌及动静脉瘘是TAE的适应证。

35. ACD【解析】肺癌的介入治疗方法:支气管动脉化疗灌注术、肺癌的消融治疗、放射性粒子置入术。

36. ABCE【解析】肝癌消融技术分物理消融(射频消融、微波、冷冻、激光)和化学消融(无水乙醇和乙酸消融)。

38. ABCD【解析】浆膜下子宫肌瘤是子宫肌瘤行UAE的禁忌证。

二、名词解释

1. 胆心反射:指化疗性栓塞导致患者肝区缺氧、疼痛,刺激胆道血管丛的迷走神经所引起的一种严重不良反应,主要表现为严重胸闷、心率减慢、心律不齐、血压下降,严重者可导致死亡。

2. 栓塞后综合征:表现为恶心、呕吐、栓塞部位疼痛、发热和血白细胞计数一过性升高等,多持续3～7日,经对症处理后均可缓解。

3. 药盒导管置入术:俗称"埋泵"治疗,即经皮穿刺左锁骨下动脉,插入细导管至腹腔动脉或肝总动脉,导管尾端外接于药盒,并埋植在皮下,每天经药盒连续灌注化疗药物。持续灌注时间3～8周,平均3.8周。

4. 子宫动脉栓塞术:在DSA影像设备监视下,将导管超选择插入双侧子宫动脉分支内,注入栓塞物质,阻断供应子宫肌瘤的动脉血流,使肌瘤缺血、梗死,肌瘤和子宫体积缩小,从而控制或缓解肌瘤所引起的症状。

三、填空题

1. 化疗栓塞综合征 术中胆心反射 肝脓肿及胆汁瘤 上消化道出血 血细胞减少
2. 病理诊断
3. 外科治疗 药物治疗 放射治疗 介入治疗
4. 肿瘤血管 肿瘤染色
5. 肿瘤缩小或停止生长 临床症状缓解

四、简答题

1. 简述肝癌肝动脉化疗栓塞术的适应证。

答 ①Ⅱb期、Ⅲa期和Ⅲb期的部分患者,肝功能分级Child-Pugh A级或B级,ECOG评分0～2分。②不能手术切除或不愿接受手术的Ⅰb期和Ⅱa期患者。③多发结节型肝癌。④门静脉主干未完全闭塞或已完全闭塞但可形成代偿性侧支血管。⑤控制疼痛、出血及动静脉瘘。⑥肝癌破裂出血或肝动脉-门静脉分流引起门静脉高压出血。

2. 简述子宫动脉栓塞术的栓塞原则。

答 ①栓塞时使用大小适宜的固态颗粒栓塞剂;②完全闭塞供养子宫肌瘤的子宫动脉分支血量;③保留正常子宫和阴道上段的动脉分支血流;④若卵巢动脉参与子宫供血,采用弹簧圈栓塞。

3. 简述肝癌肝动脉化疗栓塞术的主要并发症。如何处理?

答 (1)化疗栓塞综合征:患者术后出现恶心、呕吐、肝区疼痛、发热、厌食等症状,给予止吐、吸氧、镇痛等对症处理即可,术后2周多可恢复。

(2)术中胆心反射:出现迷走神经反射症状,表现为严重胸闷、心率减慢、心律不齐、血压下降等,可给予阿托品等对症治疗。

(3)肝脓肿、胆汁瘤:可采用经皮穿刺引流、应用抗生素治疗。

(4)上消化道出血:若为消化性溃疡引起者,给予抑酸药、生长抑素及其类似物;若为门脉高压性出血者,给予抑酸药及降低门脉压力的药物。

(5)血细胞减少:可应用升白细胞和升血小板药物治疗,必要时输血。

五、论述题

1. 试述肝癌射频消融治疗的操作要点。

答 肝癌射频消融治疗的操作要点:明确肝癌病灶情况,制订合理的进针路线和布针方案。选择肋间进针,在超声、CT 或 MRI 引导下,尽量先经过部分正常肝脏,再进入肿瘤病灶;参照各消融治疗仪的说明,进行消融治疗,逐点进行;消融完成后,在拔针时进行针道消融,防止术后出血和肿瘤沿针道种植;治疗结束前再次行超声、CT 或 MRI 全面扫描肝脏,确定消融范围已经完全覆盖肿瘤,并保留安全消融边界,排除发生肿瘤破裂、出血、血气胸等并发症的可能性。

2. 试述肝细胞癌行肝动脉化疗栓塞术的理论基础。

答 (1)在生理状态下,正常肝组织接受双重的血供,其中 70%~75% 来自门静脉,仅 25%~30% 来自肝动脉。当肝动脉或门静脉其中之一的血流被阻断时,特别是肝动脉被栓塞或结扎后,门静脉足以维持肝脏的正常功能。当发生肝癌时,肿瘤的血供 95%~99% 来自肝动脉,门静脉血供仅占极小的一部分。选择性栓塞肝动脉后,肝肿瘤血供减少 90%,可使肿瘤缺血、坏死、缩小而达到治疗作用,此时肿瘤周边正常肝组织血流量只减少 35%~40%,一般不影响其血供。

(2)经过导管选择性插入肝动脉,灌注化疗药物到肝癌区,使癌灶区药物浓度升高。

(3)通过导管将化疗药物及栓塞材料注入肝癌的供血动脉,一面阻断了肿瘤的血供,另一方面化疗药物缓慢释放,持续作用于肿瘤,致使肿瘤出现缺血性坏死或肿瘤细胞凋亡。

3. 试述肝癌肝动脉化疗栓塞术的禁忌证。

答 ①肝功能严重障碍,如严重黄疸、肝性脑病、难治性腹腔积液或重度肝硬化,肝功能属 Child-Pugh C 级。②门静脉高压伴逆向血流及门脉主干完全阻塞,侧支血管形成少者。③感染,如肝脓肿。④肿瘤占全肝 70% 及以上者(若肝功能基本正常,可采用少量碘油分次栓塞)。⑤外周血白细胞和血小板计数显著减少,白细胞 $<3.0 \times 10^9/L$,血小板 $<50 \times 10^9/L$。⑥全身已发生广泛肿瘤转移者。⑦恶病质或多器官衰竭者。⑧凝血功能严重障碍者。⑨肾功能障碍,肌酐 $>2mg/dl$ 或肌酐清除率 $<30ml/min$。

4. 试述肝癌肝动脉化疗栓塞术治疗的介入技术与操作方法。

答 (1)肝动脉造影:局部麻醉下,采用 Seldinger 方法,选择性将导管插入腹腔干,造影了解肿瘤供血。

(2)灌注化疗:超选择插管至肿瘤供血动脉内,常用药物为蒽环类、铂类,需生理盐水或葡萄糖稀释后再灌注,灌注时间应 >20 分钟。

(3)化疗性栓塞:超选择插管至肿瘤供血动脉内,常选用超液化碘油混合化疗药物组成乳剂后经导管缓慢注入,用量 $<30ml$。碘油乳剂栓塞后多加用明胶海绵颗粒、微球等颗粒性栓塞剂。

(4)再次肝动脉造影:多在 TACE 治疗后,以了解肝内血供及肿瘤灶的栓塞情况。

(张艳辉 刘耀飞)

全真模拟试题（一）

一、选择题

【A型题】

1. 扩张型心肌病的二维超声主要表现为 （　　）
   A. 室壁增厚率增大
   B. 心室扩大，心房变小
   C. 室壁弥漫性增厚，室壁收缩运动幅度增大
   D. 左心或全心扩大，室壁收缩运动幅度普遍减低
   E. 左心室正常，左心房增大

2. 法洛四联症的病理改变不包括 （　　）
   A. 室间隔缺损　　B. 右心肥厚
   C. 房间隔缺损　　D. 肺动脉狭窄
   E. 主动脉骑跨

3. 患者，男，44岁。以呼吸困难和乏力就诊。查体：颈静脉怒张，肝大、腹水，下肢水肿，心脏听诊无杂音。超声示：双房明显扩大，心包增厚，回声增强，有钙化点，下腔静脉增宽。首先考虑的诊断是 （　　）
   A. 冠心病心力衰竭　B. 缩窄性心包炎
   C. 扩张型心肌病　　D. 限制型心肌病
   E. 肥厚型心肌病

4. 肝囊肿合并感染时，与其不易鉴别的疾病包括 （　　）
   A. 肝脓肿
   B. 肝血管瘤
   C. 肝细胞癌
   D. 肝局灶性结节性增生
   E. 肝转移癌

5. 正常肺部解剖结构的X线表现不包括 （　　）
   A. 肺野由含气肺泡组成
   B. 肺纹理主要由支气管组成
   C. 肺门主要由肺动、静脉组成
   D. 肺野横分区以肋骨为标志
   E. 肺门影位于两肺中野内带

6. 基底节结构不包括 （　　）
   A. 尾状核　　　　B. 豆状核
   C. 屏状核　　　　D. 杏仁核
   E. 内囊

7. 强直性脊柱炎首先累及的部位是 （　　）
   A. 腰椎　　　　　B. 胸椎
   C. 颈椎　　　　　D. 髋关节
   E. 骶髂关节

8. 下列关于肿块MRI信号改变的描述，不正确的是 （　　）
   A. 含水量高者，呈长T_1、长T_2信号
   B. 脂肪类肿块呈长T_1、短T_2信号
   C. 含有顺磁性物质的肿块呈短T_1、短T_2信号
   D. 钙化可呈长T_1、短T_2信号
   E. 骨性肿块可呈长T_1、短T_2信号

9. 患儿，男，12岁。患有癫痫，半年前蛛网膜下腔出血。CT显示右侧颞叶前部有斑点状高密度、中度强化并见曲张血管影。首先考虑的诊断是 （　　）
   A. 海绵状血管瘤
   B. 动静脉畸形
   C. 星形细胞瘤
   D. 动脉瘤
   E. 脑挫裂伤

· 199 ·

10. 观察膝关节的前交叉韧带,最好的位置是 （　）
   A. 轴位　　　　B. 冠状位
   C. 斜冠状位　　D. 矢状位
   E. 斜矢状位
11. T_2加权像病变比肝脏信号低的疾病是 （　）
   A. 肝细胞癌
   B. 肝细胞腺瘤
   C. 肝海绵状血管瘤
   D. 肝硬化再生结节
   E. 肝转移瘤
12. X线摄影基于 （　）
   A. X线的穿透性、反射效应
   B. X线的穿透性、荧光效应
   C. X线的穿透性、生物作用
   D. X线的生物作用、荧光效应
   E. X线的反射效应、感光效应
13. 下列骨密度降低的病变是 （　）
   A. 骨质破坏、骨质疏松、骨质软化
   B. 骨质破坏、骨质疏松、骨质坏死、死骨
   C. 骨质破坏、骨质疏松、死骨
   D. 骨质破坏、骨质疏松、骨膜反应
   E. 骨质增生硬化、骨质疏松、骨膜反应
14. 患者,男,30岁。头部外伤5小时。CT轴位平扫:左额骨骨折,头皮血肿,额顶部见梭形均匀高密度影,中线结构无移位。首先考虑诊断为 （　）
   A. 急性脑内血肿
   B. 急性硬膜下血肿
   C. 急性硬膜外血肿
   D. 急性蛛网膜下腔出血
   E. 脑出血
15. 下列关于肾血管平滑肌脂肪瘤的描述,不正确的是 （　）
   A. 肾实质内肿瘤
   B. 由三种组织成分构成
   C. 有包膜
   D. 可有肾盂肾盏变形
   E. 肿瘤容易出血
16. 小肠Crohn病的X线征象不包括 （　）
   A. 鹅卵石征
   B. 纵行及横行溃疡
   C. 口疮样溃疡
   D. 病变呈连续性
   E. 病变呈节段性
17. 单纯疱疹病毒性脑炎的影像学特点是 （　）
   A. CT表现为片状高密度影
   B. 病理组织学上无出血、坏死
   C. 双侧颞叶短T_1、长T_2改变
   D. 无脑水肿
   E. 双侧颞叶内侧受累常见

(18~20题共用题干)
患者,男,30岁。寒战、高热、咳嗽、气促4天。4天前受凉后突然出现寒战、高热,体温40℃,以午后、晚间为重,咳嗽,咳暗红色血痰,右侧胸痛,深吸气及咳嗽时加重,伴气促。查体:右上肺叩诊浊音,语颤增强,可闻及支气管呼吸音。血 WBC 19×10^9/L,N 90%。

18. 针对上述临床症状及体征,首先考虑的诊断是 （　）
   A. 大叶性肺炎
   B. 支气管肺炎
   C. 支原体肺炎
   D. 过敏性肺炎
   E. 金黄色葡萄球菌肺炎
19. 首选的影像学检查是 （　）
   A. CT　　　　　B. B超
   C. 胸部平片　　D. MRI
   E. 支气管碘油造影

20. 病变在X线下最可能的表现为（　　）
   A. 呈片状或三角形致密影,致密影内可见支气管充气征
   B. 呈斑片状模糊致密影,密度不均
   C. 呈网状及小斑片状影
   D. 呈浓密的团块状影
   E. 呈局限性斑片状阴影

【B型题】

（21～22题共用备选答案）
   A. 胶质瘤　　B. 脑膜瘤
   C. 脂肪瘤　　D. 血管细胞瘤
   E. 听神经瘤

21. 常累及骨质,有明显骨质增生的是（　　）
22. 肿瘤中无强化的是（　　）

（23～25题共用备选答案）
   A. 患者,男,36岁。咳嗽、高热4天。右肺上叶斑片状影,抗感染治疗后明显吸收
   B. 患者,男,54岁。咳嗽、痰中带血2个月。右肺上叶大片状密度增高影,其下缘呈反"S"形,抗感染治疗后,病灶变化不明显
   C. 患者,女,24岁。咳嗽、低热1个月。右肺上叶斑片状影,常规抗感染治疗无明显吸收
   D. 患者,男,60岁。声嘶2个月。右肺尖肿块影
   E. 患者,女,70岁。右肺上叶条索状影,其内见钙化

23. 符合右肺中央型肺癌诊断的是（　　）
24. 符合肺上沟瘤诊断的是（　　）
25. 符合浸润性肺结核诊断的是（　　）

（26～27题共用备选答案）
   A. 肝脓肿　　B. 肝转移瘤
   C. 肝硬化　　D. 肝海绵状血管瘤
   E. 肝囊肿

26. MRI增强后壁环形强化及腔内见到信号气体的是（　　）
27. MRI上显示"灯泡征"的是（　　）

（28～30题共用备选答案）
   A. 肾上腺皮质腺瘤
   B. 嗜铬细胞瘤
   C. 髓样脂肪瘤
   D. 肾上腺结核
   E. 肾上腺囊肿

28. 可引起Cushing综合征的疾病是（　　）
29. 可引起肾上腺皮质功能低下的疾病是（　　）
30. 可引起Addison病的疾病是（　　）

【X型题】

31. 人体关节内具有纤维软骨板的关节包括（　　）
   A. 膝关节　　B. 腕关节
   C. 胸锁关节　　D. 下颌关节
   E. 耻骨联合

32. 阻塞性肺气肿的常见X线征象是（　　）
   A. 胸部膨隆,肋间隙增宽
   B. 血管影细长、稀疏
   C. 由于肺通气及循环障碍易引起肺源性心脏病
   D. 两肺透亮度增高
   E. 膈肌上抬

33. 泌尿系统结核影像学的典型表现为（　　）
   A. 肾盂呈虫蚀样破坏,并且累及多个肾盏
   B. 输尿管的不规则狭窄和扩张呈串珠状

C. 膀胱容积缩小，扩张度差
D. 膀胱内可见充盈缺损
E. 膀胱增大

34. 食管癌X线造影的表现为 （ ）
   A. 黏膜破坏
   B. 管壁僵硬
   C. 充盈缺损
   D. 造影剂通过受阻
   E. 不规则龛影

35. 在正常腹部平片上见不到的软组织影是 （ ）
   A. 肝脏 B. 肾脏
   C. 肾上腺 D. 腰大肌
   E. 胰腺

36. 下列关于脑膜瘤的描述，正确的是 （ ）
   A. 位于颅内脑内
   B. 位于颅内脑外
   C. 平扫稍高密度并均匀性强化
   D. 瘤旁水肿明显
   E. 可有斑点状钙化

37. 主动脉夹层的CT征象包括 （ ）
   A. 内膜钙化内移
   B. 真假两腔显示
   C. 假腔较大，显影略淡
   D. 瘤体与主动脉间有颈相连
   E. 真腔较窄，显影密度高

38. 胃肠钡餐造影时，胃良性溃疡的特征包括 （ ）
   A. 黏膜线 B. 项圈征
   C. 狭颈征 D. 皮革胃
   E. 黏膜皱襞中断、破坏

39. 耶氏肺孢子菌肺炎的特点包括（ ）
   A. 常为双侧
   B. 白细胞增多显著
   C. 常伴有胸腔积液
   D. 常见于胸腺发育不全或其他原因所致的免疫力低下患者
   E. 抗生素无效

40. 肝海绵状血管瘤的CT诊断标准是 （ ）
   A. 呈"早出晚归"征象
   B. 增强扫描从中央部开始增强，增强密度接近同层大血管的密度
   C. 随时间延续增强范围向中心扩展且增强密度逐渐下降
   D. 最后增强密度下降变成等密度
   E. 强化程度类似同层主动脉

二、名词解释
1. 牛眼征
2. 肾自截
3. 骨膜三角
4. 新生儿缺氧缺血性脑病
5. 栓塞后综合征

三、填空题
1. 肾结石典型的X线表现为_____、_____和_____。
2. 通常乳腺MRI动态增强曲线类型分为_____、_____和_____。
3. CT平扫肝实质密度普遍减低，比脾密度低，肝内血管密度相对增高显影，应诊断为_____。
4. 测量_____是确定心脏有无增大最简单的方法。
5. 脑转移瘤CT上典型特点为_____和_____。

四、简答题
1. 简述大叶性肺炎的病理分期及X线表现。
2. 简述腰椎间盘突出的MRI影像学表现。

五、论述题
试述前纵隔常见肿瘤及其影像学特征。

【参/考/答/案】

一、选择题

【A型题】

1. D 2. C 3. B 4. A 5. B
6. E 7. E 8. B 9. B 10. E
11. D 12. B 13. A 14. C 15. C
16. D 17. E 18. A 19. C 20. A

【B型题】

21. B 22. C 23. B 24. D 25. C
26. A 27. D 28. A 29. D 30. D

【X型题】

31. ABCD 32. ABCD 33. ABC
34. ABCDE 35. CE 36. BCE
37. ABCE 38. ABC 39. AD
40. ACDE

21~22. BC【解析】脑膜瘤可以引起骨质增生,脂肪瘤不强化。

23~25. BDC【解析】B项为典型的右肺中央型肺癌并右肺上叶不张病例。D项为肺上沟瘤侵犯喉返神经引起声嘶的病例。C项,抗炎治疗无效的上叶或下叶背段的斑片状影,伴有咳嗽、低热,支持浸润性肺结核的诊断。

26~27. AD【解析】肝脓肿Gd-DTPA对比剂增强后,脓肿壁呈环形强化,脓肿内可见小气泡影。"灯泡征"为肝海绵状血管瘤的典型MRI表现。

二、名词解释

1. 牛眼征:少数的肝转移瘤中央见无增强的低密度,周边为实性高或稍低回声,形如"牛眼"状。

2. 肾自截:肾结核病变波及全肾形成肾大部或全肾钙化,肾功能消失,称为肾自截。

3. 骨膜三角:恶性骨肿瘤累及骨膜及骨外软组织,刺激骨膜成骨,肿瘤继而破坏骨膜所形成的骨质,其边缘残存骨质呈三角形高密度病灶,称骨膜三角,是恶性骨肿瘤的重要征象。

4. 新生儿缺氧缺血性脑病:简称HIE,是由于新生儿窒息,引起脑供血和代谢异常所致的一种全脑性损伤。根据病理改变不同分为早产儿HIE和足月儿HIE。

5. 栓塞后综合征:动脉栓塞后出现恶心、呕吐、栓塞部位疼痛、发热和白细胞计数一过性升高等,经对症处理后均可缓解。

三、填空题

1. 桑葚状　鹿角状　分层状
2. 渐增型　平台型　流出型
3. 脂肪肝
4. 心胸比率
5. 小病灶　大水肿

四、简答题

1. 简述大叶性肺炎的病理分期及X线表现。

答 ①充血期:可无明显阳性发现或仅表现为病变区肺纹理增多、紊乱或密度稍增高的模糊影;②实变期(红色肝样变期及灰色肝样变期):大叶实变,密度均匀的致密影,范围和肺叶轮廓相同,可有空气支气管征;③消散期:实变区的密度逐渐减低,显示不均匀,可呈条索状、斑片状,最后可完全吸收。

2. 简述腰椎间盘突出的 MRI 影像学表现。

答 直接征象：

（1）髓核突出：突出于低信号椎间盘纤维环之外，呈扁平形、圆形、卵圆形、不规则形，一般呈等 T_1、长 T_2。

（2）髓核游离：髓核突出于低信号纤维环之外，突出部分与髓核本体无联系，游离部分可位于椎间盘水平，也可移位于椎间盘上或下方的椎体后方。

（3）Schmorl 结节：表现为椎体上下缘半圆形或方形压迹，其内容与同水平髓核等信号，周边绕以薄层低信号带。

间接征象：

（1）硬膜囊、脊髓或神经根受压，硬膜外脂肪间隙变窄或消失。

（2）受压阶段脊髓内等或长 T_1、长 T_2 异常信号，为脊髓水肿或缺血改变。

（3）硬膜外静脉丛受压、迂曲，表现为突出层面椎间盘后缘与硬膜囊之间出现短条或弧状高信号。

五、论述题

试述前纵隔常见肿瘤及其影像学特征。

答（1）胸内甲状腺肿：位于纵隔入口处并常向一侧前上纵隔延伸。CT 上密度高于周围软组织。MRI 常表现为稍长 T_1 和长 T_2 信号。肿物内出现囊变或钙化时信号强度可不均匀。

（2）胸腺瘤：位于前纵隔中上部。CT 表现为均匀软组织密度肿块影。MRI 表现为不均匀的稍长 T_1 和长 T_2 信号。

（3）畸胎类肿瘤：位于前纵隔中部。囊性畸胎瘤（皮样囊肿）CT 上可呈囊样密度。实性畸胎瘤 CT 上呈混杂密度，可见脂－液平面、骨骼及牙齿等特征性表现。若肿块成分复杂，MRI 上常表现为混杂信号。

（4）淋巴瘤与淋巴结转移瘤：淋巴瘤位于前、中纵隔。X 线上表现为纵隔向两侧增宽，边缘呈波浪状；CT 可见多个淋巴结增大，可融合呈肿块状，呈均匀软组织密度；MRI 上多为稍长 T_1 和长 T_2 信号。CT 和 MRI 增强扫描肿块均呈中度强化，肿块易包绕血管。

（5）神经源性肿瘤：多位于后纵隔。CT 和 MRI 检查多数肿块呈类圆形，若肿块一部分位于椎管内，另一部分位于脊椎旁，则呈"哑铃状"，常伴相应椎间孔扩大；肿块多呈均匀软组织密度或均匀信号影，边缘光整；可伴有钙化、囊变等。

（刘耀飞）

全真模拟试题(二)

一、选择题

【A型题】

1. 下列关于肺隐球菌病影像表现的描述,正确的是 ( )
   A. 肺组织外带可见多发的结节影,边缘见"晕"征
   B. 结节内厚壁空洞形成
   C. 空洞内壁毛糙、不整,有壁结节
   D. 肺野内肿块 CT 增强不强化
   E. 肺门淋巴结肿大伴液化坏死

2. 类风湿关节炎最常起于 ( )
   A. 对称性的远侧指间关节
   B. 对称性的近侧指间关节
   C. 对称性的掌指关节
   D. 双腕关节
   E. 双侧骶髂关节

3. 与 CT 比较,MRI 诊断硬膜下血肿的明显优势是 ( )
   A. 急性期的硬膜下血肿
   B. 急性期的硬膜下血肿伴脑挫伤
   C. 急性期的硬膜下血肿伴颅骨骨折
   D. 亚急性期的硬膜下血肿
   E. 慢性期的硬膜下血肿

4. 肺癌空洞的 X 线特点不包括 ( )
   A. 洞壁厚而不均匀
   B. 洞壁内缘有结节状突起
   C. 洞壁外缘可见分叶、毛刺
   D. 引流支气管常见
   E. 合并感染时空洞内可见液体

5. 经内镜逆行性胆胰管造影的英文缩写是 ( )
   A. PTC
   B. TIPS
   C. ERCP
   D. MRCP
   E. IVP

6. 患者,男,30岁。超声检查发现肝右叶有一圆形无回声暗区,囊壁光整菲薄,后方回声明显增强。首先考虑的诊断是 ( )
   A. 肝血管瘤
   B. 肝囊肿
   C. 肝内门静脉横断面肝脓肿
   D. 肝癌
   E. 肝棘球蚴囊肿

7. 患者,男,40岁。经常右腰部酸痛。尿常规隐血(++)。超声检查:右肾大小、形态正常,实质回声均匀,集合系统可见多个强回声光团,后方伴声影。首先考虑的诊断是 ( )
   A. 肾脓肿   B. 肾结核
   C. 多囊肾   D. 肾囊肿
   E. 肾结石

8. 构成子宫体壁的三层组织结构是 ( )
   A. 纤维膜层、肌层、浆膜层
   B. 纤维膜层、肌层、内膜层
   C. 浆膜层、肌层、内膜层
   D. 浆膜层、肌层、腺体层
   E. 浆膜层、平滑肌层、黏膜层

9. 胆囊三角的组成是 ( )
   A. 胆囊管、胆总管、肝总管
   B. 胆囊管、胆总管、肝脏
   C. 胆囊管、肝总管、肝脏
   D. 胆囊管、肝总管、肝内胆管
   E. 胆囊管、肝脏、肝内胆管

10. 颅咽管瘤的钙化呈 ( )
    A. 块状   B. 蛋壳样
    C. 散在钙化   D. 毛线团样
    E. 爆米花样

11. 脑出血与脑梗死的 CT 表现相似的时期是 （ ）
    A. 超急性期　　B. 急性期
    C. 亚急性早期　D. 亚急性晚期
    E. 慢性期

12. 肝脏多发大囊性病变,囊中见囊,最可能的是 （ ）
    A. 肝囊肿
    B. 肝棘球蚴病
    C. 肝脓肿
    D. 肝吸虫病
    E. 肝海绵状血管瘤

13. 下列关于肿块在 MRI 信号改变的描述,错误的是 （ ）
    A. 含水量高者,呈长 T_1、长 T_2 信号
    B. 脂肪类肿块呈长 T_1、短 T_2 信号
    C. 含有顺磁性物质的肿块呈短 T_1、短 T_2 信号
    D. 钙化可呈长 T_1、短 T_2 信号
    E. 骨性肿块可呈长 T_1、短 T_2 信号。

14. 患者,男,57 岁。右侧胸部不适 3 天,无发热,无咳嗽、咳痰。CT 示右下肺外基底段楔形软组织密度病变,基底与胸膜相连,内可见小透亮区,内侧可见小血管影。首先考虑的诊断是（ ）
    A. 周围型肺癌　B. 肺梗死
    C. 过敏性肺炎　D. 肺不张
    E. 肺结核

15. 当主动脉夹层累及范围局限升部及弓部,该类型属于 （ ）
    A. DeBakey Ⅰ 型
    B. DeBakey Ⅱ 型
    C. DeBakey Ⅲ 型
    D. DeBakey Ⅳ 型
    E. Stanford B 型

16. CT 鉴别肾盂旁囊肿和肾盂积水扩张时,首先选择的检查是 （ ）
    A. 薄层扫描
    B. 增强扫描
    C. 冠状位图像重建
    D. 平扫并测量 CT 值
    E. 以上都对

17. 正常心胸比率上限为 （ ）
    A. 0.3　　　　　B. 0.5
    C. 0.4　　　　　D. 0.8
    E. 0.7

18. T_1WI 像,比肝脏信号高的病变是（ ）
    A. 单纯性肝囊肿
    B. 转移性肝癌
    C. 肝脓肿
    D. 肝脏血管瘤
    E. 肝脏脂肪瘤

19. 支气管肺炎易发生于 （ ）
    A. 两肺上叶
    B. 两肺尖
    C. 左肺舌叶
    D. 右肺中叶
    E. 两肺下叶

20. 肺纹理的主要解剖结构包括 （ ）
    A. 支气管动、静脉和淋巴管
    B. 肺动、静脉
    C. 支气管动、静脉
    D. 支气管
    E. 淋巴管

【B 型题】

(21～23 题共用备选答案)
    A. 肺脓肿
    B. 肺支气管囊肿
    C. 肺癌空洞
    D. 肺结核空洞
    E. 囊状支气管扩张

21. 患者,男,27 岁。低热、咳嗽、咳痰 1 个月,门诊抗感染治疗效果不佳。胸片显示右上肺有一含气空洞,无液气平面,周围可见多处小斑片状影。首先考虑的诊断是 （ ）

22. 患者,男,73岁。咳嗽月余,痰中带血丝,不发热。胸片显示左肺有一厚壁空洞,壁厚薄不均,内壁呈结节样,外缘呈分叶状,可见毛刺。首先考虑的诊断是 （ ）

23. 患者,女,56岁。反复发热、咳嗽、咳脓痰3个月。胸片显示左下肺多个薄壁囊腔,可见多个小液气平面。首先考虑的诊断是 （ ）

(24~27题共用备选答案)
 A. 黏膜皱襞中断消失、管腔狭窄、腔内充盈缺损、管腔僵硬、蠕动消失
 B. 龛影边缘多个尖角,位于为轮廓内、半月征、黏膜皱襞中断破坏、胃壁僵硬
 C. 龛影边缘光滑整齐、位于为轮廓外、项圈征、黏膜皱襞向龛口纠集、胃壁柔软
 D. 黏膜皱襞中断消失、管腔狭窄、腔内充盈缺损、管壁柔软、蠕动减弱
 E. 黏膜皱襞迂曲增宽、管腔扩张、腔内充盈缺损、管壁柔软、蠕动减弱

24. 食管静脉曲张表现为 （ ）
25. 食管癌表现为 （ ）
26. 胃良性溃疡表现为 （ ）
27. 胃恶性溃疡表现为 （ ）

(28~30题共用备选答案)
 A. T_1WI上肿块信号低于肾皮质,增强检查呈不均一强化
 B. 可以清晰显示包膜
 C. 肾脏形态大多无改变
 D. T_1WI上低信号,T_2WI上高信号,边界清晰无强化
 E. 肾静脉、下腔静脉流空消失

28. 肾癌的MRI征象是 （ ）
29. 肾囊肿的MRI征象是 （ ）
30. 肾癌静脉癌栓形成的征象是 （ ）

【X型题】

31. 慢性胆囊炎的CT表现为 （ ）
 A. 胆囊增大
 B. 胆囊缩小
 C. 胆囊壁增厚,可钙化
 D. 均合并结石
 E. 容易穿孔并在肝内形成脓肿

32. 在胰头癌CT诊断中的"双管征"是指 （ ）
 A. 胰管   B. 胆囊管
 C. 胆总管   D. 肝总管
 E. 肝管

33. 扩张型心肌病的超声特征有 （ ）
 A. 全心扩大,以左心室扩大明显
 B. 二尖瓣开放幅度减小
 C. 右室流出道增宽
 D. 室壁运动减弱
 E. 可探及多瓣膜回流

34. 二尖瓣狭窄的超声心动图特征有 （ ）
 A. 二尖瓣前叶M型曲线呈"城墙样"改变
 B. 二尖瓣后叶与前叶呈同向运动
 C. 左心房扩大
 D. 二尖瓣开放受限
 E. 可见收缩期血液反流引起的湍流信号

35. 对于颅内病变,临床主要应用的检查方法是 （ ）
 A. X线检查   B. CT检查
 C. MRI检查   D. 超声检查
 E. 脑电图

36. 牙源性囊肿的CT影像学特点有 （ ）
 A. 根尖周围囊状低密度区
 B. 包绕根尖
 C. 病灶轮廓清晰
 D. 边缘光滑整齐
 E. 增强扫描囊内容物无强化

37. 下列关于鼻咽癌CT表现的叙述,正确的是 （ ）
 A. 咽隐窝变浅、消失
 B. 鼻咽侧壁增厚

C. 平扫肿物多为高密度
D. 颅底骨质破坏常见
E. 增强扫描呈不均匀明显强化

38. 眼眶 CT 平扫发现眶内致密影,考虑可能是 （　　）
   A. 金属异物　　B. 玻璃体
   C. 晶状体　　　D. 泪腺
   E. 眼球壁

39. 垂体微腺瘤 CT 的间接征象包括（　　）
   A. 垂体高度≥8mm
   B. 垂体上缘突出
   C. 垂体柄移位
   D. 鞍底下陷
   E. 蝶鞍扩大

40. 下列关于 X 线图像特点的描述,正确的是 （　　）
   A. 图像上的黑白灰度反映的是组织结构的密度
   B. X 线图像是组织结构影像的叠加图像
   C. X 线图像是具有较高密度分辨率的图像
   D. 低密度组织在 X 线片上呈灰黑影像
   E. 高密度组织在 X 线片上呈白色影像

二、名词解释
1. 脑膜尾征
2. Chiari 畸形
3. Horner 综合征
4. 法洛四联症
5. 龛影

三、填空题
1. 中枢神经系统疾病,_____和_____是主要的影像检查技术。
2. 脑膜瘤的好发部位为_____和_____,听神经瘤的好发部位为_____。
3. 眼眶内海绵状血管瘤增强扫描较具特征性的强化方式是_____。
4. 鼻窦窦腔内的钙化主要见于_____。
5. 原发型肺结核典型的三个征象是_____、_____、_____和_____。

四、简答题
1. 简述急性硬膜外血肿及硬膜下血肿的 CT 鉴别诊断。
2. 简述急性胰腺炎的 CT 及 MRI 影像表现。

五、论述题
试述良、恶性骨肿瘤的鉴别诊断。

【参/考/答/案】

一、选择题

【A 型题】
1. A　2. B　3. D　4. D　5. C
6. B　7. E　8. C　9. C　10. B
11. E　12. A　13. D　14. D　15. B
16. B　17. B　18. D　19. E　20. B

【B 型题】
21. D　22. C　23. E　24. E　25. A
26. C　27. B　28. A　29. D　30. E

【X 型题】
31. BC　32. AC　33. ABDE
34. ABCD　35. BC　36. ABCDE
37. ABDE　38. AC　39. ABCD
40. ABDE

21~23. DCE【解析】结核性空洞多无液平,周围可见卫星灶,结合临床结核特征性症状,不难诊断。肺癌空洞多为厚壁且壁厚薄不均,内壁凹凸不平,外缘呈分叶状,可见毛刺。支气管扩张合并感染时可见多个小液平,临床表现为抗感染治疗后病情反复。

24~27. **EACB**【解析】食管静脉曲张钡剂造影表现为黏膜皱襞迂曲增宽、管腔扩张、腔内充盈缺损、管壁柔软、蠕动减弱。食管癌钡剂造影表现为黏膜皱襞中断消失、管腔狭窄、腔内充盈缺损、管腔僵硬、蠕动消失。胃良性溃疡钡剂造影表现为龛影边缘光滑整齐、位于轮廓外、项圈征、黏膜皱襞向龛口纠集、胃壁柔软。胃恶性溃疡钡剂造影表现为龛影边缘多个尖角、位于轮廓内、半月征、黏膜皱襞中断破坏、胃壁僵硬。

28~30. **ADE**【解析】肾囊肿囊腔内多为游离水,表现为长T_1、长T_2信号,且无强化。正常血管在 MRI 像上表现为血管流空征象,当肾静脉或下腔静脉内形成癌栓时,则流空征象消失,形成软组织信号。

二、名词解释

1. **脑膜尾征**:脑膜瘤多以广基底与硬脑膜相连、边界清楚。MRI 增强后肿瘤呈均匀强化,邻近脑膜增厚并强化,似尾巴,称为"脑膜尾征"。

2. **Chiari 畸形**:又称小脑扁桃体下疝畸形,系先天性后脑发育畸形所致,可合并延髓和第四脑室下移、脊髓空洞症、幕上脑积水等,通常表现为小脑、脑干和高位颈髓受压症状。

3. **Horner 综合征**:是指同侧上睑下垂、瞳孔缩小和眼球内陷。颈交感神经节受累。常见于肺上沟瘤。

4. **法洛四联症**:是一种复杂的先天性心血管畸形,由室间隔缺损、主动脉骑跨、肺动脉狭窄和继发的右心室增大组成。

5. **龛影**:溃疡形成的管壁凹陷谓之"壁龛",充盈钡剂后形成的影像就是"龛影"。

三、填空题

1. CT　MRI
2. 矢状窦旁　大脑凸面　听神经前庭支的神经鞘
3. 渐进性强化
4. 真菌性鼻窦炎
5. 肺内原发病灶　肺门淋巴结增大　淋巴管炎

四、简答题

1. 简述急性硬膜外血肿及硬膜下血肿的 CT 鉴别诊断。

答　硬膜外血肿多由脑膜血管损伤所致,脑膜中动脉常见,血液聚集于硬膜外间隙,血肿局限,呈梭形。CT 表现:颅骨内板下方梭形或半圆形高密度区,多位于骨折附近,不跨越颅缝。
硬膜下血肿多由桥静脉或静脉窦损伤所致,血液聚集硬膜下腔,沿脑表面广泛分布。CT 平扫:急性期颅骨内板下方新月形或半月形高密度影,血肿范围较广,可跨越颅缝;常伴脑挫裂伤或脑内血肿;脑水肿和占位效应明显;亚急性或慢性血肿呈稍高、等、低或混杂密度影。

2. 简述急性胰腺炎的 CT 及 MRI 影像表现。

答　CT 平扫:胰腺体积增大,轮廓模糊、密度减低,胰周脂肪间隙模糊消失,胰周积液明显,肾前筋膜增厚;有时在胰腺内或周围出现假性囊肿,重者可见胰腺蜂窝织炎、胰腺脓肿。增强:不均匀强化,坏死区不强化,与正常胰腺组织对比更明显。
MRI 平扫:肿大的胰腺、胰腺内或外积液在 T_1WI 上表现为低信号,在 T_2WI 上表现为高信号;胰腺内的出血在 T_1WI、T_2WI 上均表现为高信号。假性囊肿在 T_1WI 上表现为低信号,在 T_2WI 上表现为高信号,囊壁均匀光滑。增强:与 CT 增强所见相同。

五、论述题

试述良、恶性骨肿瘤的鉴别诊断。

答 见下表。

良、恶性骨肿瘤的鉴别

项目	良性肿瘤	恶性肿瘤
生长情况	生长缓慢,不侵及邻近组织,但可引起压迫移位,无转移	生长迅速,易侵及邻近组织,可有转移
骨质变化	膨胀性骨质破坏,边界清楚,多有硬化变,骨皮质连续	浸润性骨质破坏,边界不清,边缘模糊,无硬化边,骨皮质中断
骨膜增生	一般无骨膜反应	骨膜反应常见,并易破坏、中断,形成骨膜三角
软组织变化	软组织肿块少见,如有其边界清楚,活动度好	常见软组织肿块,边界不清,活动度差

(刘耀飞)

往年部分高校硕士研究生入学考试试题选登

硕士研究生入学考试医学影像学试题(一)

一、名词解释
1. 骨膜三角
2. 革袋胃
3. 脊髓空洞症
4. 新生儿呼吸窘迫综合征
5. 布-加综合征
6. 肾自截
7. 肺动脉栓塞
8. 肠套叠
9. 漏斗征
10. 挛缩膀胱

二、简答题
1. 简述硬膜外血肿及硬膜下血肿的CT鉴别诊断。
2. 简述大叶性肺炎的病理分期及X线表现。
3. 简述成年人骨折和儿童骨折的异同点。
4. 简述房间隔缺损的多普勒超声心动图表现。
5. 简述滑膜型关节结核的X线表现。
6. 简述肝转移瘤的影像学表现。

三、论述题
试述书写影像诊断报告的原则和基本内容。

硕士研究生入学考试医学影像学试题(二)

一、名词解释
1. 脑膜尾征
2. 窦口鼻道复合体
3. 挛缩膀胱
4. Cooper 韧带
5. 先天性巨结肠
6. 残根征
7. 双房影

二、简答题
1. 简述中耳乳突炎的 CT 表现。
2. 简述 CT 对肺间质纤维化的诊断价值。
3. 简述胆管癌的 MRI 表现。
4. 简述房间隔缺损的超声心动图表现。

三、论述题
试述主动脉夹层的分型及 CTA 表现特点。

硕士研究生入学考试医学影像学试题(三)

一、名词解释
1. 栓塞后综合征
2. Chiari 畸形
3. 软藤征
4. 腹膜后间隙
5. 马蹄肾
6. 骺离骨折
7. 主动脉夹层
8. 颈动脉海绵窦瘘

二、简答题
1. 简述急性腹膜炎的影像学诊断依据。
2. 简述慢性胰腺炎的 CT 与 MRI 表现。
3. 简述前列腺癌的 MRI 表现。
4. 简述骨折愈合过程。
5. 简述浸润性肺结核的 X 线特征。
6. 简述左心室增大的 X 线表现。

三、论述题
1. 病变累及眼外肌、眼环及视神经周围,应考虑哪些疾病?请举例并叙述鉴别诊断。
2. 试述发育性髋关节发育不良的影像学表现及相关测量方法。

硕士研究生入学考试医学影像学试题(四)

一、名词解释
1. Kerley B 线
2. Horner 综合征
3. 项圈征
4. 水上百合征
5. 轨道征
6. 像素
7. 肾自截
8. 骨气臌

二、简答题
1. 简述小肠间质瘤的 CT 表现。
2. 简述风湿性关节炎的 X 线表现。
3. 简述视网膜母细胞瘤的 CT 表现。
4. 简述脊髓空洞症的 MRI 表现。

三、论述题
试述肾上腺嗜铬细胞瘤的影像学特征及鉴别诊断。

硕士研究生入学考试医学影像学试题(五)

一、名词解释
1. 部分容积效应
2. MRS
3. 肺隔离症
4. 法洛四联症
5. 龛影
6. 牛眼征
7. 彗星尾征
8. ERCP
9. 超声多普勒效应
10. TIPS

二、简答题
1. 简述大叶性肺炎的病理分期及 X 线表现。
2. 简述周围型肺癌的 CT 表现。
3. 简述胃钡餐造影检查中良、恶性溃疡的鉴别诊断要点。
4. 简述肝细胞癌的 CT 及 MRI 表现。
5. 简述脑内血肿不同时期的 MRI 表现。
6. 简述二尖瓣关闭不全的超声表现。
7. 简述急性胰腺炎的超声表现。
8. 简述脑膜瘤的影像学表现。
9. 简述多发性硬化的影像学诊断要点。
10. 简述 Seldinger 的技术要点。

三、论述题
颅内占位性病变呈环形强化主要有哪些疾病,如何鉴别?

硕士研究生入学考试医学影像学试题（六）

一、名词解释
1. 造影检查
2. 反"S"征
3. CTA
4. 肾自截
5. 空泡征
6. HRCT
7. 超声靶环征
8. 灯泡征
9. 功能性 MRI 成像
10. PTC

二、简答题
1. 简述原发综合征的 X 线表现。
2. 简述左心室增大的 X 线表现。
3. 简述肝硬化的 CT 表现。
4. 简述胆囊癌的 CT 表现。
5. 简述骨样骨瘤的 CT 表现。
6. 简述肝血管瘤的超声表现。
7. 简述急性硬膜外血肿与硬膜下血肿的 CT 鉴别诊断。
8. 简述垂体瘤的影像学征象。
9. 简述鞍区常见肿瘤的鉴别诊断。
10. 简述球囊血管成形术和支架置入术的主要适应证。

三、论述题
试述肝癌的影像学诊断（包括 CT、MRI、DSA、B 超）。

硕士研究生入学考试医学影像学试题（七）

一、名词解释
1. 像素
2. PACS
3. 反"S"征
4. Kerley 线
5. 法洛四联症
6. 半月征
7. 充盈缺损
8. 龛影
9. 早期胃癌
10. 牛眼征

二、简答题
1. 简述脑膜瘤的 CT 表现。
2. 简述急性硬膜外血肿及硬膜下血肿的 CT 鉴别诊断。
3. 简述中耳乳突炎的 CT 表现。
4. 简述鼻咽癌的 CT 表现。
5. 简述大叶性肺炎的病理分期及 X 线表现。
6. 简述肺不张的 X 线表现。
7. 简述周围型肺癌的 CT 表现。
8. 简述胆囊结石的 CT 表现。
9. 简述急性单纯性胰腺炎的 CT 表现。
10. 简述骨折并发症。

三、论述题
1. 试述脑梗死的分型及 CT、MRI 表现。
2. 试述中央型肺癌的影像学特征。
3. 试述良、恶性骨肿瘤的 X 线鉴别要点。
4. 试述进展期胃癌的 X 线表现。

硕士研究生入学考试医学影像学试题(八)

一、名词解释
1. 部分容积效应
2. 脑膜尾征
3. Chiari 畸形
4. 胸膜凹陷征
5. 早期胃癌
6. 双管征
7. 充盈缺损
8. 咖啡豆征
9. 肾自截
10. 骨膜三角

二、简答题
1. 简述星形细胞瘤的分级及 CT 表现。
2. 简述腮腺混合瘤的 CT 表现。
3. 简述浸润性肺结核的 X 线特征。
4. 简述肺良性肿块与恶性肿块的影像学鉴别要点。
5. 简述主动脉夹层的 CT 表现。
6. 简述胃溃疡的 X 线表现。
7. 简述海绵状血管瘤的 CT 诊断标准。
8. 简述 Couinaud 肝脏分段法。
9. 简述肾结核的 X 线表现。
10. 简述子宫肌瘤的影像学表现。

三、论述题
1. 试述早期乳腺癌的影像学检查与表现。
2. 试述卵巢囊腺瘤的影像学特征及其与囊腺癌的鉴别诊断。
3. 试述骨肉瘤的 X 线分型及各型的 X 线表现。